Langenbecks Archiv für Chirurgie
vereinigt mit Bruns' Beiträge für Klinische Chirurgie
Supplement 1983

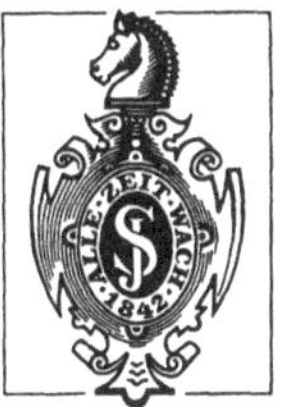

Chirurgisches Forum '83

für experimentelle und klinische Forschung

100. Kongreß der Deutschen Gesellschaft für Chirurgie,
Berlin, 6. bis 9. April 1983

Wissenschaftlicher Beirat

Ch. Herfarth (Vorsitzender) H. Meisner, München
W. Brendel, München M. Reifferscheid, Aachen
H. Ecke, Gießen G. Uhlschmid, Zürich
H.-D. Röher, Marburg F. Unger, Innsbruck

Schriftleitung
Ch. Herfarth U.B. Brückner P. Merkle

Herausgeber
H.W. Schreiber
Präsident des 100. Kongresses der Deutschen
Gesellschaft für Chirurgie

Springer-Verlag Berlin Heidelberg New York 1983

Schriftleitung:

Professor Dr. Christian Herfarth, Chirurgische Universitätsklinik,
Im Neuenheimer Feld 110, D-6900 Heidelberg

Professor Dr. Uwe B. Brückner, Chirurgisches Universitätsklinik,
Abt. Experimentelle Chirurgie, Im Neuenheimer Feld 347,
D-6900 Heidelberg

Professor Dr. Peter Merkle, Chirurgische Universitätsklinik,
Im Neuenheimer Feld 110, D-6900 Heidelberg

Herausgeber:

Professor Dr. H.W. Schreiber
Chirurgische Universitätsklinik und Poliklinik,
Abt. für Allgemeinchirurgie
Martinistraße 52, D-2000 Hamburg 20

Mit 70 Abbildungen

ISBN-13:978-3-540-12264-7   e-ISBN-13:978-3-642-69013-6
DOI: 10.1007/978-3-642-69013-6

CIP-Kurztitelaufnahme der Deutschen Bibliothek. Chirurgisches Forum für Experimentelle und Klinische
Forschung: Chirurgisches Forum ... für Experimentelle und Klinische Forschung. – Berlin ; Heidelberg ;
New York : Springer
ISSN 0303-6227. 1983. Berlin, 6. bis 9. April 1983. – 1983.
(... Kongress der Deutschen Gesellschaft für Chirurgie ; 100) (Langenbecks Archiv für Chirurgie :
Suppl. ; 1983)
ISBN-13:978-3-540-12264-7

NE: Deutsche Gesellschaft für Chirurgie: ... Kongress der Deutschen ...; Langenbecks Archiv für
Chirurgie / Supplement

Wiederum ist das "Chirurgische Forum" die Plattform für den Ge-
dankenaustausch zwischen Chirurgen und chirurgischen Forschungs-
gruppen. Die Themenkreise sind mit zwei Änderungen die gleichen
wie in den vergangenen Jahren geblieben. Allein das Gebiet der
prä- und postoperativen Therapie wurde auf den Bereich der prä-
und postoperativen Pathophysiologie erweitert. Ein neues Thema
wurde vom wissenschaftlichen Beirat mit "Organersatz und biomechanische Unterstützung" ausgewählt, da gerade auf diesem Gebiet sich interessante neue chirurgische Entwicklungen abzeich-
nen.

Der wissenschaftliche Beirat des Forums bedauert die große Zahl
der nicht angenommenen Beiträge. Wie schon in den letzten 11 Jahren konnten von über 200 Anmeldungen nur knapp 30% in das Programm
aufgenommen werden. Grund hierfür war in vielen Fällen formaler
und inhaltlicher Mangel. Sehr häufig aber auch zwang die für den
Kongreß begrenzte Vortragszeit, sehr strenge Maßstäbe für die
Auswahl anzulegen.

In den "Chirurgischen Mitteilungen" (Heft 2-1983) ist die Entwicklung des Chirurgischen Forums dargestellt. Eine mehr oder weniger
konstant große Berücksichtigung der verschiedenen Themenkreise
läßt sich in den vergangenen Jahren nachweisen. Während für die
gastroenterologische Chirurgie sich eine zunehmend steigende Tendenz abzeichnet, blieben die Anmeldungen für Traumatologie, Leber-
Galle-Pankreas, Wundheilung und Schock konstant. Den deutlichsten
Aufwärtstrend zeigt die Onkologie. Die Abnahme der endokrinen The-
men sollte gerade darauf aufmerksam machen, daß in diesem Bereich
sicherlich in Zukunft sehr fruchtbar weitergearbeitet werden kann.
So sind hier viele Chancen zu nutzen.

Die Herausgeber möchten noch einmal die Bitte für die kommenden
Kongresse äußern, dem Forums-Beirat die Beurteilung für die Annahme der Referate zu erleichtern, indem die Kurzfassungen sorgfältig abgefaßt werden. Nach den üblichen Regeln eines wissenschaftlichen Auswahlkomitees erfolgt die Annahme oder Ablehnung
anonym, so daß inhaltliche und formale Schwächen in einem Abstract
"ohne Ansehen der Person" zu einer Ablehnung führen.

Herrn Prof. Dr. Dr. h.c. mult. R. ZENKER sei sehr herzlich dafür
gedankt, daß er in diesem Forumsband die Würdigung von MARTIN
KIRSCHNER für seine außergewöhnlichen Leistungen auf dem Gebiet
der experimentellen und klinischen chirurgischen Forschung übernommen hat.

Heidelberg, März 1983

Für die wissenschaftliche   Für die Schriftleitung:
Forum-Kommission:

Ch. HERFARTH   U.B. BRÜCKNER
                                         P. MERKLE

Martin Kirschner als chirurgischer Forscher

Die Zeit, in der KIRSCHNER (geb. 28. Oktober 1879) wirkte - nämlich von 1908 bis zu seinem Tod 1942 -, war die erste, mit der Entdeckung der Narkose (1846) und der Antiseptik sowie Aseptik (1867) beginnende große Epoche der Chirurgie, deren Ausklingen etwa mit den 30er Jahren anzusetzen ist. Während dieser Periode galten als Grundlagen der Chirurgie normale und pathologische Anatomie und Bakteriologie. Morphologisches Denken war die wichtigste Voraussetzung für klinisches und operatives Arbeiten des rein praktisch wie auch wissenschaftlich tätigen Chirurgen.

So ist es zu erklären, daß KIRSCHNER, der immer in erster Linie Kliniker war, seine Anregungen zur Forschung und Weiterentwicklung der Chirurgie von der täglichen Arbeit am Krankenbett und im Operationssaal bezog. KIRSCHNER war nahezu ausschließlich *klinischer Forscher*. Er hat nur eine einzige experimentelle Arbeit verfaßt, nämlich zur freien Sehnen- und Fascientransplantation (1909), die aber auch von einer praktisch-chirurgischen Fragestellung ausging.

Das Forschungsziel KIRSCHNERS war jeweils die Verbesserung der Behandlungsergebnisse durch neue zuverlässigere Operationsverfahren oder durch Änderung, zumeist Vereinfachung, bereits bestehender Eingriffe. Dabei hat KIRSCHNER stets anatomisch und mechanisch-funktionell gedacht, nie rein funktionell. Die hierfür erforderliche Begabung war eine ausgesprochen technische, die bei KIRSCHNER in besonderem Maße ausgeprägt war und die er selbst auf das Erbgut Breslauer Uhrmacher aus der Ahnenreihe seiner Mutter zurückführte.

Bei jeder von KIRSCHNER neu empfohlenen Operationsmethode hat er sich sehr genau mit früheren, von anderer Seite angegebenen Eingriffen hinsichtlich Vor- und Nachteilen auseinandergesetzt. Ein typisches Beispiel hierfür ist sein Vorschlag zu "Ein neues Verfahren der Oesophagoplastik" (1920). Heute würden wir sagen der "Oesophagusresektion". Da die von WULLSTEIN 1904 angegebene "Antethorakale Oesophagoplastik" infolge "der großen Zahl der einzelnen Operationsakte und der Größe und Schwierigkeit der Eingriffe, der langen Dauer der gesamten Behandlung und teilweise auch der Störungen der Funktion der neugebildeten Speiseröhre" kein "Idealverfahren" darstellte, ist für KIRSCHNER "die Suche nach einem technisch einfacheren, sicheren, ungefährlicheren, kürzere Zeit in Anspruch nehmenden und der normalen physiologischen Funktion mehr Rechnung tragenden Verfahren berechtigt". Er sah diese Forderungen weitgehend erfüllt durch den Hochzug des Magens und durch die direkte Verbindung mit der Speiseröhre. Hierbei war der Tonusverlust der Magenmuskulatur nach Durchtrennung der Nn. vagi von Vorteil, was die Streckung des Magens oft bis in die Halsregion ermöglichte. Diese Kirschnersche "Oesophagoplastik" hat sich bis zum heutigen Tag wegen ihrer schnellen Durchführbarkeit für benigne und maligne Erkrankungen vor allem im Bereich der Kardia sowie im unteren und mittleren Drittel der Speiseröhre bewährt.

Daß KIRSCHNER 1924 als erstem Operateur in der Welt gelang, die 1907 von dem Leipziger Chirurgen TRENDELENBURG angegebene und in allen Einzelheiten ausgearbeitete Embolektomie bei fulminanter Lungenembolie mit Erfolg durchzuführen, beruht im wesentlichen darauf, daß KIRSCHNER das hierzu notwendige Trendelenburgsche Instrumentarium auf seine Zweckmäßigkeit überprüfte und Jahre hindurch mit seinen Assistenten die einzelnen Handgriffe immer wieder an der Leiche übte.

Das Problem des direkten Zugs am Knochen zur Beseitigung von Verkürzungen besonders nach Brüchen der unteren Extremität war weder durch den Steinmannschen Nagel noch durch die Klappsche Drahtextension befriedigend gelöst. Erst die direkte Durchbohrung des Knochens mit dem von KIRSCHNER 1927 angegebenen halbstarren Draht (im anglo-amerikanischen Schrifttum "Kirschner wire" genannt) und ein Bügel, der den Draht in der Längsrichtung so spannte, daß er sich auch bei stärkster Belastung nicht durchbog, vereinigte alle Vorzüge des direkten Zugs am Knochen. Konstruktion von Draht und Spannbügel wurde hinsichtlich optimaler Dicke des Drahtes und Spannkraft des Bügels an der Leiche erprobt. So ist ein bis auf den heutigen Tag gültiges Verfahren entstanden, das allerdings durch die Wandlung in der Knochenbruchbehandlung nicht mehr die Bedeutung wie früher besitzt.

Zeitlebens beschäftigte KIRSCHNER die Radikalbehandlung des Mastdarmkrebses, die er, wie die meisten führenden Chirurgen seiner Zeit, in der abdomino-sakralen (bzw. perinealen) Exstirpation - zumeist unter Opferung des Kontinenzorgans - sah. Die Letalität dieses großen Eingriffes suchte er zunächst durch seine *einstellbare gürtelförmige Spinalanästhesie*, eine Erweiterung der Bierschen Lumbalanästhesie, zu senken. Sie erleichterte infolge der maximalen Entspannung der Bauchdecken und der Verringerung der Blutung durch die Blutdrucksenkung die Operation wesentlich. Da hierdurch die lange Dauer des Eingriffes, die nach KIRSCHNERs Auffassung die entscheidende Belastung des Mastdarmcarcinomkranken bedingte, jedoch nicht wesentlich verkürzt wurde, empfahl er 1934 das synchrone Vorgehen, wobei in Steinschnittlage der erste Operateur den Eingriff vom Abdomen aus beginnt und der zweite Operateur gleichzeitig, wenn auch etwas verzögert, von perineal entgegenarbeitet. Unabhängig wurde dieses Verfahren im englischen Sprachraum von DEVINE 1937 angegeben und von LLOYD-DAVIES 1939 weiterentwickelt. Diese *synchrone abdomino-perineale Rectumamputation* ist heute in größeren Kliniken allgemein gebräuchlich, wenn nicht die tiefe abdominale Rectumresektion mit Erhaltung des Kontinenzorgans angezeigt und möglich ist, was infolge der verbesserten Operationstechnik und der muskelentspannenden Anästhesie häufig gelingt.

Wie sehr KIRSCHNER die Schmerzbekämpfung, sei es während der Operation oder zur Beseitigung rezidivierender oder dauerhafter körperlicher Schmerzattacken in der Zeit, in der es in Deutschland im Gegensatz zu England keine eigenen Anästhesisten gab, immer beschäftigt hat, geht daraus hervor, daß er dieses Thema zum Inhalt seiner Rektoratsrede 1931 in Tübingen machte. Neben der Erweiterung der Lumbalanästhesie zur Spinalanästhesie (1931) leitete KIRSCHNER zusammen mit dem Pharmakologen EICHHOLTZ mit der intravenösen Avertinnarkose die intravenösen Kurznarkosen ein (1929).

Bei den durch Trigeminusneuralgie von heftigsten Schmerzen ge-
plagten Kranken, die schließlich zu Chirurgen ihre Zuflucht nehmen, war das Problem der konservativ-operativen Behandlungsverfahren die sichere und schnelle Punktion des Ganglion Gasseri
durch das Foramen ovale und die dauerhafte Verödung eines um-
schriebenen Bezirks dieses Nervenknotens. KIRSCHNER löste es mit
einem auf röntgenologischen Ausmessungen (ZENKER) eingestellten
Punktionsapparat und mit der Elektrocoagulation (1931, 1933).
Damit wurde der erste Schritt in Richtung auf die gezielten Operationen getan, die später vor allem in der Neurochirurgie eine
so große Rolle spielen sollten.

Aus den angeführten Beispielen geht hervor, daß KIRSCHNER durch
die Konstruktion sinnvoller Apparate und durch die Vereinfachung
und Vervollkommnung der Operationstechnik Verbesserungen der Behandlungsergebnisse spezieller chirurgischer Erkrankungen erzielen konnte. Dabei hat er die allgemeinen Bedingungen, die für
das Gelingen eines Eingriffs wichtig sind, nicht übersehen. Die
schweren Verwundungen in den Kriegen, die KIRSCHNER während sei-
nes Lebens miterlebte, aber auch die Folgen eingreifender Operationen haben ihn vertraut gemacht mit den Symptomen des Kollapses - in seiner Epoche ein Synonym für Schock - und mit der zeit-
bedingten Deutung seiner Pathophysiologie. Mit seinem klinischen
Blick und durch das bei keinem Kranken versäumte Tasten des Pul-
ses, wobei auch die Wärme und Feuchtigkeit der Haut empfunden
und ohne Apparatur das, was wir heute Mikrozirkulation nennen,
erfaßt wurde, erkannte KIRSCHNER bei der morgendlichen Visite
den drohenden Zusammenbruch des Kreislaufs oft vor uns Assistenten. Auf der Tagung der Deutschen Gesellschaft für Kreislaufffor-
schung 1938 legte KIRSCHNER nach Referaten von Frau GOLLWITZER-
MAIER (Physiologie) und Richard SIEBECK (Innere Medizin) seine
von seinem Assistenten G. ZOPFF mitformulierte praktisch-wissen-
schaftliche Auffassung über den Kollaps in der Chirurgie dar.
Er verstand darunter jenen mehr oder minder akut einsetzenden
Zustand, "wo der Kreislauf nicht ausreicht, um in den lebens-
wichtigen Zentren und Organen einen ordnungsgemäßen Stoffwechsel
aufrechtzuerhalten". Auch gab er Richtlinien für die Verhütung
und Behandlung des Kollapses, die während des bald einsetzenden
2. Weltkrieges in Deutschland maßgebend sein sollten.

KIRSCHNER (geb. 28. Oktober 1879, gest. 30. August 1942) war als
klinischer Forscher sehr fruchtbar und anregend. Seine Epoche
des Forschens in der Chirurgie schloß in Deutschland etwa mit
dem Ende des 2. Weltkrieges ab. Seither beherrscht zunehmend das
Experiment das Feld der chirurgischen Forschung. Mögen in der
Zukunft klinisch und experimentell gewonnene Erkenntnisse ver-
eint den Fortschritt in der Chirurgie bestimmen und sich zum
Nutzen und Segen der Kranken auswirken.

München, 1983   Rudolf Zenker

Quellen

KIRSCHNER, M (1909)   Über freie Sehnen- und Faszientransplanta-
                       tion. Bruns Beiträge zur Klin Chirurgie 35:
                       472

X

KIRSCHNER, M (1920)   Ein neues Verfahren der Oesophagoplastik.
                       Arch Klin Chir 114: 606

KIRSCHNER, M (1927)   Verbesserungen der Drahtextension. Arch
                       Klin Chir (Kongreßband) 148: 651

KIRSCHNER, M (1924)   Ein durch die Trendelenburgsche Operation
                       geheilter Fall von Embolie der Art. pulmo-
                       nalis. Arch Klin Chir 133: 312

KIRSCHNER, M (1934)   Das synchrone Verfahren der abdominosakra-
                       len Radikaloperation des Mastdarmkrebses.
                       Chirurg 6: 233

KIRSCHNER, M (1931)   Eine gürtelförmige, einstellbare und indivi-
                       duell dosierbare Spinalbetäubung. Arch Klin
                       Chir 167: 755. Chirurg 3: 633

KIRSCHNER, M (1929)   Eine psychisch schonende und steuerbare Form
                       der Allgemein-Betäubung. Chirurg 1: 643

KIRSCHNER, M (1931)   Zur Elektrokoagulation. Arch Klin Chir 167:
                       761

KIRSCHNER, M (1933)   Die Punktionstechnik und die Elektrokoagu-
                       lation des Ganglion Gasseri. Über "gezielte"
                       Operationen. Arch Klin Chir 176: 581

KIRSCHNER, M (1938)   Der Kollaps in der Chirurgie. Verh Dtsch
                       Gesell Kreislaufforsch 11: 51

Inhaltsverzeichnis

Table of Contents

1. Die myogene Basis der Pylorus-Motorik bei Mensch und Hund

The Myogenic Basis of Pyloric Motility in Man and Dog

F.E. Lüdtke[1], K. Golenhofen[2] und H.-D. Becker[1]

[1]Klinik und Poliklinik für Allgemeinchirurgie der Universität
 Göttingen (Dir.: Prof. Dr. med. H.-J. Peiper)
[2]Physiologisches Institut der Universität Marburg

Die Bedeutung der Pylorus-Motorik für die Regulation der Magen-
entleerung ist noch immer umstritten (1, 2, 5). Wir haben deshalb
die Grundeigenschaften der Pylorusmuskulatur an isolierten Streifenpräparaten aus der pylorischen Region von Mensch und Hund
näher analysiert.

Material und Methodik

Mehrere Streifen aus der inneren Schicht des pylorischen Ringes
(innerer Pylorus), aus der äußeren Schicht (äußerer Pylorus) und
aus den zirkulären Schichten der angrenzenden Regionen (Antrum
und Duodenum) wurden nach Entfernung der Schleimhaut präpariert.
Die Präparate wurden in ein thermostatisiertes Organbad (37°C)
eingebracht und die mechanische Aktivität wurde unter annähernd
isotonen Bedingungen registriert (in situ-Länge der Präparate
ca. 20 mm, Querschnitt 1 bis 2 mm^2, Vorspannung bei Inaktivität
etwa 1 mN/mm^2, Kraftanstieg 1 mN/mm Verkürzung). Die Kontraktion
der Streifen wurde als prozentuale Längenänderung geeicht, in
bezug auf die Ruhelänge bei völliger Inaktivierung (%Δl).

Im Organbad wurde eine modifizierte Krebs-Lösung folgender Zusammensetzung benutzt: Na^+ 137, K^+ 5.9, Ca^{2+} 2.5, Mg^{2+} 1.2, Cl^- 124,
HCO_3^- 25, $H_2PO_4^-$ 1.2, Glucose 11.5 mmol/l: die Lösung wurde mit
einem Gemisch von 95% O_2 und 5% CO_2 äquilibriert. Der pH-Wert
betrug 7,4. Folgende Substanzen wurden benutzt: Substanz P (Beck-
man), vasoaktives intestinales Polypeptid (VIP), Bradykinin
(Serva), Cholecystokinin 33 (Prof. Mutt, Karolinska Institut,
Stockholm), Bombesin (Chemical Company, St. Louis), Motilin und
gastrointestinales inhibitorisches Polypeptid (GIP) (Prof. John
Brown, Vancouver).

Die humanen Präparate wurden aus 6 resezierten Mägen (totale
Gastrektomien bei Magencarcinomen) gewonnen. Durch beschleunigte
Resektion der pylorischen Region wurde eine gute Funktion der
Muskelstreifen sichergestellt.

Chirurgisches Forum '83
f. experim. u. klinische Forschung
Hrsg.: H.W. Schreiber
© Springer, Berlin Heidelberg 1983

Ergebnisse

1. Der innere Pylorus zeigte häufig eine starke Spontanaktivität,
   bestehend aus langsamen Fluktuationen vom Typ des Minuten-
   rhythmus, mit Überlagerung von schnelleren Rhythmen (10 bis
   20/min), mit Tendenz zu tonischer Daueraktivierung (Abb. 2).
   Er unterscheidet sich damit deutlich von den übrigen Präparaten der pylorischen Region.

2. Die stimulierende Wirkung von Acetylcholin (10^{-7} bis 10^{-5}
   mol/l) war beim inneren Pylorus generell viel schwächer als
   bei den Präparaten der benachbarten Regionen (Abb. 1 und 2).

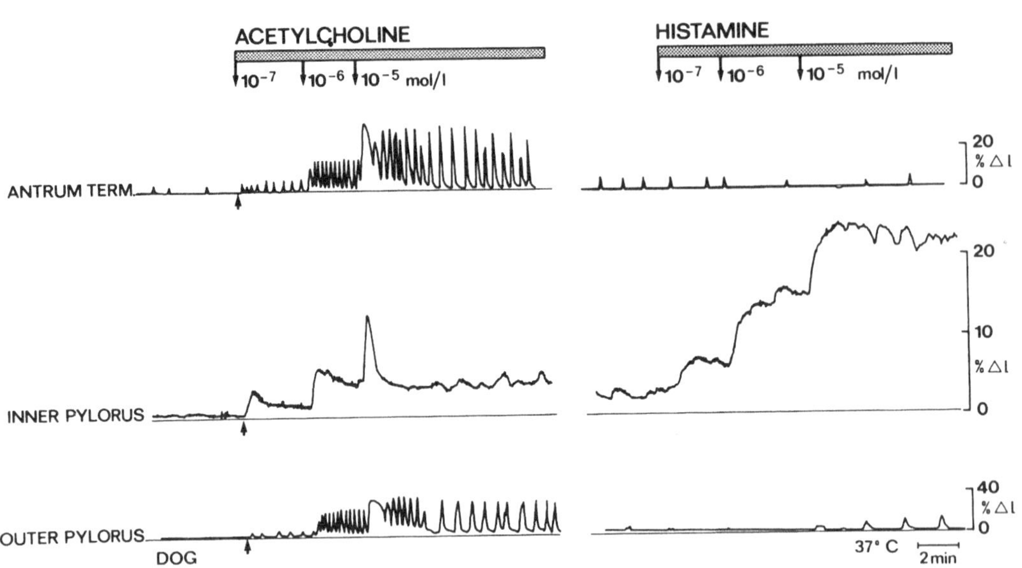

*Abb. 1. Mechanische Aktivität von Muskelstreifen aus der pylorischen Region
des Hundemagens. Stimulierende Effekte von Acetylcholin und Histamin. Eichung
der Längenänderung in % der Ruhelänge (%$_\Delta$l). Alle Streifen vom selben Magen*

3. Histamin (10^{-7} bis 10^{-5} mol/l) führte beim Hund zu etwa maximaler Aktivierung des inneren Pylorus (Abb. 1). Dieser Effekt
   war jedoch bei den Resektionspräparaten des Menschen sehr
   schwach (Abb. 2) oder fehlte ganz.

4. Substanz P führte sowohl beim Menschen als auch beim Hund zu
   einer starken, annähernd maximalen Aktivierung des inneren
   Pylorus (Abb. 2), verbunden mit starker Stimulierung auch
   der benachbarten Regionen.

5. Bombesin zeigte beim Menschen eine der Substanz P vergleichbar starke stimulierende Wirkung auf die gesamte pylorische
   Region (Abb. 2).

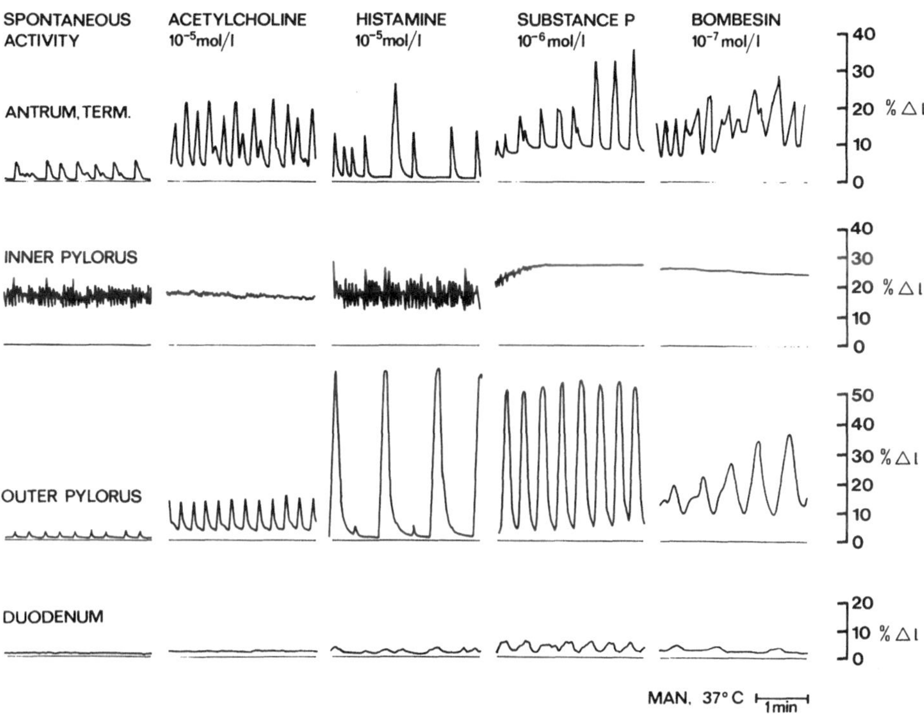

Abb. 2. *Mechanische Aktivität von Muskelstreifen aus der pylorischen Region eines Menschenmagens. Ausschnitte aus einer kontinuierlichen Registrierung, Eichung wie in Abb. 1*

6. Starke inhibitorische Effekte wurden bei Mensch und Hund nach Gabe von Noradrenalin, Adrenalin, Bradykinin, Prostaglandin E_1 und E_2 und VIP gesehen, während Pentagastrin, Cholecystokinin, Sekretin, Motilin und GIP keine nennenswerten Effekte zeigten.

7. Während die Aktivität der Präparate von Antrum und äußerem Pylorus auch bei starker Stimulierung stets phasisch-rhythmisch blieb, entwickelte der innere Pylorus eine anhaltend-tonische Kontraktion (Abb. 1 u. 2).

Diskussion

Untersuchungen an Muskelstreifen aus der pylorischen Region des Hundemagens hatten ergeben, daß der innere Pylorus bemerkenswerte funktionelle Besonderheiten besitzt ($\underline{3}$, $\underline{4}$). Dies konnte durch die vorliegende Studie weiter belegt werden. Darüberhinaus wurden jetzt erstmals auch Untersuchungen an Magenresektionspräparaten des Menschen vorgenommen. Bei beiden Species fand sich beim inneren Pylorus eine starke Tendenz zu spontaner Aktivität mit Neigung zu anhaltend-tonischer Kontraktion - in deutlichem Gegensatz zu Präparaten vom Antrum und äußeren Pylorus. Bezüglich der Reaktionen auf stimulierende Stoffe bestehen jedoch große

4

Species-Differenzen. So führte beispielsweise Histamin beim Hund
regelmäßig zu etwa maximaler Aktivierung des inneren Pylorus,
während beim Menschen diese Reaktionen nur schwach waren oder
ganz fehlten. Es bedarf weiterer Untersuchungen, um abzuklären,
welche Rolle die aufgezeigten Mechanismen bei der Regulation
der Pylorusmotorik in situ spielen.

Zusammenfassung

Die Grundeigenschaften der Pylorusmuskulatur wurden an isolierten Streifenpräparaten von Mensch und Hund näher analysiert.
Der innere Pylorus nimmt eine bemerkenswerte Sonderstellung ein
und unterscheidet sich sowohl in der Spontanaktivität als auch
in der Reagibilität auf aktivierende Stoffe von Muskelstreifen
benachbarter Regionen (Reaktionen auf Acetylcholin, Histamin,
Substanz P, Bombesin u.a.). Bezüglich der Histaminreaktion bestehen deutliche Unterschiede zwischen Mensch und Hund.

Summary

Isolated strips of human and canine muscle from the pyloric
region were studied. The inner layer of the pyloric ring (inner
pylorus) exhibited a strong spontaneous activity, and its respon-
siveness to excitatory substances differed from that of muscle
strips from antrum and outer pylorus (responses to histamine,
substance P, acetylcholine, bombesin). Remarkable differences
between human and canine preparations existed in the histamine
responses.

Literatur

1. CODE CF, CARLSON HC (1968) Motor activity of the stomach.
   In: Handbook of Physiology, Sect. 6, Vol. 4. Amer Physiol
   Soc, Washington, D.C., pp 1903-1916
2. EDWARDS DAW, ROWLANDS EN (1968) Physiology of the gastro-
   duodenal junction. In: Handbook of Physiology, Sect. 6,
   Vol. 4. Amer Physiol Soc, Washington, D.C., pp 1985-2000
3. GOLENHOFEN K, LÜDTKE FE, MILENOV K, SIEWERT R (1980) Excitatory and Inhibitory Effects on Canine Pyloric Musculature,
   Gastrointestinal Motility, J. Christensen (ed). Raven Press,
   New York
4. LÜDTKE FE, GOLENHOFEN K, HOHNSBEIN J, SIEWERT R (1978) The
   myogenic basis of the motility in pyloric region of canine
   stomach. Pflügers Arch 377 R39
5. MUNK JF, GANNAWAY RM, HOARE M, JOHNSON AG (1978) Direct
   measurement of pyloric diameter and tone in man and their
   response to cholecystokinin. In: Duthie HL (ed). Gastrointestinal motility in health and disease. MTP Press LTD,
   Lancaster, pp 349-356

Dr. F.E. Lüdtke, Klinik und Poliklinik für Allgemeinchirurgie der
Universität Göttingen, Robert-Koch-Str. 40, D-3400 Göttingen

2. Die immunologische Reaktivität des Antrums zur Stimulation von Verdauungsprozessen

Immunologic Reactivity of the Antrum to Stimulation of Digestive Processes

R.K. Teichmann[1], H.J. Andress[2], S. Gycha[2], J. Seifert[2] und W. Brendel[2]

[1]Chirurgische Klinik und Poliklinik
[2]Institut für Chirurgische Forschung der Universität München,
Klinikum Großhadern

Der Magen sowie hormonproduzierende Zellen der Darmschleimhaut
kommen bei jeder Nahrungsaufnahme mit Antigenen in Kontakt. Ziel
der vorliegenden Untersuchungen war zu zeigen, ob im Magen immu-
nologisch vermittelte Reaktionen bzw. Hormonfreisetzung vorkom-
men.

Methodik

In Pentobarbital-Narkose erhielten Bastard-Hunde 1 g menschliches Gamma-Globulin (Sandoglobulin)/100 ml H_2O - als ein dem
Hund unbekanntes Antigen - über einen Magenschlauch direkt intragastral (Kontrolle n=6). Eine zweite Gruppe von 12 Hunden wurde
zuvor mit menschlichem Gamma-Globulin systemisch durch i.m. In-
jektionen im Abstand von einer Woche immunisiert. Die Antikörper-
bildung wurde mit dem Doppelimmundiffusionstest nach Ouchterlony
bestimmt. Nach Auftreten von präzipitierenden Antikörpern erhielten die Tiere, analog der Kontrollgruppe, 1 g menschliches
Gamma-Globulin intragastral. Vor und in regelmäßigen Abständen
nach Gabe von Gamma-Globulin in den Magen wurden Blutproben aus
einer peripheren Vene zur Hormonanalyse entnommen. Gastrin wurde
mit einem spezifischen Radioimmunoassay, Insulin mit einem Kit
(Amersham-Buchler) bestimmt. Die Mikrozirkulation des Magens wurde
mit der Microspheres-Technik gemessen (1, 2). Es wurden Microspheres mit einem Durchmesser von 15 µm sowie markiert mit den
Isotopen 141-Ce, 85-Sr, 51-Cr, 95-Nb, 114-In und 46-Sc (3M Company, St. Paul, USA) verwendet. Zur Berechnung der Gewebsdurch-
blutung diente die Referenzflußmethode (3). Immunhistochemische
Analysen der Magenschleimhaut erfolgten mittels Immunfluorescenz.
Gefrierschnitte der Fundus-, Corpus- und Antrumschleimhaut (8 µm)
wurden zunächst mit menschlichem Gamma-Globulin als Antigen incubiert. Nach Wässerung des Präparates in Phosphatpufferlösung
wurde Anti-Human IgG, fluorescenzmarkiert (DAKO Immunreagentien,

Chirurgisches Forum '83
f. experim. u. klinische Forschung
Hrsg.: H.W. Schreiber
© Springer, Berlin Heidelberg 1983

Boehringer, Ingelheim) zugegeben. Existiert eine Bindungsstelle
für das Antigen (menschliches Gamma-Globulin), so müßte sich
diese als Fluorescenz darstellen.

Ergebnisse

1. Hormonfreisetzung. Das Antigen menschliches Gamma-Globulin
führt bei Kontrolltieren zu keiner Gastrinfreisetzung (Abb. 1).
Bei sensibilisierten Tieren jedoch kommt es zu einem sofortigen
starken Gastrinanstieg, der bis zur 45. min signifikant gegenüber der Kontrollgruppe ist (Abb. 1). Insulin dagegen zeigt bei
Kontrolltieren, aber auch bei immunisierten Tieren nach Gabe von
Antigen in den Magen keinen Anstieg.

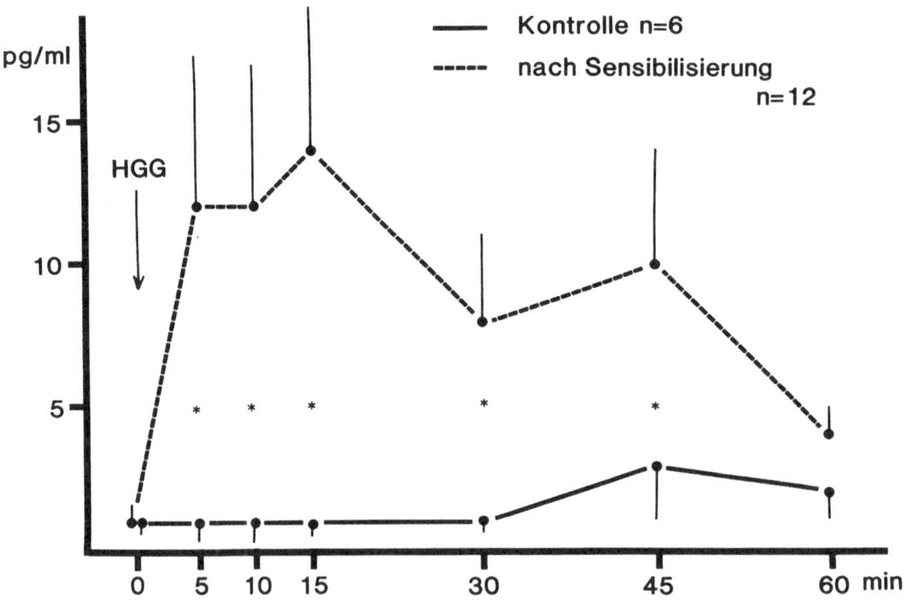

*Abb. 1. Serum-Gastrin Freisetzung vor und nach Gabe von menschlichem Gamma-
Globulin (HGG) intragastral bei Kontrolltieren und gegen menschliches Gamma-
Globulin sensibilisierten Tieren*

2. Durchblutung. In der Abb. 2 ist die Durchblutungsänderung in
der Mucosa bei sensibilisierten Tieren dargestellt. Bereits 10
min nach Gabe von menschlichem Gamma-Globulin kommt es vor allem
in der Antrummucosa zu einer starken Durchblutungssteigerung.
Eine geringe, nicht signifikante Zunahme ist auch im Fundus-
Corpusbereich nachweisbar. Nach 60 min, wenn auch die Gastrin-
Stimulation abgeklungen ist, erscheint auch die Durchblutung in
der Mucosa des Magens nicht mehr stimuliert. Bei Kontrolltieren
ist keine Durchblutungsänderung nach Gabe von menschlichem Gamma-
Globulin in den Mägen nachweisbar.

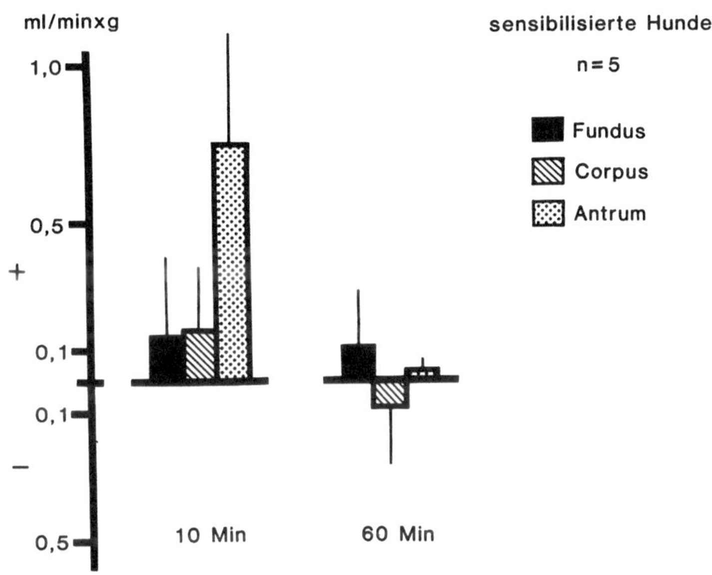

Abb. 2. Durchblutungsänderung in der Mucosa von Fundus, Corpus und Antrum bei sensibilisierten Tieren nach Gabe von menschlichem Gamma-Globulin in den Magen. + = Zunahme der Durchblutung, − = Abnahme der Durchblutung nach Applikation von menschlichem Gamma-Globulin

3. Immunhistochemische Analysen. Mit der Immunfluorescenz-Technik lassen sich im immunisierten Tier vorwiegend in der Antrummucosa, weniger im Corpus, jedoch nicht im Fundus Bindungsstellen für menschliches Gamma-Globulin finden. Es zeigt sich eine strukturgebundene Immunfluorescenz im Propria-Bindegewebe der Antrummucosa. Bei Kontrolltieren ist keine Immunfluorescenz erkennbar.

Diskussion

Damit ist erstmals gezeigt, daß das Antrum nach vorheriger Sensibilisierung luminale Antigene erkennt und über eine Antigen-Antikörper-Reaktion eine Gastrinfreisetzung sowie eine Steigerung der lokalen Mikrozirkulation induziert. Die systemische Immunisierung führt auch dazu, daß im Antrum ein morphologisches immunhistochemisches Korrelat für die Erkennung des Antigens nachweisbar wird. Bezeichnend ist, daß am Ort der Gastrinfreisetzung und der höchsten Durchblutungssteigerung auch Bindungsstellen für das Antigen im Propria-Bindegewebe zu finden sind. Welche Zellen in der Mucosa des Magens könnten für diese Effekte verantwortlich sein? Erste lichtmikroskopische Untersuchungen ergeben, daß nach systemischer Sensibilisierung es zu einer Zunahme der Plasmazellen sowie der Mastzellen in der Antrummucosa kommt. Die Freisetzung von Histamin aus Mastzellen könnte die lokale Durchblutungssteigerung hervorrufen (4). Es bleibt zu klären, welche Zellen bzw. Transmitter die Gastrinfreisetzung induzieren.

Somit setzen schon im Magen immunologische Vorgänge eine Stimulation von Verdauungsprozessen in Gang.

8

Zusammenfassung

Anhand der Serum-Gastrin Freisetzung, den Mikrozirkulations-
veränderungen des Magens sowie immunhistochemischer Analysen der
Magenschleimhaut sollte untersucht werden, ob im Magen immunolo-
gisch vermittelte Reaktionen bei der Stimulation von Verdauungsprozessen von Bedeutung sind. Es konnte erstmals gezeigt werden,
daß das Antrum nach vorheriger systemischer Sensibilisierung
luminale Antigene erkennt und über eine Antigen-Antikörper-
Reaktion eine Freisetzung von Gastrin induziert. Parallel dazu
stieg bei sensibilisierten Tieren die Durchblutung vor allem der
Antrummucosa an. Immunfluorescenzmikroskopisch ließen sich bei
sensibilisierten Tieren Bindungsstellen für das Antigen nachweisen.
Somit setzen schon im Magen immunologische Vorgänge eine Stimulation von Verdauungsprozessen in Gang.

Summary

The purpose of this study was to show whether immunologically
mediated reactions in the stomach are of importance for the
stimulation of digestive processes. Release of gastrin and changes in the microcirculation of the stomach were determinated and
immunhistochemical analysis was performed. It could be demonstrated for the first time that following systemic immunization,
the antrum is able to recognize luminal antigens and causes release of gastrin. Simultaneously there was an increase in mucosal blood flow, mainly in the antrum. In immunized animals,
binding sites for the antigen could be found by immunofluorescence. Thus, immunologic reactions originating in the stomach do
stimulate digestive processes.

Literatur

1. RUDOLPH AM, HEYMANN MA (1967) The circulation of the fetus
   in utero: methods for studying distribution of blood flow,
   cardiac output and organ blood flow. Circ Res 21: 163-184
2. MAXWELL LC, SHEPHERD AP, RIEDEL GL, MORRIS MD (1981) Effect
   of microspheres size on apparent intramural distribution of
   intestinal blood flow. Am J Physiol 241: H 408-H 414
3. BUCKBERG GD, LUCK JC, PAYNE DB, HOFFMAN JIE, ARCHIE JP,
   FIXLER DE (1971) Some sources of error in measuring regional
   blood flow with radioactive microspheres. J Appl Physiol
   31: 598-604
4. GUTH PH, SMITH E (1976) The effect of gastrointestinal
   hormones on the gastric microcirculation. Gastroenterology
   71: 435-438

Dr. R.K. Teichmann, Chirurgische Klinik und Poliklinik der
Universität München, Klinikum Großhadern, Marchioninistraße 15,
D-8000 München 70

3. Alkalisekretion und Schleimhautdurchblutung des Duodenums als Schutzfaktoren gegen luminale Säure

Alkaline Secretion and Mucosol Blood Flow of the Duodenum as Protection Against Luminal Acid

E. Kovats, M. Starlinger, A.M. Simon und R. Schiessel

I. Chirurgische Universitätsklinik Wien (Vorstand: Prof. Dr. A. Fritsch)

Das Duodenum besitzt eine größere Resistenz gegenüber luminaler Säure als das Jejunum oder Ileum. Dies wird auf die Alkalisekretion des Duodenums zurückgeführt (1, 3). In vitro Versuche haben gezeigt, daß es sich bei der Alkalisekretion um einen energieabhängigen Transport von Bicarbonat handelt (2). Ziel dieser Studie war es, den Einfluß der Durchblutung und der arteriellen Bicarbonatkonzentration auf die Alkalisekretion des Duodenums zu untersuchen.

Methodik

In narkotisierten Kaninchen wurde ein proximales Duodenalsegment mit 0,9 % NaCl bei 37°C perfundiert. Die Alkalisekretion wurde mit der pH-stat.-Methode bei pH 6 kontinuierlich gemessen. Die Bestimmung der Schleimhautdurchblutung erfolgte mit radioaktiven Mikrosphären (15 µm) (4). Der Blutdruck wurde kontinuierlich über einen Femoraliskatheter registriert, alle 30 min wurde eine Blutgasanalyse vorgenommen.
Es wurden verschiedene Gruppen gebildet:
1. Normovolämie über 90 min (Kontrollgruppe),
2. Normovolämie für die ersten 30 min, dann wurde durch Blutentzug bis zu einem arteriellen Mitteldruck von 40 mm Hg ein hämorrhagischer Schock herbeigeführt,
3. Normovolämie über 30 min, dann wurde Vasopressin in einer Dosierung von 0,2 IU/kg/min von der 30. bis zur 90. Minute infundiert,
4. Normovolämie für die ersten 30 min, dann wurde Glucagon in der Dosierung von 1 µg/kg/min über eine Stunde infundiert,
5. Normovolämie für 30 min, dann wurde für weitere 30 min durch Blutentzug ein hämorrhagischer Schock herbeigeführt, anschliessend wurde das entzogene Blut reinfundiert,
6. Normovolämie über 90 min, von der 30. bis zur 90. Minute wurde Natrium-Bicarbonat in einer Dosierung von 4,8 mval/kg/h infundiert.
7. Normovolämie über 90 min, Infusion von NH_4Cl (4,8 mval/kg/h) von der 30. bis zur 90. Minute.

Chirurgisches Forum '83
f. experim. u. klinische Forschung
Hrsg.: H.W. Schreiber
© Springer, Berlin Heidelberg 1983

Ergebnisse

Unter Normovolämie bleiben sowohl die Durchblutung als auch die
Alkalisekretion weitgehend konstant, erst gegen Ende des Versuches kommt es zu einer geringfügigen und nicht signifikanten
Verminderung sowohl der Durchblutung als auch der Alkalisekretion. Im hämorrhagischen Schock kommt es zu einer statistisch
signifikanten Verminderung (p<0,05) sowohl der Durchblutung als
auch der Alkalisekretion. Auch unter Vasopressin kommt es zu einem deutlichen Abfall der Durchblutung und einem begleitenden Abfall der Alkalisekretion. Beides ist statistisch signifikant
(p<0,05). Unter Infusion von Glucagon steigen sowohl die Durchblutung als auch die Alkalisekretion in signifikantem Maße
(p<0,02, Tabelle 1). Wenn man den durch Blutentzug induzierten
hämorrhagischen Schock durch Reinfusion des entzogenen Blutes
rückgängig macht, steigt die Durchblutung der Duodenalschleim-
haut wieder auf den Ausgangswert an. Sowohl der primäre Abfall
als auch der spätere Wiederanstieg der Durchblutung und der
Alkalisekretion laufen parallel (p<0,03, Abb. 1).

Tabelle 1. Einfluß des hämorrhagischen Schocks, von Vasopressin
und Glucagon auf Durchblutung der Duodenalmucosa und Alkalisekretion.
1) p<0,05 Wilcoxon Test; 2) p<0,05 Wilcoxon Test; 3) p<0,02
Wilcoxon Test

		Kontrolle	Schock	Vasopressin	Glucagon
Alkalisekretion	30 min	26,8 ±9,6	31,7 ±8,6[1]	33,0 ±7,7	23,9 ±7,1
μval/cm^2/h	90 min	23,3 ±6,8	15,0 ±6,0[1]	23,1 ±10,1[2]	29,1 ±6,4[3]
Durchblutung	30 min	0,42+0,05	0,44+0,05	0,6 ±0,29	0,85+0,48
ml/g/min	90 min	0,32+0,07	0,11+0,008[1]	0,16+0,07[2]	1,57+0,82[3]

Zur Klärung der Frage, ob auch das Angebot an Bicarbonation einen
Einfluß auf die Alkalisekretion hat, wird in zwei weiteren Versuchen einerseits Bicarbonat, andererseits Ammoniumchlorid infundiert. Unter Infusion von Natrium-Bicarbonat kommt es mit
steigendem pH-Wert des Blutes zu einem Anstieg der Alkalisekretion. Umgekehrt führt eine durch Ammoniumchloridinfusion induzierte metabolische Acidose zu einem Abfall der Alkalisekretion.
Der Unterschied zwischen diesen beiden letzten Gruppen ist statistisch signifikant (p<0,005, Abb. 2). Wenn man den Bicarbonatantransport, das Produkt aus der Durchblutung der Mucosa mal der
arteriellen Bicarbonatkonzentration gegen die Alkalisekretion
aufträgt, so findet sich eine exponentielle Beziehung, welche in
der Formel $y = 2,71 + 0,21 x - 0,0003 x^2$ ausgedrückt werden
(r = 0,71, p<0,005) kann.

Diskussion

Unsere Ergebnisse lassen eine regelmäßige Abhängigkeit der Alkalisekretion von der Durchblutung der Duodenalmucosa erkennen.
Weiters wird die Alkalisekretion auch vom arteriellen Bicarbonat-

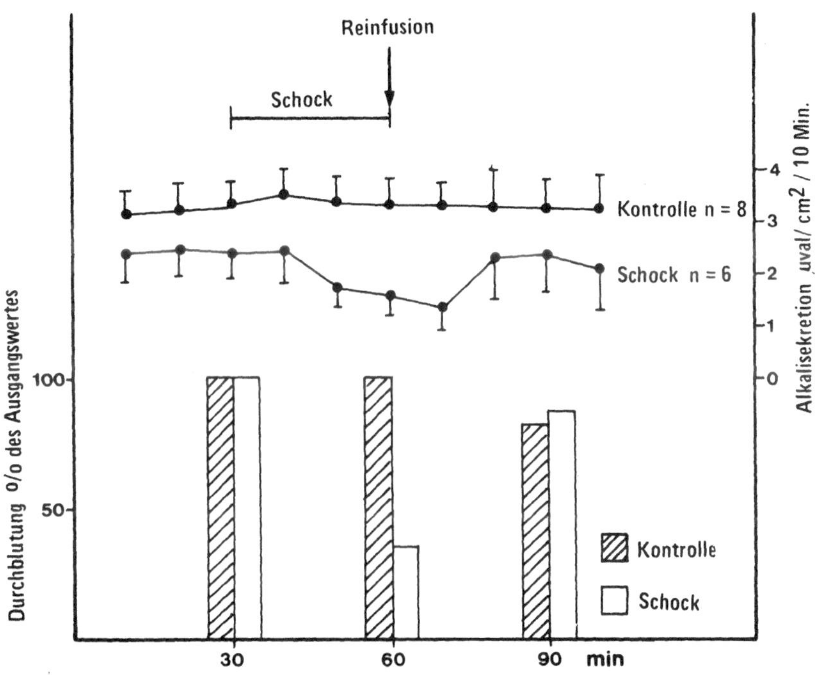

Abb. 1. *Durchblutung und Alkalisekretion im Schock. p<0,03 Wilcoxon-Test*

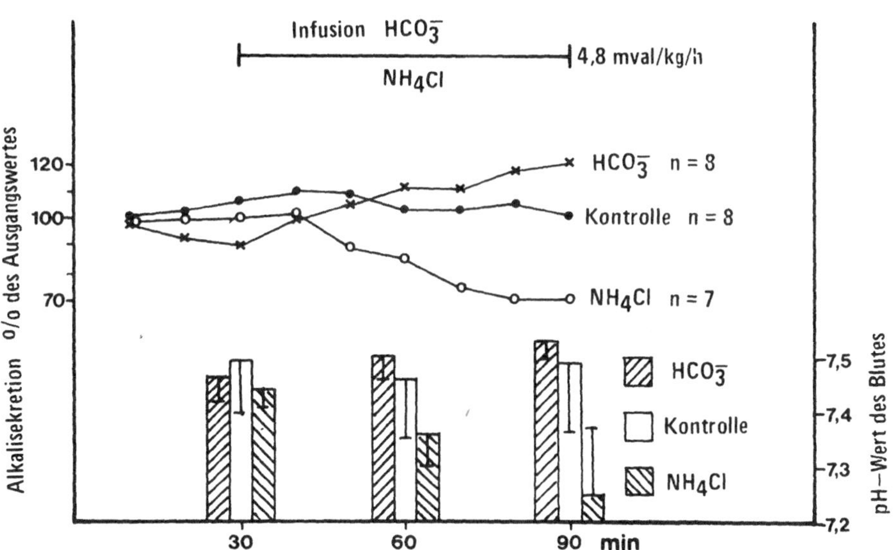

Abb. 2. *Alkalisekretion des Duodenums in Abhängigkeit vom arteriellen pH-Wert. p<0,005 Wilcoxon-Test*

angebot beeinflußt. Entsprechend der exponentiellen Beziehung
zwischen dem Bicarbonatantransport und der Alkalisekretion dürfte
es jedoch eine maximale Alkalisekretionsrate geben, welche auch
durch eine weitere Steigerung der Durchblutung bzw. eine weitere
Zunahme der arteriellen Bicarbonatkonzentration nicht mehr erhöht werden kann. Umgekehrt führt auch eine drastische Reduzierung
der Durchblutung bzw. der arteriellen Bicarbonatkonzentration
nicht zu einem völligen Sistieren der Alkalisekretion, eine gewisse "Basalsekretion" dürfte in jedem Fall bestehen bleiben. Die
Mucosadurchblutung dürfte somit eine wesentliche Voraussetzung
für die Alkalisekretion sein.

Zusammenfassung

Die Abhängigkeit der Alkalisekretion des Duodenums von der
Durchblutung und von der arteriellen Bicarbonatsekretion wurde an
einem experimentellen Modell an Neuseeländerkaninchen untersucht.
Es zeigte sich eine Abhängigkeit der Alkalisekretion sowohl von
der Durchblutung als auch von der arteriellen Bicarnonatkonzentra-
tion.

Summary

We investigated the possible influence of mucosal blood flow and
arterial HCO_3-concentration on the alkaline secretion of the
proximal duodenum of New Zealand white rabbits. The alkaline
secretion turned out to be dependent on both these factors.

Literatur

1. DORRICOTT (1975) Am J Physiol 229: 269-275
2. FLEMSTROEM (1980) Am J Physiol 239: 198-203
3. WINSHIP DH et al (1972) J Appl Physiol 32: 585-590
4. ARCHIBALD LH et al (1975) Gastroenterology 69: 630-638

Dr. Erwin Kovats, I. Chirurgische Universitäts-Klinik Wien,
Alser Straße 4, A-1090 Wien

4. Die inhibitorische Wirkung von Somatostatin auf die Sekretion von enterocutanen Duodenalfisteln[*]

The Inhibitory Effect of Somatostatin on the Secretion from Enterocutaneous Duodenal Fistulas

P. Hild, K. Henneking, G. Schwall und J. Dobroschke

Chirurgische Klinik des Zentrums für Chirurgie der Justus-Liebig-Universität, Gießen

Somatostatin hemmt neben dem Wachstumshormon auch die Freisetzung zahlreicher Hormone des Gastrointestinaltraktes, insbesondere wird die Enzymaktivität der Pankreasfermente herabgesetzt und die Sekretmenge reduziert (1, 2). Mit wechselndem Erfolg wurde Somatostatin bereits am Menschen zur Fistelbehandlung eingesetzt (3, 4, 5).

Ziel der Untersuchungen war es, näheren Aufschluß über den Einfluß von Somatostatin auf die Sekretion des oberen Gastrointestinaltraktes zu bekommen, um die Indikation zum klinischen Einsatz dieses Hormons gezielter stellen zu können.

Methodik

Bei 20 Beagle-Hunden wurde in Höhe des unteren Duodenalknies eine enterocutane Fistel angelegt und mit einem Ballonkatheter offengehalten. Hierdurch war eine temporäre Blockade des Duodenums zur Gewinnung und Analyse von Duodenalsekret möglich. Nach Bolusinjektion von 75 ng erhielt die Hälfte der operierten Tiere Somatostatin über 1 Std in der Dosierung von 3 ng/kg Körpergewicht infundiert. Die andere Hälfte der Tiere diente als Kontrollgruppe. In 15 minütigen Zeitabständen wurde das angesammelte Duodenalsekret abgesaugt und gleichzeitig Blut entnommen. Nach Beendigung der Somatostatin-Zufuhr wurden die Sekret- und Blutabnahmen für weitere 60 min fortgesetzt. Neben der volumenmäßigen Bestimmung der Sekretmenge erfolgte hieraus die Bestimmung von pH-Wert, Lipase, Amylase, Trypsin und Chymotrypsin.

Die Blutproben wurden auf Veränderungen von Lipase, Amylase, Cholinesterase und alkalischer Phosphatase untersucht.

---

[*]Enthält wesentliche Anteile der Dissertation von G. Schwall

Chirurgisches Forum '83
f. experim. u. klinische Forschung
Hrsg.: H.W. Schreiber
© Springer, Berlin Heidelberg 1983

Bei weiteren 8 Tieren wurde der Ballonkatheter nach einer Woche
entfernt. 4 Tiere wurden 48 Std lang kontinuierlich mit Somatostatin in oben beschriebener Weise infundiert, die anderen
Tiere dienten als Kontrollgruppe.

Ergebnisse

Die untersuchten Blutparameter zeigten keine wesentliche Beeinflussung durch die Somatostatin-Infusion.

Im Sekret wurden die Aktivitäten aller untersuchten Enzyme deutlich reduziert, wobei das Maximum der Abnahme nach 60 min festzustellen war. Die Sekretmenge wurde sehr stark vermindert
(Abb. 1). Nach Beendigung der Somatostatin-Zufuhr zeigte sich bereits 15 min später eine Aktivitätszunahme aller Enzyme im Sekret (Abb. 2, 3). Dieser Rebound Effekt war am deutlichsten 45
bis 60 min nach Infusionsende mit Aktivitätsspitzen bis zum Vier-
fachen des Vergleichswertes der Kontrollgruppen (Abb. 2). Am ge-
ringsten wurde der pH-Wert im Sekret beeinflußt (Abb. 1).

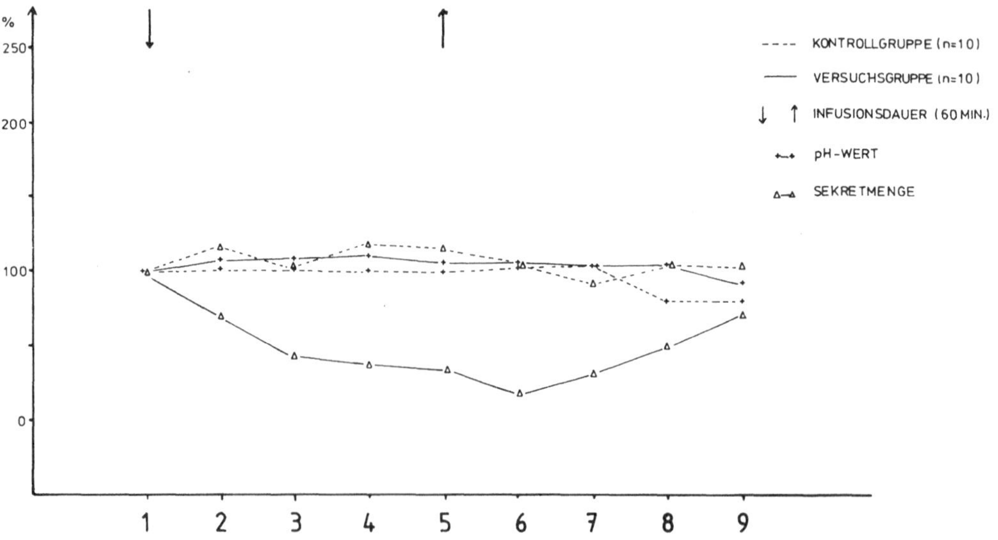

*Abb. 1. Änderung von pH-Wert und Sekretmenge unter Somatostatinzufuhr (100% =
x̄ von Somatostatingabe)*

Im zweiten Teil der Studie wurde nach einer Woche der Ballon-
Katheter entfernt. Da durch die angewandte Operationstechnik ein
Zurückgleiten des Duodenums nicht möglich war und alle Katheter
den gleichen Durchmesser aufwiesen, entstand bei den Tieren eine
Duodenalfistel mit definiertem Durchmesser an gleicher Stelle,
bei konstantem freien Abfluß nach außen.

Bei der Gruppe, die mit Somatostatin über 48 Std infundiert
wurde, zeigte sich während Hormonzufuhr ein völliges Sistieren

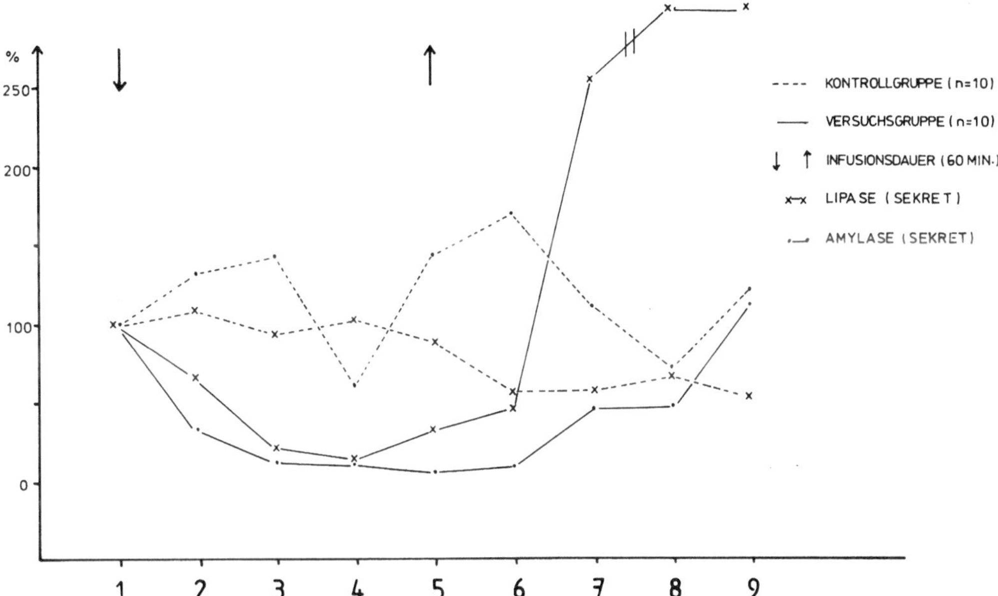

Abb. 2. Änderung von Lipase- und Amylaseaktivität im Duodenalsekret unter Somatostatinzufuhr (100% = $\bar{x}$ von Somatostatingabe)

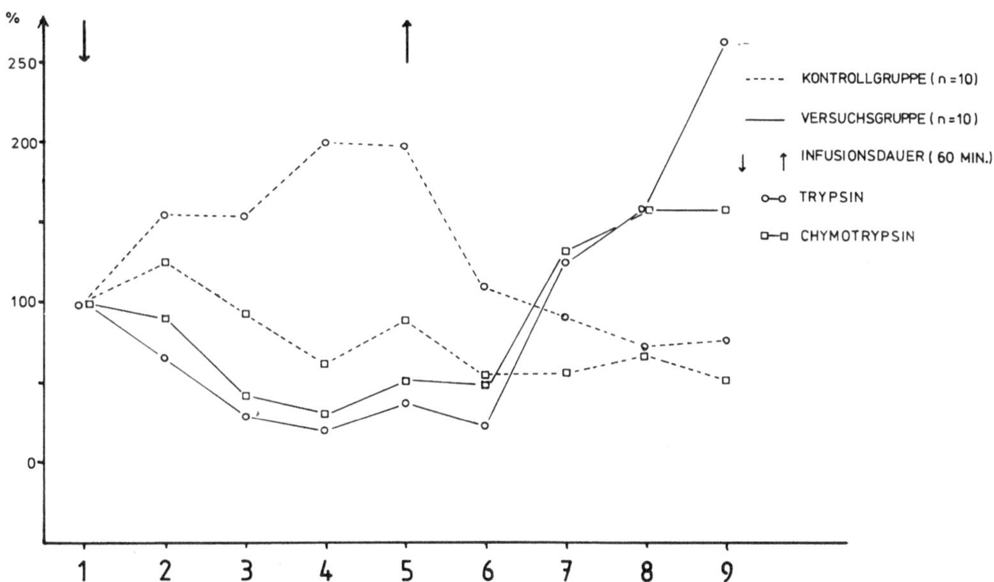

Abb. 3. Änderung von Trypsin und Chymotrypsinaktivität im Duodenalsekret unter Somatostatinzufuhr (100% = $\bar{x}$ von Somatostatingabe)

des Sekretflusses, während die Tiere der Kontrollgruppe reichlich
Sekret über die Fistel verloren. Eine quantitative Analyse des
Fistelsekretes war nicht möglich. Nach Beendigung der Hormonzufuhr zeigten sich die Fistelöffnungen der hormonbehandelten Tiere
mit schmierigem Schorf bedeckt, während bei den unbehandelten Tieren die Fistelöffnungen stark gerötet und deutlich entzündet er-
schienen.

Bei der mit Somatostatin infundierten Gruppe war die Fistel nach
4 Tagen (3-6) verschlossen, während bei der Kontrollgruppe ein
Fistelverschluß erst nach 9 Tagen (8-11) festzustellen war. Ein
Tier aus der Kontrollgruppe mußte am 7. Tag des Beobachtungszeit-
raumes wegen zunehmender Verschlechterung des Allgemeinzustandes
eingeschläfert werden. Es fand sich als Ursache eine lokale Peritonitis im Operationsgebiet.

Diskussion und Schlußfolgerung

Die eindeutig positive Wirkung von Somatostatin bei der Behandlung
von gastrointestinalen Fisteln ist aus der klinischen Praxis bekannt (3, 4, 5). Wie weit die gewählte Dosierung dem Optimum entspricht, geht aus unseren Untersuchungen nicht hervor. Die Dosierung des Hormons richtete sich nach den gängigen klinischen
Dosen.

Auffällig war bei den durchgeführten Untersuchungen der stark
ausgeprägte Rebound-Effekt nach Beendigung der Somatostatin-
Zufuhr, der sich besonders im Anstieg der Pankreasenzymaktivität
dokumentiert. Für den klinischen Bereich wäre hieraus eine entsprechende ausschleichende Dosierung als Konsequenz abzuleiten.

Im zweiten Teil der Studie konnte eindeutig nachgewiesen werden,
daß Somatostatin den spontanen Verschluß von enterocutanen Fisteln
wesentlich unterstützt. Übertragen in die klinische Praxis bedeutet dies jedoch nicht, daß alle enterocutanen Fisteln durch
adjuvante Somatostatinzufuhr behandelt werden sollten. Fisteln
verschließen sich ohne Hormonzufuhr in der überwiegenden Anzahl
der Fälle spontan, dies zwar nach längerer Zeit. In Anbetracht
der Kosten wird diese Behandlung aber für absehbare Zeit Fällen
vorbehalten bleiben, in denen Fisteln hartnäckig persistieren
oder Patienten durch exzessiven Verlust von Darmsekret einer le-
bensbedrohenden Gefährdung ausgesetzt sind.

Zusammenfassung

Bei Beagle-Hunden wurde eine enterocutane Duodenalfistel operativ angelegt. In einem Teil der Studie wurde Somatostatin über
1 Std infundiert und die Veränderung der relevanten Enzymaktivitäten im Sekret und im Blut neben der Gesamtsekretmenge gemessen. Die untersuchten Parameter im Blut verhielten sich bei der
Versuchsgruppe und bei den Kontrolltieren gleichsinnig, es traten
keine wesentlichen Veränderungen auf. Beim Duodenalsekret konnte
am Ende der Hormonzufuhr nach 60 min ein deutliches Absinken sowohl der Sekretmenge als auch der Enzymaktivitäten konstatiert
werden. Anschließend kam es zu einem kräftigen Rebound-Effekt
vorwiegend der Pankreasenzyme.

Im zweiten Teil der Untersuchung konnte der positive Effekt von Somatostatin auf den spontanen Verschluß von enterocutanen Fisteln aufgezeigt werden.

Summary

An enterocutaneous duodenal fistula was created in beagles. In one part of our study we infused somatostatin over 1 h and measured the total amount of secretion and also enzyme levels in the blood and duodenal secretion.

There was no obvious difference between the control group and the test group. At the end of hormone application after 1 h we found a marked decrease in the amount secreted and in the enzyme activities. Thereafter a rebound effect of the pancreatic enzymes was seen.

In the second part of our study we demonstrated the positive effect of somatostatin on spontaneous closure of enterocutaneous fistulas.

Literatur

1. ARNOLD R, CREUZFELDT W (1975) Hemmung der pentagastrin-induzierten Säuresektretion des Magens beim Menschen durch Somatostatin. Dtsch Med Wochenschr 100: 1014-1016
2. CREUZFELDT W, LANKISCH PG, FOLSCH UR (1975) Hemmung der Sekretin- und Cholezystokinin-pankreozymin-induzierten Saft- und Enzymsekretion des Pankreas und der Gallenblasenkontraktion beim Menschen durch Somatostatin. Dtsch Med Wochenschr 100: 1135-1138
3. DI CONSTANZO J, CANO N, MARTIN J (1982) Somatostatin in persistent gastro-intestinal fistula treated by total parenteral nutrition. Lancet II: 338-339
4. HILD P, DOBROSCHKE J, KAHLE M, AIGNER K (1980) Somatostatin bei Dünndarmfisteln. Chirurg 51: 155-157
5. HILD P, STOYANOV M, DOBROSCHKE J, AIGNER K (1982) La Somatostatine dans le traitment médical des fistules du pancréas et de l'intestin grêle. Ann Chir 36: 193-196

Dr. P. Hild, Chirurgische Klinik des Zentrums für Chirurgie der Justus-Liebig-Universität, Klinikstr. 29, D-6300 Gießen

5. Der Einfluß verschiedener Vagotomieformen auf die Freisetzung von pankreatischen Polypeptid (PP) und Cholecystokinin (CCK)

Influence of Different Types of Vagotomy on the Release of Pancreatic Polypeptide (PP) and Cholecystokinin (CCK)

E.F. Coelle, A. Schafmayer, H.W. Börger und H.D. Becker

Klinik und Poliklinik für Allgemeinchirurgie der Universität Göttingen (Direktor: Prof. Dr. H.-J. Peiper)

Die verschiedenen Formen der Vagotomie verändern das Gleichgewicht der Plasmaspiegel einiger gastrointestinaler Hormone. TAYLOR et al. (1) konnten zeigen, daß es nach trunkulärer Vagotomie (TV) zu einem signifikanten Abfall der postprandialen PP-Plasmaspiegel kommt. Es konnte bisher jedoch nicht gezeigt werden, welchen Einfluß die selektiv gastrale (SGV) und die selektiv proximale Vagotomie (SPV) auf die nahrungsstimulierten PP-Plasmakonzentrationen beim Hund ausüben. Des weiteren ist die postprandiale Freisetzung von CCK nach SPV beim Menschen noch nicht untersucht worden.

Material und Methodik

Bei 18 randomisierten Hunden (Gewicht zwischen 20 und 25 kg), bei denen eine TV, SGV oder SPV vorgenommen wurde, untersuchten wir prä- und postoperativ die nahrungsstimulierte Hormonausschüttung. Nachdem Blut für Basalwerte entnommen war, erhielten die Tiere 450 g Dosenfutter. Blutproben zur Hormonbestimmung wurden über 150 min alle 15 min gewonnen. Die Bestimmung von PP erfolgte im Plasma durch ein spezifisches und sensitives Radioimmunoassay (1).

Die Untersuchungen an CCK wurden bei 9 Patienten mit SPV durchgeführt, bei denen der Operationszeitpunkt 1 Jahr zurücklag. Nach 2 Basalwerten erhielten die Patienten ein proteinreiches Testmahl. In regelmäßigen Abständen wurde über 180 min Blut zur Bestimmung von Plasma-CCK-Konzentrationen abgenommen und dem von Normalpersonen gegenübergestellt.

CCK wurde durch ein von uns entwickeltes spezifisches und sensitives Radioimmunoassay-System bestimmt (2).

Chirurgisches Forum '83
f. experim. u. klinische Forschung
Hrsg.: H.W. Schreiber
© Springer, Berlin Heidelberg 1983

<u>Ergebnisse</u>

Die Basalwerte der Hunde in den 3 Operationsverfahren unterschieden sich präoperativ nicht. Postoperativ waren bei den Hunden mit TV oder SGV die PP-Basalwerte signifikant erniedrigt.
Bei den Tieren, die mit einer SPV versehen waren, waren die
Basalwerte erniedrigt, jedoch nicht signifikant. Wie in Abb. 1
gezeigt, fielen nach TV die nahrungsstimulierten PP-Konzentrationen im Plasma von maximal prä op. 492 $\pm$ 27 pg/ml auf 118 $\pm$ 10
pg/ml post op. ab.

Bei den Versuchstieren mit einer SGV (Abb. 2) waren die postprandialen PP-Plasmaspiegel von 334 $\pm$ 29 pg/ml auf 92 $\pm$ 9 pg/ml
erniedrigt.

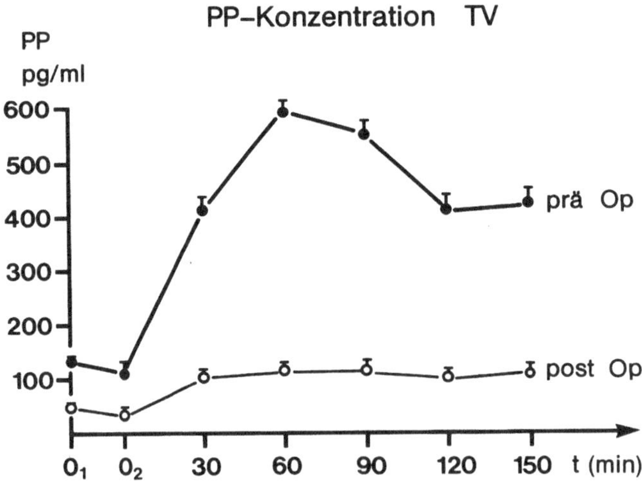

Abb. 1. PP-Plasmakonzentrationen (pg/ml) bei Hunden vor und nach trunkulärer
Vagotomie (TV); O_1 und O_2 sind Basalwerte der PP-Konzentrationen

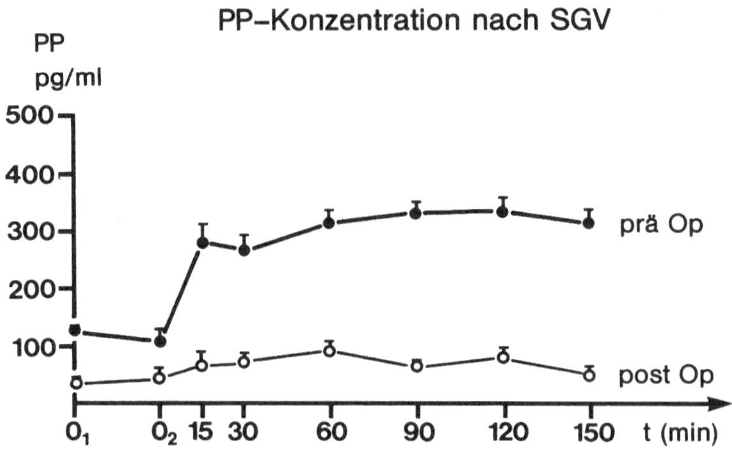

Abb. 2. PP-Plasmakonzentrationen (pg/ml) bei Hunden vor und nach selektiv
gastraler Vagotomie (SGV); O_1 und O_2 sind Basalwerte der PP-Konzentrationen

In Abb. 3 werden die Plasmaspiegel nach SPV dargestellt: Die PP-Plasmaspiegel betrugen präoperativ maximal 398 $\pm$ 33 pg/ml, während sie postoperativ nur auf 250 $\pm$ 16 pg/ml anstiegen. Bei den 9 Patienten mit SPV lagen die CCK-Basalwerte im Mittel bei 5,6 $\pm$ 0,8 pmol/l. Nach der Testmahlzeit stiegen die CCK-Plasmakonzentrationen auf 24 $\pm$ 2,7 pmol/l an. Nach 30 min fielen sie jedoch wieder ab, blieben im Mittel um das Dreifache gegenüber den Basalwerten im Verlauf der 150 min erhöht.

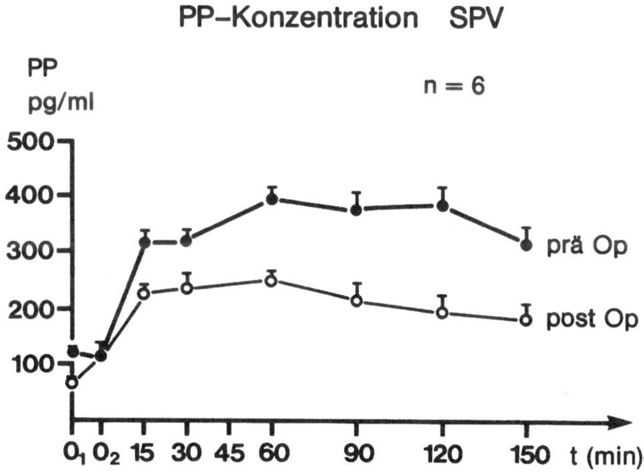

Abb. 3. *PP-Plasmakonzentrationen (pg/ml) bei Hunden vor und nach selektiv proximaler Vagotomie (SPV); O_1 und O_2 sind Basalwerte der PP-Konzentrationen*

Bei gesunden Probanden (n = 7) betrugen die basalen CCK-Plasmaspiegel 6,4 $\pm$ 0,7 pmol/l. Nach 30 min war ein Maximalwert von 24,7 $\pm$ 2,7 pmol/l erreicht. Die CCK-Werte blieben während der Untersuchungsperiode von 150 min um das Doppelte des Basalwertes erhöht.

Zusammenfassung

Die Denervierung des Antrums, wie sie durch TV und SGV geschieht, bewirkt sowohl einen hochsignifikanten Abfall der basalen als auch der nahrungsstimulierten PP-Plasmakonzentrationen.

Die intakte Innervation des Magenantrums (selektiv proximale Vagotomie) vermindert ebenfalls die basalen und postprandialen PP-Werte signifikant. SPV ergibt eine fast physiologische PP-Antwort auf Nahrungszufuhr beim Hund. Nach selektiv proximaler Vagotomie sind die CCK-Konzentrationen nicht signifikant gegenüber basalen und nahrungsstimulierten CCK-Konzentrationen von Normalpersonen verändert.

Summary

Denervation of the antrum after TV and SGV causes a highly significant decrease of the basal and food-stimulated PP plasma concentrations. Intact innervation of the antrum after SPV reduces basal and postprandial PP values slightly but this decrease is not significant and demonstrates that SPV allows an almost physiological PP response to food intake in dogs. CCK concentrations after SPV in duodenal ulcer patients show no significant difference compared to controls in basal or in food-stimulated CCK concentrations.

Literatur

1. TAYLOR IL, IMPICCIATORE M, CASTER DC, WALSH JH (1978) Effect of atropine and vagotomy on pancreatic response to meal in dogs. Am J Physiol 235: 443-447
2. SCHAFMAYER A, WERNER M, BECKER HD (1979) Radioimmunoassay for cholecystokinin. Gastroenterology 17: 575

Dr. E.-F. Coelle, Klinik und Poliklinik für Allgemeinchirurgie der Universität Göttingen, Robert-Koch-Str. 40, D-3400 Göttingen

6. Unzuverlässigkeit von Anamnese und klinischem Befund für die klinische und computerunterstützte Diagnose bei oberer Gastrointestinalblutung

Clinical and Computer-Aided-Diagnosis of Upper Gastrointestinal Bleeding: Unreliability of Anamnestic and Clinical Findings

Ch. Ohmann, K. Thon, H. Stöltzing, H. Rohde, Yang Qin und W. Lorenz

Zentrum für Operative Medizin I, Abteilung für Theoretische Chirurgie (Leiter: Prof. Dr. W. Lorenz) und Chirurgische Klinik (Leiter: Prof. Dr. H.-D. Röher) der Universität Marburg

Die Ursache einer oberen Gastrointestinalblutung aufgrund von Anamnese und klinischer Untersuchung allein kann auch von dem erfahrenen Kliniker kaum in mehr als 60 % der Fälle richtig diagnostiziert werden (1). Die Einführung der computerunterstützten Diagnose für die obere Gastrointestinalblutung hat in Gegensatz zur computerunterstützten Diagnose beim akuten Abdomen und bei Brustschmerzen hier keine entscheidende Verbesserung herbeiführen können (2). Durch eine Studie wollten wir nun feststellen, ob einzelne klinische Merkmale bei diesem Krankheitsbild tatsächlich keine Hilfe zur diagnostischen Entscheidungsfindung darstellen können.

Patienten und Methode

Bei 364 Patienten mit oberer Gastrointestinalblutung (Januar 1978 - Dezember 1981) wurden unmittelbar nach Kliniksaufnahme Anamnese und klinischer Befund mittels eines EDV-Fragebogens dokumentiert. Dabei wurden insgesamt 44 Merkmale ausgewählt, die aufgrund klinischer Erfahrung und einem Literaturstudium eine möglichst gute Diskriminierung zwischen den verschiedenen Erkrankungen erwarten ließen.

Die Diagnose der Blutungsquelle erfolgte aufgrund der bei allen Patienten durchgeführten Notfallendoskopie unter Berücksichtigung von Befunden aus Operation, Histologie, Röntgen und weiteren Endoskopien. Zur Auswertung wurde das Krankengut in die vier Gruppen Ulcus ventriculi (80 Pat.), Ulcus duodeni (84 Pat.), Varicen (75 Pat.) und Rest (Gruppe der übrigen Läsionen ,125 Pat.) aufgeteilt. Die Berechnung der relativen Häufigkeiten für jedes Merkmal aus Anamnese und klinischem Befund wurde dann innerhalb jeder Gruppe getrennt für die Zeitabschnitte 1978, 1979, 1980 und 1981 durchgeführt. Die Trennung zwischen diagnostisch

Chirurgisches Forum '83
f. experim. u. klinische Forschung
Hrsg.: H.W. Schreiber
© Springer, Berlin Heidelberg 1983

nützlichen und diagnostisch unbrauchbaren oder zumindest zwei-
felhaften Merkmalen geschah dann aufgrund eines zweistufigen
Entscheidungsprozesses (s. Abb. 1).

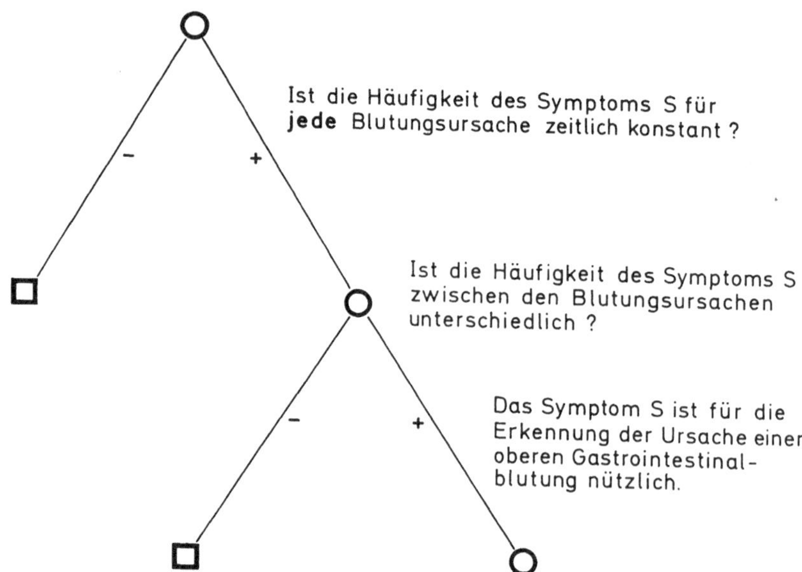

*Abb. 1. Entscheidungsbaum für die Selektion von einzelnen anamnestischen und
klinischen Merkmalen (Symptom S) für die Diagnose einer oberen Gastrointestinalblutung (Blutungsursachen U.d., U.v., Varicen, Rest)*

Im ersten Schritt erfolgte die Abtrennung aller zeitlich nicht-
konstanten Merkmale (χ^2-Test, p<0,1). Nur solche Merkmale, deren
Häufigkeit des Auftretens bei jeder Gruppe als etwas Objektives
und Empirisches betrachtet werden kann, können Gegenstand einer
weiteren, wahrscheinlichkeitsorientierten Analyse sein (3). Im
zweiten Schritt wurden dann von den zeitlich konstanten Merkmalen jene herausgefiltert, die zwischen den vier untersuchten
Gruppen signifikante Unterschiede zeigten (χ^2-Test, p<0,05). Die
in diesem Entscheidungsprozeß übrigbleibenden zeitlich konstanten
und diskriminierenden Merkmale wurden dann als "diagnostisch
nützlich" eingestuft (s. Abb. 1). Der Vergleich der Wahrscheinlichkeiten,bei Vorhandensein eines diagnostisch nützlichen Merkmals zu den Gruppen Ulcus ventriculi, Ulcus duodeni, Varicen
und Rest zu gehören, bildete dann die Grundlage der Bewertung
(4).

Ergebnisse

Von den 44 untersuchten Merkmalen konnten lediglich 27 als
zeitlich konstant für alle Gruppen eingestuft werden. Bei der
U.d.-Gruppe beispielsweise waren die Parameter Geschlecht,

frühere Ulcuskomplikationen und -nachweis, Erbrechen, Alkohol,
Begleiterkrankungen, Bewußtseinslage und Allgemeinzustand zeitlichen Veränderungen, bezogen auf die jährlichen Auswertungen,
unterworfen. Von den zeitlich konstanten Merkmalen mußten insgesamt 14 als nicht diskriminierend zwischen den Gruppen ausge-
sondert werden, so z.B. die Parameter Zivilstatus, Blutgruppe,
Gewicht, Meläna, systolischer und diastolischer Blutdruck. In
Tabelle 1 sind die übrigbleibenden 13 diagnostisch nützlichen
Merkmale mit ihren Ausprägungen dargestellt.

Tabelle 1. Zeitlich konstante und diskriminierende Merkmale von
Anamnese und klinischem Befund bei der oberen Gastrointestinalblutung

Merkmal	Ausprägung
Berufsgruppe	Arbeiter, Angestellter, Hausfrau, Rentner, Rest
Alter (J)	< 40, 40-54, 5-69, ≥ 70
Übelkeit	nein, ja
Sodbrennen	nein, ja
Schmerz	nein, ja
Gewicht	unverändert, abgenommen, zugenommen
Stuhlverhalten	normal, Durchfall, Verstopfung
Stuhlentlerrungen (pro Tag)	≤ 1, ≥ 2
Medikamente	nein, ja
Hautfarbe	normal, blaß, feucht, ikterisch
Abdomen	unauffällig, tastbare Leber- und Milzvergrößerung, Spider, Caput medusae, Ascites, Druckdolenz
Rektale Untersuchung	unauffällig, Teerstuhl, Blut
Pulswerte (S/min)	< 80, 80-99, 100-119, ≤ 120

Geht man zum Zeitpunkt der Kliniksaufnahme von einer Wahrscheinlichkeit von p = 0,25 für jede der Blutungsursachen (U.v., U.d.,
Varicen, Rest) aus, so ist nach Kenntnis eines nützlichen diagnostischen Merkmals von Anamnese und klinischem Befund eine Veränderung dieser Wahrscheinlichkeiten zugunsten einer Blutungsursache und zuungunsten der übrigen Blutungsursachen zu erwarten. Tabelle 2 zeigt die diagnostisch nützlichen Merkmale mit
den größten Veränderungen in dieser Hinsicht.

Schlußfolgerungen

Der überwiegende Anteil aller Merkmale von Anamnese und klinischem Befund ist für eine Ursachenfindung bei oberer Gastrointestinalblutung als unbrauchbar anzusehen (2). Zeitliche Varia-

Tabelle 2. Zeitlich konstante und diskriminierende Merkmale mit
einer Wahrscheinlichkeit von über 40% für eine der Blutungsursachen. Ausgangswert p(U.v.) = p(U.d.) = p(Varicen) = p(Rest)
= 0,25. Berechnung der Wahrscheinlichkeiten p(U.v./S), p(U.d./S),
p(Varicen/S), p(Rest/S) für jedes Symptom S (z.B. S = Haut, ik-
terisch) nach dem Bayes-Theorem (4)

Merkmal	Ausprägung	Wahrscheinlichkeit (%) für			
		U.v.	U.d.	Varicen	Rest
Haut	ikterisch	9	10	72	9
Abdomen	Spider, Caput medusae, Ascites	10	9	71	9
Stuhlverhalten	Durchfall	23	11	18	49
Abdomen	Leber-, Milz- vergrößerung	23	11	46	20
Alter (J)	40	11	21	25	43
Gewicht	zugenommen	9	12	43	36
Rektalunter- suchung	unauffällig	18	23	18	42
Rektalunter- suchung	Blut	14	41	27	18

tionen und mangelnde Diskriminierungsfähigkeit einzelner Merkmale kommen als Ursache dafür in Betracht. Darüber hinaus deutet der größte Teil der diagnostisch nützlichen Kriterien entweder auf die Blutungsursache Varicen oder auf eine der übrigen
Blutungsursachen (Rest) hin (s. Tabelle 2). Damit ist eine dif-
ferentialdiagnostische Unterscheidung zwischen Ulcus ventriculi
und Ulcus duodeni als Blutungsursache einer oberen Gastrointestinalblutung in den meisten Fällen kaum möglich.

Zusammenfassung

Bei 364 Patienten mit oberer Gastrointestinalblutung wurde die
Bedeutung von Anamnese und Klinischem Befund für die Diagnose
der Ursache der Blutung untersucht. Von insgesamt 44 Merkmalen
konnten lediglich 13 als diagnostisch nützlich eingestuft werden.
Insbesondere eine Differenzierung zwischen Ulcus ventriculi und
Ulcus duodeni aufgrund von Anamnese und klinischer Untersuchung
allein ist in der Mehrzahl der Fälle nicht möglich.

Summary

In 364 patients with upper gastrointestinal bleeding, the importance of anamnestic and clinical findings in the identification
of the source of the hemorrhage was investigated. Only 13 of 44
parameters could be described as diagnostically helpful. In par-
ticular, differential diagnosis between gastric ulcer and duodenal ulcer on the basis of anamnestic and clinical findings
alone seems not to be possible.

Literatur

1. THON K, OHMANN CH, ROHDE H, HAIBACH L, STÖLTZING H, LORENZ W
   (1982) Einführung der computerunterstützten Diagnose bei der
   oberen Gastrointestinalblutung. In: Langenbecks Arch Chir
   (Suppl). Springer, Berlin Heidelberg New York, S 231-235
2. DE DOMBAL FT, MORGAN AG, STANILAND JR, OHMANN CH (1981) Clinical features - computer analysis. In: Dykes PW, Keighley MRB
   (eds). Gastrointest Haemorrh, Bristol, Wright
3. SCHUNTERMANN MF (1980) Neue Interpretationen des Wahrschein-
   lichkeitsbegriffs und ihre Leistungsfähigkeit in der angewandten Biometrie. In: Köpcke W, Überla K (eds) Biometrie
   heute und morgen. Springer, Berlin Heidelberg New York
4. McNEIL BJ, KEELER E, ADELSTEIN SJ (1975) Primer on certain
   elements of medical decision making. N Eng J Med 293: 211-215

Dr. Ch. Ohmann, Zentrum für Operative Medizin I, Abteilung für
Theoretische Chirurgie der Philipps-Universität Marburg, Robert-
Koch-Str. 8, D-3550 Marburg

7. Elektromyographische Verlaufsbeobachtungen frei verpflanzter glatter Darmmuskulatur nach Schmidt

Follow-up of Myoelectrical Activity of Free-Autotransplanted Intestinal Smooth Muscle According to Schmidt

J. Braun[1], J. Silny[2], T. Raguse[1] und R. Hartung[1]

[1]Abteilung Chirurgie (Vorstand: o.Prof. Dr. med. Reifferscheid) der Medizinischen Fakultät der RWTH Aachen
[2]Helmholtz-Institut für Biomedizinische Technik (Direktoren: Prof. Dr. Rau, Prof. Dr. Effert) an der RWTH Aachen

Die freie Verpflanzung glatter Darmmuskulatur zur Schaffung einer kontinenten Colostomie wurde erstmals 1979 von SCHMIDT und BRUCH angewandt (4). Trotz der zwangsläufigen Devascularisierung und Denervierung bleibt die histologische Integrität dieser morphologisch hochdifferenzierten Gewebsstruktur offensichtlich erhalten. Darüberhinaus wurden bei manometrischen Messungen in Höhe der Sphincterplastik wiederholt Druckanstiege registriert, die autonomen dehnungsabhängigen Spontankontraktionen der Sphincterplastik zugeschrieben werden (1). Eigene wie auch Untersuchungen von TAYLOR (5) und SARNA (2) haben jedoch gezeigt, daß manometrische Meßergebnisse allein zur Beurteilung des Aktivitätszustandes der Darmmuskulatur unzureichend sind. Sie erlauben allenfalls nur eine grob orientierende Beurteilung der vitalen Funktionen. Wir haben daher zur differenzierteren Analyse neben der mechanischen auch die elektrische Aktivität der frei verpflanzten Muskelmanschette miterfaßt, um ein relativ objektives Vitalitätskriterium zu erhalten.

Methode

Hierzu wurde 8 Bastardhunden eine Colostomie mit glattmusculärer Muskelmanschette angelegt. Die elektrische Aktivität des Muskeltransplantates wurde über drei jeweils 5 mm im Durchmesser große, einseitig ableitende und mit Silber-Silberchloridschicht versehene Knopfelektroden registriert. Sie wurden jeweils in einem Abstand von 1 cm voneinander mit Seide 5xO an die Serosa der glattmusculären Muskelmanschette fixiert. Durch eine L-förmige Anordnung der Elektroden konnte sowohl die längs- ($E_1 - E_O = K_1$) wie zirkulär- ($E_O - E_2 = K_2$) verlaufende elektrische Aktivität registriert werden. Drei weitere Elektroden ($E_1' - E_O' - E_2'$) wurden in gleicher Anordnung an die Serosa des proximal gelegenen Colons fixiert. Die Potentialdifferenz zwischen $E_1' - E_O'$ wurde als Ableitung K_3 und $E_O' - E_2'$ als Ableitung K_4 bezeichnet. Der Abstand $E_O' - E_O$ betrug intraoperativ 3 cm.

Chirurgisches Forum '83
f. experim. u. klinische Forschung
Hrsg.: H.W. Schreiber
© Springer, Berlin Heidelberg 1983

Die Elektrodenleitungen wurden durch die rechte Bauchdecke subcutan verlegt und gemeinsam mit einer subcutan an die Bauchdecke
fixierten Referenzelektrode nach dorsal in Höhe der beiden Schul-
terblätter transcutan herausgeleitet. Die Elektrodenlage wurde
6 Wochen postoperativ kontrolliert und das Elektrodenbett morphologisch untersucht. Die Aufzeichnung der elektrischen Aktivität erfolgte über 6 Wochen in dreitägigen Abständen über einen
Zeitraum von mindestens 30 min. Alle 4 simultan aufgezeichneten
bipolaren elektrischen Signale wurden nach Vorverstärkung ge-
filtert und über eine PCM-Anlage digital gespeichert.

Ergebnisse

Elektromyographie

Die Analyse der Ableitungen über der Muskelmanschette (K_1, K_2)
und dem proximal gelegenen Colonanteil (K_3, K_4) wurde nach einer
vektoriellen Addition ($\sqrt{K_1{}^2 + K_2{}^2}$ = AM, $\sqrt{K_3{}^2 + K_4{}^2}$ = AD) im
Hinblick auf folgende elektrische Aktivitäten durchgeführt:
a) die basale elektrische Kontrollaktivität (ECA)*,
b) die elektrischen Aktionspotentiale (ERA)**

a) Die elektrische Kontrollaktivität kann bei allen Tieren zeitlich unabhängig sowohl über der Muskelmanschette wie des proximal gelegenen Colonsegmentes beobachtet werden. Ihre Frequenz
   liegt auf allen Ableitungen zwischen 16 und 22 c/min. Die
   Amplitude der ECA über dem Muskeltransplantat (AM) liegt in
   der ersten postoperativen Woche unter 100 µV, während über
   dem proximal gelegenen Colon (AD) in allen Fällen Amplitudenspitzen bis 500 µV beobachtet werden (Abb. 1). Über diesen
   Zeitpunkt hinaus steigen beide Amplituden kontinuierlich an
   (Abb. 2), wobei die Amplituden der Ableitung AM in Höhe des
   Transplantates die Initialhöhe 4 Wochen postoperativ um das
   2fache übersteigen können (Abb. 3). Während in der 1. postoperativen Woche das Amplitudenverhältnis (AD/AM) zwischen den
   Ableitungen über dem proximalen Colon und dem Transplantat
   noch bei 5 liegt, steigen in den darauffolgenden Wochen die
   Verhältniswerte auf über 7 an.

b) Die der ECA überlagerten ERA in Höhe des proximal gelegenen
   Colons (K_3, K_4) können unmittelbar postoperativ in Höhe der
   Muskelmanschette (K_1, K_2) nicht registriert werden (Abb. 1).
   Erst ab 10. postoperativen Tag werden hochfrequente spike-
   artige Entladungen auch in Höhe des Transplantates (K_1, K_2)
   beobachtet (Abb. 2). Die Frequenz dieser spikeartigen Entladungen liegt zwischen 0,3 und 10 Hz. Während in Höhe des proximal gelegenen Colons (K_3, K_4) Amplitudenspitzen von 500 µV
   auftreten, erreichen die ERA über dem Transplantat (K_1, K_2)
   anfänglich nur Werte von maximal 50 µV (Abb. 2).

   4 bis 6 Wochen postoperativ werden allerdings wieder Amplitudenspitzen von 200 µV registriert. Diese ERA treten entweder

---

*ECA: electrical control activity
**ERA: electrical response activity

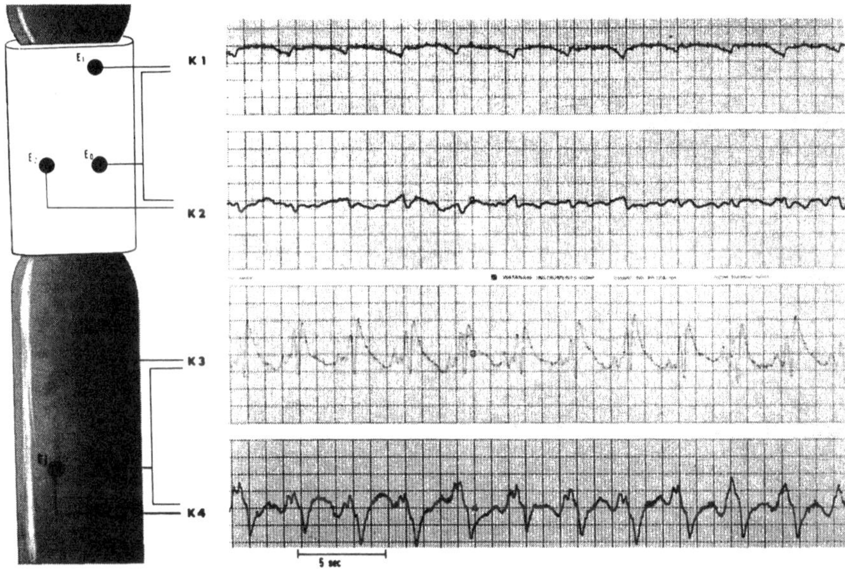

Abb. 1. H_4 : 2. postoperativer Tag
ECA : Frequenz 22 c/min
Amplitude $AM = \sqrt{K_1^2 + K_2^2}$ < 100 µV
$AD = \sqrt{K_3^2 + K_4^2}$ > 500 µV

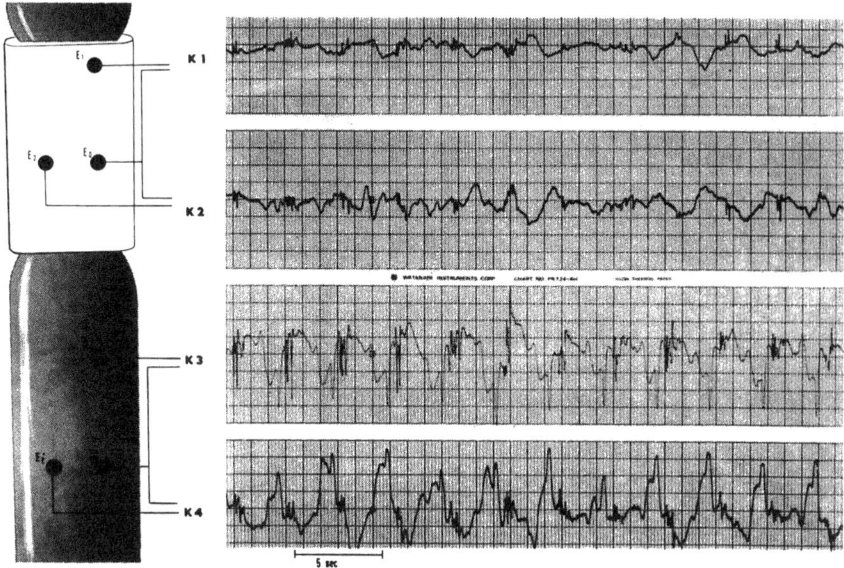

Abb. 2. H_4 : 14. postoperativer Tag
ECA : Frequenz $K_1 - K_4$ 20 c/min
Amplitude $AM = \sqrt{K_1^2 + K_2^2}$ < 200 µV
$AD = \sqrt{K_3^2 + K_4^2}$ > 1400 µV
ERA : Amplitude $AM = \sqrt{K_1^2 + K_2^2}$ < 100 µV
$AD = \sqrt{K_3^2 + K_4^2}$ > 400 µV

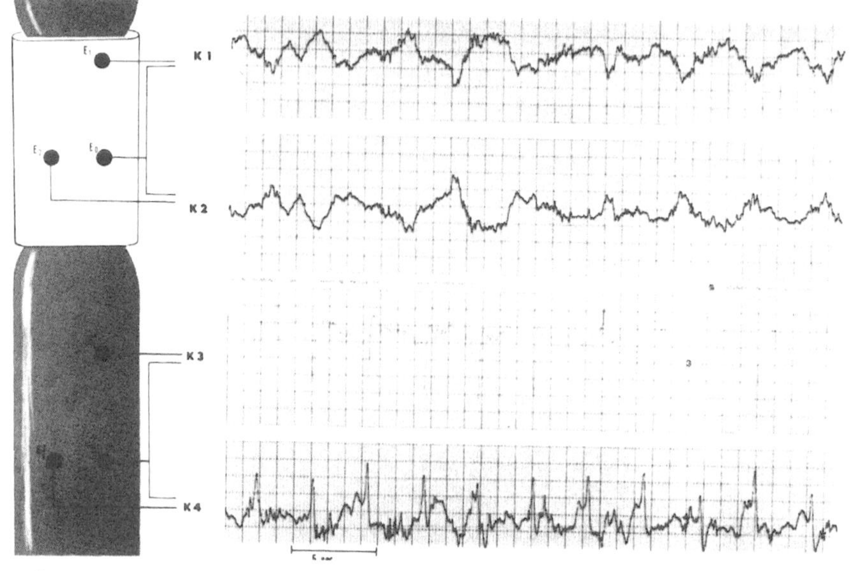

Abb. 3. H_4 : 30. postoperativer Tag
ECA : Amplitude $AM = \sqrt{K_1{}^2 + K_2{}^2}$ < 200 µV
$AD = \sqrt{K_3{}^2 + K_4{}^2}$ > 1300 µV

zeitlich und räumlich voneinander unabhängig auf verschiedenen Kanälen auf, oder aber auch gleichzeitig, dann allerdings
zeitlich koordiniert in longitudinaler Achse distal oder proximal versetzt.

Morphologie

6 Wochen postoperativ kann nach Resektion des Transplantates in
allen Fällen eine regelrechte Elektrodenlage beobachtet werden.
Während bei der morphologischen Untersuchung des Transplantates
nur selten größere Narbenzüge beobachtet werden, lassen sich in
Höhe des Elektrodenbettes 6 Wochen postoperativ nur noch vereinzelte differenzierte Muskelfasern der Muskelmanschette mehr erkennen. Zwischen Elektrode und ummanteltem Darmanteil finden sich
vielmehr gehäuft narbige Bindegewebsfelder.

Diskussion

Vorausgegangene morphologische und manometrische Untersuchungen
lassen an einer elastischen Verschlußfunktion der glattmusculären
Muskelmanschette keinen Zweifel (1, 4). Ungeklärt bleibt allerdings die Frage, inwieweit hier die für die Dauerkontinenz entscheidende echte vitale Funktion der glattmusculären Muskelmanschette nach freier Transplantation erhalten bleibt. Die Meßergebnisse der elektromyographischen Aufzeichnungen lassen innerhalb der beiden ersten postoperativen Wochen in Höhe der Muskelmanschette nur eine schwache, allerdings normofrequente ECA er-

kennen. ERA werden zu diesem Zeitpunkt dagegen nicht registriert. Die im Vergleich zum normalen Colon reduzierte Amplitude der ECA über dem Transplantat unmittelbar postoperativ ist unseres Erachtens auf eine primär isolierende Wirkung des Transplantates zurückzuführen.

Die über dem Transplantat registrierte elektrische Aktivität ist somit dem ummantelten Darmanteil zuzuordnen. Eine eigenständige elektrische Aktivität der Muskelmanschette können wir auf unseren Aufzeichnungen nicht erkennen. Über diesen Zeitpunkt hinaus kommt es zu einem kontinuierlichen Anstieg der Amplitude der ECA. Dieses Phänomen ist jedoch auf ein technisches Arte factum zurückzuführen. Postoperativ tritt nämlich im Elektrodenbett eine zunehmende Muskelzellnekrose auf, so daß 4 bis 6 Wochen postoperativ die Elektroden nunmehr unmittelbar unisolierte elektrische Signale des ummantelten Darmanteiles registrieren. Interponiertes Bindegewebe bzw. einzelne Zellverbände lassen allerdings auch 6 Wochen postoperativ zeitweilig eine geringere Amplitudenhöhe über der Muskelmanschette erkennen. Ab der 3. postoperativen Woche können regelmäßig auf allen Kanälen gleichzeitig ERA registriert werden. Die über dem Transplantat registrierten ERA (K_1, K_2) zeigen häufig im Vergleich zu K_3, K_4 eine konstant nachweisbare distale Zeitverschiebung bei identischem Aktivitätsmuster. Bei den über dem Transplantat registrierten elektrischen Aktionspotentialen handelt es sich somit offensichtlich um eine von oral nach aboralwärts sich ausbreitende elektrische Aktivität, die dem ummantelten Darmanteil zuzuordnen ist. Eine eigenständige elektrische Aktivität der Muskelmanschette läßt sich nicht erkennen, so daß die Vitalität des Transplantates, zumindest aus funktioneller Sicht, angezweifelt werden muß.

Zusammenfassung
____

Zur Klärung der vitalen Funktion frei verpflanzter glatter Darmmuskulatur wurden elektromyographische Untersuchungen durchgeführt. Die Ergebnisse legen nahe, daß der glattmusculären Muskelmanschette weder eine elektrische Kontrollaktivität noch elektrische Aktionspotentiale zugeordnet werden können.

Im Gegensatz zu morphologischen und manometrischen Untersuchungen lassen Aufzeichnungen der elektrischen Aktivität ihrerseits keine entsprechende vitale Funktion des "künstlichen Sphincters" erkennen.

Summary
____

To define viability of autotransplanted intestinal smooth muscle, studies were undertaken to record electrical activity. Neither control activity nor response activity was observed. In contrast to histologic and manometric investigations, monitoring of electrical activities does not suggest viability of this artificial sphincter.

Literatur

1. HEROLD A et al (1982) Die Sphincterplastik an der Colostomie
   - aktiver Sphincter oder gummielastischer Verschlußmechanis-
   mus. In: Weller S (Hrsg) Langenbecks Arch Chir (Suppl). Springer, Berlin Heidelberg New York
2. SARNA SK et al (1981) Types of human colonic electrical activities recorded postoperatively. Gastroenterology 81: 61-70
3. SCHAMAUN M (1966) Experimentelle elektromyographische Untersuchungen zur Pathophysiologie der Dünndarmmotorik bei
   chirurgischen Krankheitsbildern. Z Ges Exp Med 141: 89-162
4. SCHMIDT E et al (1979) Kontinente Colostomie durch freie
   Transplantation autologer Dickdarmmuskulatur. Chirurg 50: 96-
   100
5. TAYLOR I et al (1975) Large bowel myoelectrical activity in
   man. Gut 16: 808-814

Dr.J. Braun, Abteilung Chirurgie der Medizinischen Fakultät der
RWTH Aachen, Goethestr. 27/29, D-5100 Aachen

8. Der Einfluß endogen freigesetzter Kinine auf den Verlauf der experimentellen akuten hämorrhagischen Pankreatitis

The Influence of Endogenously Released Kinins on the Course of Experimental Acute Hemorrhagic Pancreatitis

H. Kortmann[1], Ch. Ernst[1], H. Hoffmann[1] und G. Bönner[2]

[1]Chirurgische Klinik und Poliklinik der Universität München, Klinikum Großhadern (Direktor: Prof. Dr. G. Heberer)
[2]II. Med. Klinik der Universität Köln, Köln-Merheim (Direktor: Prof. Dr. W. Kaufmann)

Den Kininen wird bei der Entwicklung des pankreatogenen Schocks eine entscheidende Bedeutung beigemessen.

Die durch die Autodigestion des Pankreas aktivierten und freigesetzten Kininogenasen, wie Trypsin und Kallikrein, generieren die hochaktiven Kinine durch limitierte Proteolyse des Kininogens. Das Blutplasma enthält starke Trypsininhibitoren, jedoch keine Inaktivatoren für glanduläres Kallikrein ($\underline{1}$, $\underline{2}$).

Methodik

Eine akute hämorrhagisch-nekrotisierende Pankreatitis wurde in 15 Hausschweinen mit einem durchschnittlichen Körpergewicht von 19,7 kg durch intraductale Injektion von 10%iger Taurocholsäure induziert. Die 6 Kontrolltiere wurden nur laparotomiert, im übrigen aber gleich behandelt. Nach einer postoperativen Beobachtungszeit von mindestens 14 h wurden die Tiere getötet. Blutproben wurden von allen Tieren zu gleichen Zeitpunkten für verschiedene Analysen entnommen. Die Registrierung aller Blutdruckwerte erfolgte über intravasal liegende Katheter. Den verstorbenen Schweinen wurden Lungen, Herz, Leber, Pankreas und Nieren zur histologischen Untersuchung entnommen. Um die Daten aller Experimente trotz unterschiedlicher Überlebenszeit der Tiere statistisch auswerten zu können, wurde jeder Verlauf in 8 bzw. 9 vergleichbare Stadien mit folgenden Meßpunkten eingeteilt (s. Abb. 1 und 2): A = präoperativ, OP = intraoperativ, B_1 und B_2 = 10 bzw. 30 min nach Einspritzen der Taurocholsäure, C = Ende des ersten und D = Ende des zweiten Drittels der Überlebenszeit. E_1 und E_2 bezeichnen die Daten, erhoben 60 bzw. 30 min vor Todeseintritt. F ist der letzte Wert bei den Kontrolltieren nach 14 h.

Chirurgisches Forum '83
f. experim. u. klinische Forschung
Hrsg.: H.W. Schreiber
© Springer, Berlin Heidelberg 1983

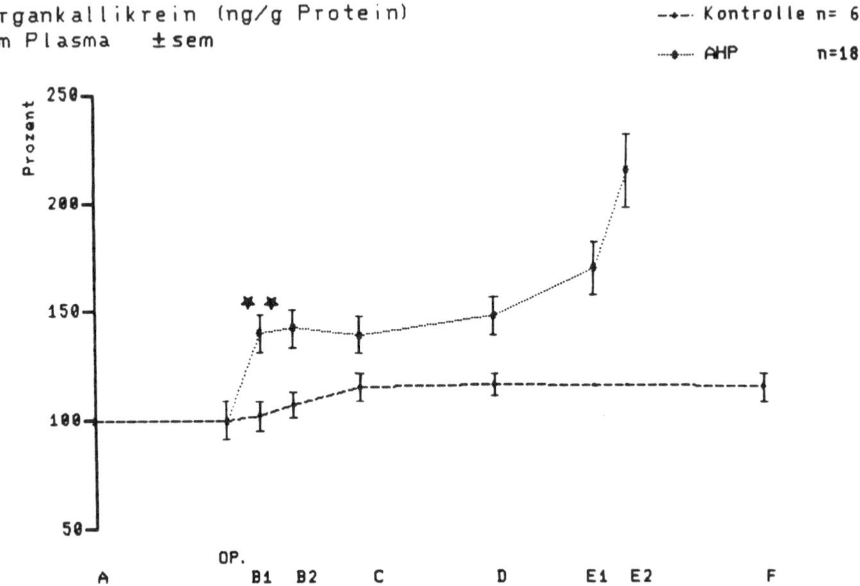

Abb. 1. Organkallikreinanstieg im Plasma nach Einsetzen der AHP und Kontrolle. Einzelheiten s. Text

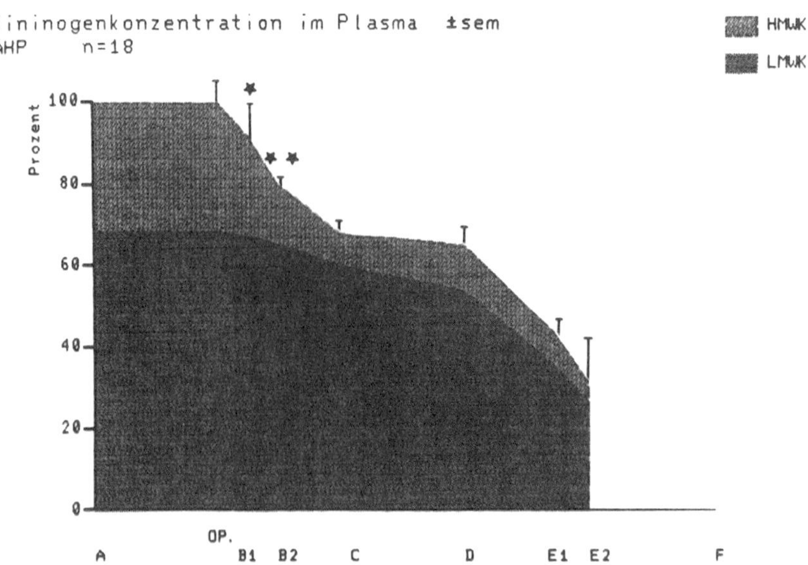

Abb. 2. Abfall der Kininogenkonzentration im Plasma nach Einsetzen der AHP. Einzelheiten s. Text

Ergebnisse

Die durchschnittliche Überlebenszeit der Tiere mit akuter Pankreatitis betrug 5,7 h ($\pm$ O,6 SEM). Die Organ-Kallikrein-Konzentration im Plasma stieg unmittelbar nach Einsetzen der Pankreatitis an (Abb. 1). Die höchsten Werte wurden mit einer Zunahme von 150% präfinal gemessen. Ein Vergleich der Organ-Kallikrein-Konzentration im zentralvenösen und Pfortaderblut ergab stets erhöhte Werte für die V. portae ($p < 0,05$).

Die spezifische Kallikreinkonzentration im Ascites blieb während des gesamten Verlaufs etwa gleich. Quantitativ wurde die höchste Kallikreinaktivität in Abhängigkeit der Ascitesproduktion während der ersten 120 min nach Einsetzen der akuten hämorrhagischen Pankreatitis (AHP) gemessen.

Die Kininogenkonzentration nahm während des Verlaufs um insgesamt 70% ab (Abb. 2). Der Kininogenverlust war am gravierendsten während der Exzitationsphase (Abb. 2, 3: OP - B_2), also unmittelbar nach Einsetzen der Pankreatitis. Im Stadium der noch bestehenden Kompensation (Abb. 2, 3: B_2 - D) beobachteten wir nur einen geringen Abfall. Mit Beginn der Schockphase (Abb. 2, 3: D - E_2), gekennzeichnet durch den steilen Anstieg der Lactat- und Catecholaminkonzentration im Blut, setzte ein erneuter starker Kininogenverbrauch ein. Wie die Differenzierung zeigte (Abb. 2), war das hochmolekulare Kininogen (HMWK) mit einem Verlust von ca. 80% an der Kininliberierung relativ mehr beteiligt als das niedermolekulare Kininogen (LMWK) mit einem Verlust von nur 60%. Die Korrelation zwischen Kallikreinanstieg und Kininogenabfall war hochsignifikant ($r = -O,64$; $p < O,OO1$).

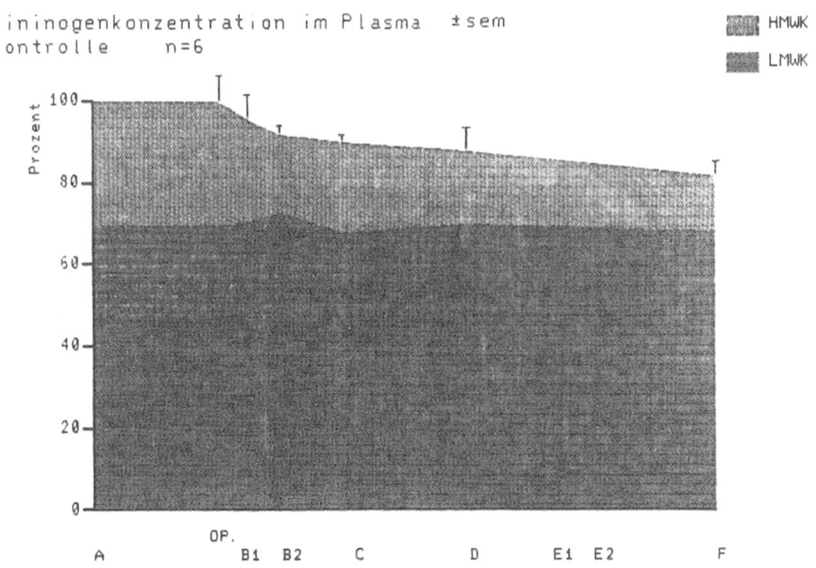

Abb. 3. Kininogenkonzentration im Plasma bei den Kontrolltieren. Einzelheiten s. Text

Die kinininduzierte anhaltende Ascitesproduktion führte zu
einer starken Hämokonzentration mit einem Hämatokritanstieg um
30% und einem Plasmavolumenverlust von 50%. Die intravasale Proteinkonzentration verringerte sich nur um 15%.

Infolge von Hämokonzentration und Plasmaverlust wurde ein fort-
laufender Abfall des HZV, ZVD und schließlich auch des arteriellen Mitteldrucks registriert. Der pulmonal-arterielle Druck nahm
in der präfinalen Phase zu, während der PCWP und der Pfortader-
druck nahezu konstant blieben. Infolge der peripheren Minderper-
fusion nahm die $AVDO_2$ kontinuierlich zu. In der Schockphase
schließlich entwickelte sich eine schwere metabolische Acidose.
Alle Tiere mit Pankreatitis verstarben im hypovolämischen Schock.

Bei der histologischen Untersuchung zeigte die Lunge neben dem
Pankreas die schwerwiegendsten morphologischen Veränderungen. Bereits 2 h nach Einsetzen der Pankreatitis und im zeitlichen Abstand zum Beginn der manifesten Schockphase war in den Lungen-
biopsien ein interstitielles Ödem mit Rundzellinfiltrationen und
capillärer Hyperämie nachzuweisen. Im weiteren Verlauf entwickelte
sich das Vollbild einer Schocklunge mit zusätzlichem Alveolarkol-
laps, intraalveolären Blutungen und vereinzelten Mikrothromben
(3, 4).

Zur Prüfung des Kinineinflusses auf die frühen Lungenveränderungen
wurde in weitere 5 gesunde Schweine Bradykinin über 2 - 4 h infundiert. Die Bradykinindosierung (4 - 12 µg/kg KG pro h) war so
gesteuert, daß der Basiswert des mittleren arteriellen Blutdrucks
(106 mm Hg $\pm$ 3,7 SEM) um etwa 10 mm Hg (- $_\Delta\bar{x}$: 13 mm Hg $\pm$ 1,3 SEM)
gesenkt wurde. Nach Infusionsende stieg der mittlere Aortendruck
(113 mm Hg $\pm$ 2,5 SEM) über die Ausgangswerte wieder an. Die histologische Lungenuntersuchung zeigte bereits nach 2 h Brady-
kinininfusion ein interstitielles Ödem mit verdickten Alveolar-
septen, Rundzellinfiltrationen und Dystelektasen.

Zusammenfassung

Die experimentelle akute hämorrhagische Pankreatitis führt zu
einem signifikanten Anstieg des Organkallikreins und einem ebenso signifikanten Abfall des Kininogens. Dies bedeutet eine hohe
Freisetzung von vasoaktiven Kininen. Durch Änderung der lokalen
Gefäßpermeabilität sind sie an der starken Ascitesproduktion mit
nachfolgender Hypovolämie und den morphologischen Lungenveränderungen, die zur respiratorischen Insuffizienz führen, beteiligt.

Summary

Acute hemorrhagic pancreatitis was induced in 15 piglets, all
of which died of hypovolemic shock. The concentration of glan-
dular kallikrein in plasma increased significantly (+ $_\Delta\bar{x}$: 150%),
whereas that of total kininogen decreased (- $_\Delta\bar{x}$: 70%), which
means a high liberation of kinins. By altering vascular permeability, kinins contribute to ascites production with hypovolemia
and interstitial lung edema.

Literatur

1. BECKER V (1981) Pathological Anatomy and Pathogenesis of Acute Pancreatitis. World J Surg 5: 303-313
2. COLLMANN RW, WONG PY (1979) Kallikrein-Kinin System in Pathologic Conditions. In: Erdös EG (ed) Bradykinin Kallidin and Kallikrein. Springer, Berlin Heidelberg New York, p 586 -588
3. BLAISDELL FW (1974) Pathophysiology of the Respiratory Distress Syndrome. Arch Surg 108: 44-49
4. TAHAMONT MV et al (1982) Increased Lung Vascular Permeability After Pancreatitis and Trypsin Infusion. Am J Pathol 109: 1, 15-26

Dr. H. Kortmann, Chirurgische Klinik und Poliklinik der Universität München, Klinikum Großhadern, Marchioninistraße 15, D-8000 München 70

9. Aprotinin, Glucagon, Calcitonin und Somatostatin in der Behandlung der akuten Pankreatitis – Eine vergleichende tierexperimentelle Untersuchung

Treatment of Acute Pancreatitis with Aprotinin, Glucagon, Calcitonin, and Somatostatin – A Comparative Animal Experiment

J.O. Jost, M. Clemens, J. Meyer und H. Bünte

Chirurgische Klinik und Poliklinik der Westfälischen Wilhelms-Universität Münster, Allgemein- und Unfallchirurgie (Direktor: Prof. Dr. med. H. Bünte)

Die Behandlung der akuten Pankreatitis hat zum einen eine möglichst weitgehende Ruhigstellung der Drüse und zum anderen die Verhütung bzw. Behandlung der Komplikationen der nekrotisierenden Entzündung zum Ziel. Diese Therapie gliedert sich heute in eine *Basistherapie* (Ausgleich des Wasser- und Elektrolythaushaltes, Ableitung des Magensaftes bei Nahrungskarenz und Schmerzbekämpfung), über die weitgehend Einigkeit herrscht und adjuvante therapeutische Maßnahmen, deren Effekt unterschiedlich beurteilt wird. Die Frage einer medikamentösen Beeinflussung wurde in Einzelstudien an Aprotinin (Trasylol), Calcitonin, Glucagon und in neuerer Zeit auch an Somatostatin untersucht (1, 3, 4). Da in der Literatur widersprüchliche Angaben über die Wirksamkeit dieser Medikamente auf Verlauf und Letalität der akuten hämorrhagisch-nekrotisierenden Pankreatitis angegeben wird, war Ziel der vorliegenden Untersuchung, die Wirksamkeit von Trasylol, Glucagon, Calcitonin und Somatostatin am identischen, reproduzierbaren Tiermodell dieser Erkrankung zu überprüfen.

Material und Methodik

Bei 60 Hausschweinen wurde eine akute Pankreatitis durch Erzeugung einer Abflußbehinderung und gleichzeitige Parenchymschädigung ausgelöst. Dazu wurde ein T-Drain in den Ductus pancreaticus implantiert, dessen ins Duodenum abführender Schenkel auf ein Drittel des ursprünglichen Durchmessers eingeengt war. Dadurch wurden Verhältnisse wie bei einer Papillenstenose nachgeahmt. Gleichzeitig wurde das Parenchym durch Instillation von wässrigem Kontrastmittel im Überschuß (Urovist 60%) geschädigt. So gelang es, eine im Schweregrad reproduzierbare, akute hämorrhagisch-nekrotisierende Pankreatitis zu erzeugen. Postoperativ wurden die Tiere in 5 Gruppen à 12 Tiere eingeteilt. Gruppe 1 diente als Kontrollkollektiv. Gruppe 2 erhielt Trasylol in einer Dosierung von 1.000.000 KIE/24 h. Gruppe 3 wurde mit Glucagon

Chirurgisches Forum '83
f. experim. u. klinische Forschung
Hrsg.: H.W. Schreiber
© Springer, Berlin Heidelberg 1983

novo in einer Dosierung von 1 mg/24 h und Gruppe 4 mit Calcito-
nin-Sandoz (2 ml/24 h) behandelt. Somatostatin (Fa. CuraMed)
wurde in einer Dosierung von 6 mg/24 h verabreicht. Die medikamentöse Behandlung begann in allen Gruppen 48 h nach Beendigung
der die Pankreatitis erzeugenden Operation und wurde über insgesamt 48 h durchgeführt. Nach 6 Tagen wurden die Tiere getötet,
der Sektionsbefund protokolliert und die Pankreasorgane in Stu-
fenschnitten histologisch aufgearbeitet. Während des gesamten
Untersuchungszeitraumes erfolgte die Bestimmung der Laborparameter (Amylase, Calcium, Blutzucker, alkalische Phosphatase, GOT,
GPT, Bilirubin und Kreatinin). Im Verlauf der Untersuchungen
zeigte sich, daß mit Hilfe der Amylasewerte und der histologischen Befunde eine exakte Verlaufskontrolle der Pankreatitis
möglich war.

Ergebnisse

Der Vergleich der Amylasewerte zeigt in den einzelnen Gruppen
charakteristische Unterschiede. Gemeinsam ist allen Kurven der
Verlauf in den ersten, unbehandelten 48 h. In der Kontrollgruppe
kommt es dann weiterhin zu einem kontinuierlichen Anstieg der
Werte, die in der 96. h ihr Maximum erreicht haben. Am Ende des
Versuchs ist der Amylasemittelwert immer noch auf das 4-fache des
Ausgangswertes erhöht (Abb. 1 bis 4).

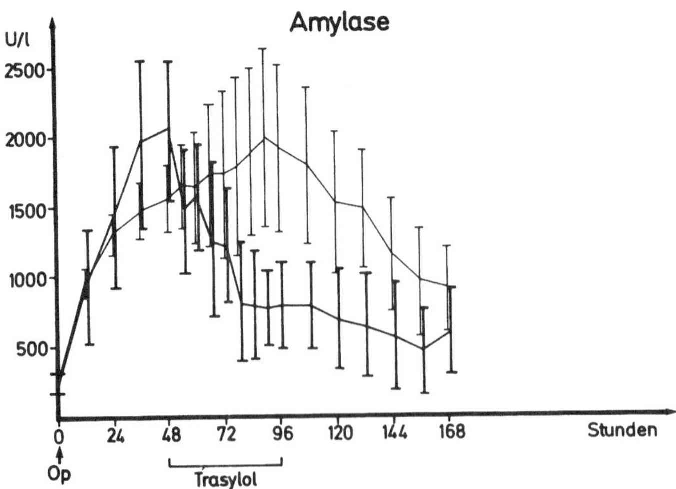

*Abb. 1. Verhalten der Amylasewerte in der mit Trasylol behandelten Gruppe
(halbfette Kurve) im Vergleich zur Kontrollgruppe   (dünn ausgezogene Kurve)*

Der Vergleich der Amylasewerte während der Behandlung zeigt, daß
am schnellsten in den mit Glucagon und Somatostatin behandelten
Gruppen die Normalwerte (190 – 310 U/l) wieder erreicht waren
(Abb. 3, 4). Der Abfall der Kurve ist in der Somatostatingruppe
steiler als in der Glucagongruppe. Demgegenüber läßt sich in der

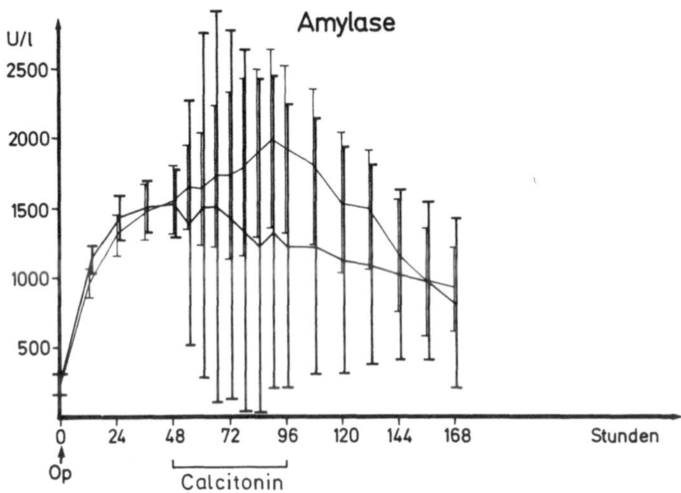

Abb. 2. Verhalten der Amylasewerte in der mit Calcitonin behandelten Gruppe (halbfette Kurve) im Vergleich zur Kontrollgruppe (dünn ausgezogene Kurve)

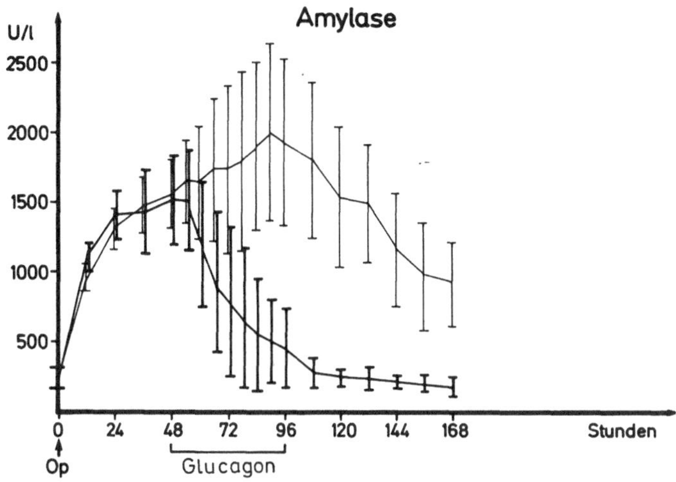

Abb. 3. Verhalten der Amylasewerte in der mit Glucagon behandelten Gruppe (halbfette Kurve) im Vergleich zur Kontrollgruppe (dünn ausgezogene Kurve)

mit Calcitonin behandelten Gruppe kein statistisch zu sichernder Unterschied zur Kontrollgruppe ausmachen. Auffällig ist hier die erhebliche Verbreiterung der Standardabweichungen unter der Behandlung (Abb. 2). Die mit Trasylol behandelte Gruppe nimmt eine Mittelstellung ein (Abb. 1).

Bei der Sektion fanden sich Fettgewebsnekrosen im gesamten Bauchraum gleichermaßen in der Kontrollgruppe sowie in Gruppe 3 (Glucagon) und Gruppe 4 (Calcotinin). Eine deutlich geringere Aus-

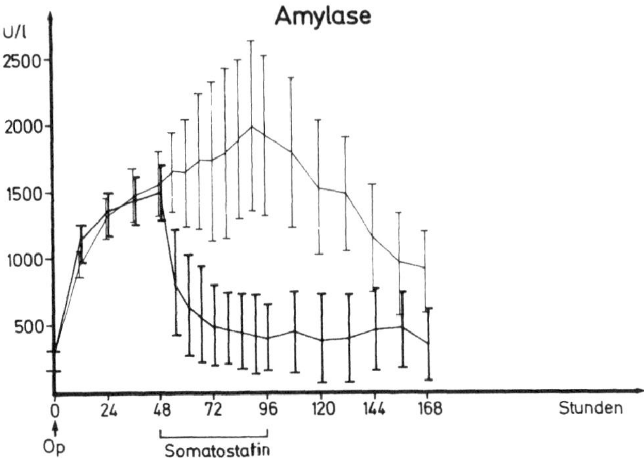

Abb. 4. Verhalten der Amylasewerte in der mit Somatostatin behandelten Gruppe (halbfette Kurve) im Vergleich zur Kontrollgruppe (dünn ausgezogene Kurve)

prägung mit Beschränkung der Fettgewebsnekrosen auf das Pankreas-
lager zeigte sich bei den mit Trasylol behandelten Tieren. In der
Somatostatin-Gruppe ließen sich nur in zwei Fällen diskrete Fett-
nekrosen im Bereich der Implantationsstelle des T-Drain nachweisen. Ansonsten war bei allen anderen Tieren dieser Gruppe eine
Fettgewebsnekrotisierung nicht nachweisbar.

Histologisch fanden sich in allen Gruppen qualitativ die gleichen
Veränderungen. Quantitativ zeigten sich jedoch deutliche Unterschiede. In der Kontrollgruppe waren bei allen Tieren mehr als
90% der Drüse durch die hämorrhagisch-nekrotisierende Entzündung
befallen. In absteigender Reihenfolge fanden sich die Veränderungen bei den mit Glucagon, Calcitonin und Trasylol behandelten
Tieren. In der Somatostatin-Gruppe waren die entzündlichen Areale
auf Teile des Pankreaskopfes beschränkt. Im übrigen fanden sich
in dieser Gruppe überwiegend die Anzeichen einer "Ruhenden Drüse",
nachzuweisen am Verlust der basalständigen Basophilie der Acinus-
zellen, ohne strukturelle Zerstörungen.

Zusammenfassung

Die vorliegende Untersuchung zeigt an einem reproduzierbaren
tierexperimentellen Modell der akuten Pankreatitis, daß, gemessen
am Verhalten der Serumamylase und den histologischen Veränderungen, Somatostatin den Verlauf am günstigsten beeinflussen kann.
In der Wirkungsreihenfolge sind an zweiter Stelle Aprotinin und
Glucagon zu nennen, während sich ein Effekt von Calcitonin im
Vergleich zur Kontrollgruppe nicht nachweisen läßt.

Summary

The aim of this study was to compare the effects of aprotinin
(Trasylol), glucagon, calcitonin and somatostatin in a standar-
dized animal model. Acute pancreatitis was induced in 60 pigs
by occlusion of drainage in the region of the papilla and injury
of the ductal epithelium through intraductal application of contrast medium in excess. The course and severity of the acute pancreatitis thus induced were monitored by serological and histological means. The study shows that in terms of serum amylase
and histological changes, somatostatin exhibits the most favorable effect of the four agents tested.

Literatur
----

1. AMMAN R (1976) Acute pancreatitis. In: Bockhus HL (ed)
   Gastroenterology, 3. Aufl. Saunders, Philadelphia London Toronto
2. DÜRR HK (1979) Acute pancreatitis. In: Howat HT, Sarles H
   (eds) The exocrine pancreas. Saunders, London Philadelphia
   Toronto
3. GOEBELL H (1978) Was ist gesichert in der Therapie der akuten Pankreatitis? Internist 19: 700-706
4. JOST JO, CLEMENS M, KAUTZ G, MEYER J (1983) Somatostatin bei
   akuter Pankreatitis. Münch Med Wschr (im Druck)

PD Dr. J.O. Jost, Chirurgische Klinik und Poliklinik der Westfälischen Wilhelms-Universität Münster, Jungeblodtplatz 1, D-4400
Münster

10. Der Stellenwert des innumoreaktiven Trypsin im Serum, für die Prognose der akuten Pankreatitis

The Value of Serum Immunoreactive Trypsin in the Prognosis of Acute Pancreatitis

H. Becker, H. Schmidt-Gayk und J. Horn

Chirurgische Universitätsklinik Heidelberg, Abteilung für Allgemeine Chirurgie, Unfallchirurgie und Poliklinik (Ärztl. Direktor: Prof. Dr. Ch. Herfarth)

Eines der zentralen Probleme in der Pathophysiologie der akuten Pankreatitis ist nach wie vor die Frage der Aktivierung bzw. Freisetzung von Trypsin oder anderen sogenannten "Schockfaktoren". Die Vorstellung ist, daß diese Faktoren während der akuten Phase im Pankreas freigesetzt werden, durch den lokalen Prozeß in die freie Bauchhöhle gelangen, über Lymphbahnen den Blutkreislauf erreichen und für die Organkomplikationen an Lunge, Herz und Niere verantwortlich sind. Über den Stellenwert des im Blutkreislauf zirkulierenden Trypsins für den Verlauf und die Prognose der akuten Pankreatitis ist wenig bekannt.

Methodik

Bei 51 prospektiv erfaßten Patienten mit akuter Pankreatitis wurde das Immunoreaktive Trypsin im Serum bei stationärer Aufnahme und dann täglich bestimmt. Die Messungen wurden durchgeführt mit dem "Becton Dickinson Trypsin ^{125}J Radioimmunoassay Kit" (3). Zusätzlich wurde Trypsin im Serum von 20 Normalpersonen (Kontrolle) gemessen. 24 h nach der stationären Aufnahme wurden die Patienten in 3 Schweregrade unterteilt. Die Differenzierung in Grad I (unkomplizierte Pankreatitis), Grad II (komplizierte Pankreatitis) und Grad III (hämorrhagisch-nekrotisierende Pankreatitis) folgte der Einteilung von SCHÖNBORN (2). 48 h nach Aufnahme wurde diese Einteilung mit den erfaßbaren positiven prognostischen Faktoren nach RANSON (1) korreliert.

Ergebnisse

Der Normalwert für Immunoreaktives Trypsin im Serum beträgt 31,2 ± 7,8 ng/ml (Tabelle 1). Alle Patienten mit akuter Pankreatitis zeigten bei Aufnahme einen signifikant erhöhten Trypsinspiegel im Serum. Im Gegensatz zur Amylase und Lipase zeigte Trypsin eine starke Korrelation mit dem klinischen Schweregrad.

Chirurgisches Forum '83
f. experim. u. klinische Forschung
Hrsg.: H.W. Schreiber
© Springer, Berlin Heidelberg 1983

Tabelle 1. Serumspiegel von Amylase, Lipase und Trypsin bei Patienten mit akuter Pankreatitis, unter Berücksichtigung des klinischen Schweregrades, prognostischer Faktoren und der Letalität

	n	Prognostische Faktoren	Amylase U/L	Lipase U/L	Immunoreakt. Trypsin ng/ml	Letalität
Kontrolle	20		<120	<150	31,2 ± 7,8	
Grad I	21	O - 3	1374 ± 562	1722 ± 712	127,6 ± 54,2	O
Grad II	11	2 - 4	1462 ± 523	998 ± 438	308,0 ± 110,3	O
Grad III	19	4 - 9	922 ± 622	2100 ± 831	716,8 ± 405,3	10 (53%)

Tabelle 2. Immunoreaktives Trypsin im Serum, präoperativ und postoperativ bei Patienten mit hämorrhagisch-nekrotisierender Pankreatitis

	n	Immunoreaktives Trypsin (ng/ml)		Letalität
		präoperativ	postoperativ	
Gruppe A	10	742 ± 422	611 ± 213$^{n.s.}$	7 (70%)
Gruppe B	9	698 ± 410	105 ± 82*	3 (33%)

n.s. nicht signifikant; *p < 0.01

Bei Patienten mit einer Pankreatitis Grad I war das Trypsin auf 127,6 ± 54,2 ng/ml erhöht. Patienten mit Schweregrad II, bei denen Komplikationen zu erwarten waren, zeigten signifikant höhere Werte (308,0 ± 110,3 ng/ml, p < 0.05). Die höchsten Werte wurden bei Patienten mit hämorrhagisch-nekrotisierender Pankreatitis Grad III gemessen (716,8 ± 405,3 ng/ml, p < 0.05). Bei Grad I wurden nach 3 Tagen Normalwerte gemessen. Patienten mit Grad II zeigten erhöhte Trypsinspiegel über 7 Tage. Alle Patienten mit Schweregrad III (n=19) wurden operiert. Bis zum Zeitpunkt der Operation zeigten sich stark erhöhte Trypsinspiegel. Hinsichtlich des Verlaufes der Trypsinspiegel konnten postoperativ 2 Gruppen von Patienten unterschieden werden (Tabelle 2). In der ersten Gruppe (n=10) wurden die Trypsinspiegel durch die Operation nicht beeinflußt. Die Letalität in dieser Gruppe war mit 70% hoch. Im Gegensatz dazu waren bei einer 2. Gruppe von Patienten (n=9) die Trypsinspiegel postoperativ stark abgesunken und nach 24-48 h normal. Die Letalität war in dieser Gruppe mit 22% niedrig. Die Anzahl an Patienten mit Lungenversagen und Nierenversagen war auf beide Gruppen gleich verteilt. Auch hinsichtlich der Anzahl prognostischer Faktoren waren die Gruppen nicht unterschiedlich voneinander.

Zusammenfassung

Trypsin und andere sogenannte "Schockfaktoren" werden für die Systemkomplikationen (Lunge, Niere, Herz) bei der akuten Pankreatitis verantwortlich gemacht. In der vorliegenden Studie wurde das Immunoreaktive Trypsin im Serum bei Patienten mit akuter Pankreatitis gemessen. Im Gegensatz zur Amylase oder Lipase zeigten die Trypsinwerte im Serum eine starke Korrelation zum klinischen Schweregrad. Die Beeinflussung der Trypsinspiegel bei Patienten mit hämorrhagisch-nekrotisierender Pankreatitis (Grad III) durch die Operation (Nekrosen-Ausräumung und Drainage) führte zur Unterscheidung von 2 Risikogruppen. Die Senkung des Trypsinspiegels durch die Operation war verbunden mit einer klinischen Besserung und einer geringen Letalität (22%). Postoperativ weiterbestehende hohe Trypsinspiegel waren verbunden mit einer hohen Letalität (70%). Möglicherweise ist das Serumtrypsin ein Parameter für die Effektivität der chirurgischen Maßnahme. Die Messung des Immunoreaktiven Trypsin im Serum zeigte eine gute Korrelation zum klinischen Schweregrad der akuten Pankreatitis und ist somit von prognostischer Bedeutung. Der günstige postoperative Verlauf bei normalisierten Trypsinwerten deutet auf eine mögliche pathophysiologische Bedeutung hin.

Summary

Trypsin or trypsin-related substances, produced solely by the pancreas during acute pancreatitis, may reach the general circulation through the peritoneal cavity via blood and lymph vessels and cause systemic complications. In a prospective study, serum immunoreactive trypsin was measured in the serum of patients with acute pancreatitis. In contrast to serum amylase and lipase values, serum immunoreactive trypsin showed a strong correlation to the severity of the disease. Patients with hemor-

rhagic pancreatitis were divided into two groups postoperatively according to serum trypsin concentrations. The patients with
normalized serum trypsin after operation had a lower mortality
(3/9) than patients with unchanged or increasing serum trypsin
levels (7/10). In addition, the course of serum trypsin may be
helpful for the timing of surgical intervention in patients with
hemorrhagic pancreatitis and may be of prognostic value for the
effectiveness of surgical intervention and for mortality.

Literatur

1. RANSON JHC (1981) Conservative surgical treatment of acute
   pancreatitis. World J Surg 5: 351-359
2. SCHÖNBORN H, PROSS E, OBERMANN M (1975) Neuere Vorstellun-
   gen zur konservativen und operativen Therapie der akuten Pankreatitis. Internist 16: 108
3. STAGG BH, WOOD TP (1979) Radioimmunoassay of trypsin. Ann
   Clin Biochem 16: 147-151

Dr. med. Heinz Becker, Chirurgische Universitäts-Klinik Heidelberg, Im Neuenheimer Feld 110, D-6900 Heidelberg

11. Hämodynamische Veränderungen bei Patienten mit nekrotisierender Pankreatitis

Haemodynamic Changes in Patients with Necrotizing Pancreatitis

H.G. Beger, L. Hess, M. Büchler und W. Krautzberger

Allgemeine Chirurgie, Klinikum der Universität Ulm; Institut für Anästhesiologie, Klinikum Charlottenburg, Freie Universität Berlin

Die akute Pankreatitis (a.P.) verläuft klinisch und morphologisch ganz überwiegend als ödematöse Pankreatitis mit geringen Komplikationsraten und niedriger Letalität. Etwa 20% aller Patienten mit a.P. entwickeln eine nekrotisierende Verlaufsform, die, infolge der häufigen und schwer beeinflußbaren Funktionsstörungen an den Herz-Kreislauforganen, Nieren, Lungen und im Gastrointestinalbereich, mit großem Komplikationsrisiko und hoher Letalität verbunden ist (1).

Während das morphologische Bild am Pankreas und die durch die Pankreatitis veränderten Organe in den letzten Jahren eingehend untersucht worden sind, sowie toxische Verlaufsparameter bei nekrotisierender Pankreatitis im Blut und Ascites identifiziert werden konnten, liegen über Veränderungen der Hämodynamik bei a.P. nur wenige Daten vor.

Im nachfolgenden wird über Untersuchungen von Herz-Kreislaufparametern bei Patienten mit *nekrotisierender* Pankreatitis berichtet, da bisher keine durch Messungen gesicherten Erkenntnisse über Art und Bedeutung von hämodynamischen Veränderungen bei dieser Pankreatitisform vorliegen.

Patienten

Bei 10 Patienten (9M, 1W; Alter: 27-46 J; Durchschnittsalter: 35,1 J), bei denen durch klinische Befunde (akute abdominelle Beschwerden) und Untersuchungsergebnisse (Laborbefunde, Sonographie, CT) eine a.P. mit nekrotisierender Verlaufsform bestand, wurde vor Beginn einer "pankreatitisspezifischen" Intensivtherapie das Herz-Kreislaufsystem untersucht. Bei 8 von 10 Patienten war eine Alkoholätiologie der Pankreatitis eindeutig; eine Lebercirrhose bestand bei keinem Patienten. Alle Patienten hatten Nulldiät, Magensonde und adäquate Substitutionstherapie für Flüssigkeit, Elektrolyte und Energieträger; der Meßzeitpunkt lag im Durchschnitt bei 4,9 Tagen nach Krankenhausaufnahme. Ope-

Chirurgisches Forum '83
f. experim. u. klinische Forschung
Hrsg.: H.W. Schreiber
© Springer, Berlin Heidelberg 1983

Tabelle 1. Nekroseausdehnung und Organkomplikationen bei 10 Patienten mit nekrotisierender Pankreatitis

	Pankreatitis-dauer bis Messung (Tage)	Nekrosen-ausdehnung	Hämorrhag. Ascites	Organkomplikationen					Kliniks-verlauf
				Schock a	Lunge b	Niere c	Ileus	Sepsis	
Sch.M.	>10	subtotal	+	+	+	+	+		überlebt
G.H.	>10	50%	+	+					überlebt
St.A.	>10	>30%		+	+	+			verstorben
M.K.	>10	50%						+	überlebt
N.B.	5	<30%	+						überlebt
W.H.	3	>50%	+		+		+		überlebt
B.R.	>10	30%		+	+				überlebt
Sch.K.D.	>10	subtotal	+	+	+				verstorben
M.S.	5	subtotal	+	+	+	+			überlebt
M.A.	>10	30%				+			überlebt

[a]Schock: RR_s < 80 mm Hg/ > 15 min
[b]Lunge: pO_{2a} < 60 Torr od. Langzeitbeatmung;
[c]Niere: C_{rs} > 1,4 mMol/l

rationsindikation waren ausgedehnte Nekrosen im Pankreas (Tabelle 1) und bei 5 Patienten auch in extrapankreatischen Räumen. Operationsverfahren: Nekrotektomie, Bursa-Drainage und kontinuierliche Peritonealspülung. Kliniksletalität: 20% (2 von 10 Pat.).

Methode

Gemessen wurden neben der Herzfrequenz arterieller Druck (blutig), das Herzzeitvolumen, rechter Vorhofdruck, linker Vorhofdruck ($\overline{PCW}$), Pulmonalarteriendruck sowie in den verschiedenen Blutkompartementen die Blutgase. Errechnet wurden aus den erhaltenen Werten Herzindex (CI), totaler peripherer Gefäßwiderstand (TPR), arterio-venöse Sauerstoffdifferenz ($AVDO_2$) sowie das intrapulmonale Shuntvolumen (Tabelle 2).

Tabelle 2. Hämodynamische Parameter bei 9 Patienten mit nekrotisierender Pankreatitis

	$A\overline{P}$ mmHg	HF (S/min)	CI (1/min /m^2)	TPR (dyn·s· cm^{-5})	$AVDO_2$ (Vol %)	Shuntvol. (%)
$\bar{x}$	92,2	110,6	4,21	909,6	2,87	28,1
$\pm$ SD	17,7	20,5	6,65	180,6	0,69	4,6
$S_{\bar{x}}$	5,9	6,8	6,2	66,2	0,23	1,6

$A\overline{P}$ - arterieller Mitteldruck; HF - Herzfrequenz; CI - Herzindex; TPR - totaler peripherer Gefäßwiderstand; $AVDO_2$ - arteriovenöse O_2-Differenz; Shuntvol. - errechnetes pulmonales Shuntvolumen

Kathetertechnik durch Punktion über V. subclavia oder V. jugularis interna, Swan-Ganz-Katheter; Druckwandler: Statham-Elemente; Herz-Zeitvolumenbestimmung nach der Verdünnungsmethode.

Ergebnisse

Die Meßergebnisse sind in Form der Mittelwerte - 20 Messungen bei 9 Patienten - in der Tabelle 2 aufgeführt. Patienten mit nekrotisierender Pankreatitis haben ein erhöhtes Herz-Zeitvolumen, insbesondere einen hohen Herzindex ($\bar{x}$ = 4,21 1/min·m^2). Der periphere Gefäßwiderstand war mit $\bar{x}$ = 909 dyn·s·cm^{-5} auffällig stark erniedrigt. Mit $\bar{x}$ = 3,1 mm Hg war der rechte Vorhofdruck niedrig; die arterio-venöse Sauerstoffdifferenz war mit $\bar{x}$ = 2,87 Vol % ebenfalls stark erniedrigt. Mit 28,1 % war das intrapulmonale Shuntvolumen weit über dem durchschnittlichen 10%-Wert erhöht.

Diskussion

Die Initialphase der a.P. ist regelmäßig durch eine Hypovolämie gekennzeichnet, die nicht selten zum hypovolämischen Schock führt (2). Die Ursache der Hypovolämie wird - wie durch die Messungen von KEITH et al. (4) erstmals belegt - in einer Verminderung des zirkulierenden Plasmavolumens gesehen.

Nach der ersten Woche, gemessen am Beginn der pankreatitisbedingten Bauchschmerzen, konnten bei Patienten mit nekrotisierender Pankreatitis auffällige hämodynamische Veränderungen im Sinne eines hyperdynamen Kreislaufstatus beobachtet werden. Alle Patienten hatten ausgeprägte Nekrosen im Pankreas und einen pankreatogenen Ascites. Charakteristisch für diese Phase der akuten Pankreatitis war ein hoher Herzindex bei stark erniedrigtem totalen peripheren Gefäßwiderstand sowie eine deutlich erniedrigte arterio-venöse Sauerstoffdifferenz. Diese auch von DI CARLO et al. (2) gefundenen hämodynamischen Veränderungen müssen im Zusammenhang mit dem Nekroseprozeß gesehen werden. Nach tierexperimentellen und klinischen Beobachtungen werden bei nekrotisierender Pankreatitis in die Bauchhöhle und die Blutzirkulation vasoaktive und toxische Substanzen freigesetzt (1, 5, 6). Der niedrige periphere Gefäßwiderstand kann durch die vasoaktiven, vasodilatatorisch wirksamen Substanzen in der Blutzirkulation erklärt werden.

Zusammenfassung

Bei 10 Patienten mit akuter Pankreatitis und nekrotisierender Verlaufsform wurden nach der Initialphase der akuten Pankreatitis auffällige hämodynamische Veränderungen im Sinne eines hyperdynamen Herz-Kreislaufstatus gemessen. Charakteristisch für diese Phase der akuten Pankreatitis waren ein erhöhter Herzindex, erniedrigter peripherer Gefäßwiderstand, erniedrigte arterio-venöse Sauerstoffdifferenz und ein erhöhtes intrapulmonales Shuntvolumen. Die hämodynamischen Veränderungen müssen mit dem Nekroseprozeß in der Bauchspeicheldrüse im Zusammenhang gesehen werden.

Summary

Ten patients with acute necrotizing pancreatitis confirmed at surgery developed marked hemodynamic alterations after the initial phase of the disease. The basic abnormalities seen in all patients were increased cardiac index, reduced vascular tone, reduced arteriovenous oxygen difference, and increased intrapulmonary shunts. These hemodynamic changes were related to the necrotizing process in the pancreas itself.

Literatur

1. BEGER HG, BLOCK S, KRAUTZBERGER W, BITTNER R (1982) Die nekrotisierende Pankreatitis. Chirurg 53: 784-789

2. DI CARLO V, NERPOLI A, CHIERA R, STAUDACHER C, CRISTALLO M, BEVILACQUA C, STAUDACHER V (1981) Hemodynamic and metabolic impairment in acute pancreatitis. World J Surg 5: 329-339
3. KATSUKI J, REMIREZ-SCHON G, SHAH PM, AGARWAL N, DEL GUERCIO LRM, REYNOLDS BM (1981) Myocardial function in acute pancreatitis. Ann Surgery 194: 85-88
4. KEITH LM, WATMAN RN (1955) Blood volume deficits in acute pancreatitis. Surg Forum 5: 380
5. LEFER AM, GLENN TM, O'NEIL TJ (1971) Inotropic influence of endogenous peptides in experimental hemorrhagic pancreatitis. Surgery 69: 220-228
6. THAL A, KOBOLD EE, HOLLENBERG MJ (1963) The release of vasoactive substances in acute pancreatitis. Am J Surg 105: 708-713

Prof. Dr. H.G. Beger, Ärztlicher Direktor der Klinik für Allgemeine Chirurgie, Universität Ulm, Steinhövelstraße 9, D-7900 Ulm

12. Ileoanale Anastomose: Myotomie statt Ileumpouch?

Ileonal Anastomosis: Myotomy Instead Ileum Pouch?

M. Imhof a.G., E. Schmidt, H.P. Bruch und A. Herold

Chirurgische Klinik der Universität Würzburg

Einleitung

Die Indikation zur endständigen Ileostomie oder neuerdings zur ileoanalen Anastomose ergibt sich hauptsächlich bei chronisch entzündlichen Erkrankungen des Colorectums, bei Mehrfachcarcinomen und bei der familiären adenomatösen Polyposis.

Die daraus resultierenden operativen Probleme sind vielgestaltig. Die Fäces wird hierdurch dünnflüssig und durch den hohen Gehalt an Verdauungsenzymen agressiv und hautreizend. Darüberhinaus fehlt dem Dünndarm im Gegensatz zum Dickdarm weitgehend eine Reservoirfunktion. Zusätzlich findet sich im Dünndarm eine ausgeprägte propulsive Dauerperistaltik.

Für die endständige Ileostomie hat KOCK 1969 ein intraabdominales Reservoir aus der letzten Ileumschlinge entwickelt, das inzwischen klinisch erprobt und mehrfach modifiziert wurde (2). Kontinenz gewährleistet ein sogenanntes "Nippelventil". Hierdurch läßt sich bei manchen Patienten - wenn auch unter Anlage eines widernatürlichen Darmausganges - eine zufriedenstellende Kontinenz erzielen. Aber diese Methode ist oft auch mit einer Reihe von unangenehmen Komplikationsmöglichkeiten vergesellschaftet, hervorgerufen durch die langen Nahtreihen oder durch die Nippelinvagination. Außerdem droht durch eine pathologische Keimbesiedelung des Reservoirs die kaum zu beherrschende "Pouchitis". Aus diesen Gründen legen nur wenige chirurgische Zentren den Pouch bei der endständigen Ileostomie routinemäßig mit Erfolg an. Die ileoanale Anastomose selbst stellt gegenüber der endständigen Ileostomie einen Fortschritt dar. Vermeidet sie doch das unpopuläre Ileostoma. Voraussetzung dafür ist allerdings ein intakter analer Sphincterapparat, was präoperativ manometrisch und klinisch zu klären ist. Ungelöst bleibt jedoch das Problem der mangelnden Reservoirfunktion des Dünndarmes und seiner ausgeprägten Propulsivperistaltik, die unangenehmen Stuhlzwang induziert und eine hohe Stuhlfrequenz zur Folge hat. Eine Verbesserung dieser Problematik wird zur Zeit durch verschiedene Pouchverfahren (3) versucht, die aus dem terminalen Ileum gebildet werden und in das kleine Becken zu liegen kommen. Auch diese Methoden haben ähnliche Nachteile wie der Kocksche Pouch. Ein gedanklich einfaches

Chirurgisches Forum '83
f. experim. u. klinische Forschung
Hrsg.: H.W. Schreiber
© Springer, Berlin Heidelberg 1983

und technisch wesentlich leichteres Vorgehen besteht in einer
Myotomie der Dünndarmzirkulärmuskulatur vor der ileoanalen Anastomose, wobei gleichzeitig die Propulsivperistaltik gebremst und
das Reservoirvermögen - oder die Compliance - des Dünndarmes erhöht werden.

Methode

Untersucht wurden 15 Bastardhunde. Am terminalen Ileum wurden
bds. neben dem Mesenterialansatz jeweils zwei längsverlaufende,
15 - 20 cm lange, sero-musculäre Streifen aus der Darmwand her-
auspräpariert. Die Streifen hatten eine Breite von etwa 1 cm.
Dadurch wurde einer späteren Wiedervereinigung der seromusculären
Enden vorgebeugt. Im myotomierten Segment wurde anschließend ein
Druckvolumendiagramm erstellt, wobei die intra-luminalen Drucke
bei kontinuierlicher Volumenzufuhr (NaCl-Lösung) gemessen wurden.
In einem gleichlangen, unmyotomierten Segment wurde zum Vergleich
ebenfalls ein Druckvolumendiagramm erstellt.

Zusätzlich erfolgte die Ableitung der myoelektrischen Aktivität
vor und nach Myotomie an 5 Hunden. Dazu wurden zwei Nadelelektroden im Abstand von 1 cm antimesenterial in Längsrichtung des Darmes in die Muskelmanschette plaziert. Die dabei gewonnenen Potentialschwankungen wurden in einem AC-Verstärker (Firma Hellige,
Typ-Nr. 2240350²) aufgenommen und auf einen Schreiber übertragen.

Ergebnisse

Die Druck-Volumenkurven vor und nach Myotomie zeigen bei zunehmender Füllung des Dünndarmes mit physiologischer NaCl-Lösung
zunächst eine Phase des langsamen Druckanstieges. Die Steilheit
des Druckanstieges nimmt bei höheren Volumenbelastungen rasch zu,
d.h. die Dehnbarkeit der Darmwand wird immer geringer, je höher
bereits der Innendruck ist. Das elastische Verhalten wird charakterisiert durch den Volumenelastizitätskoeffizienten E'. Er stellt
den reziproken Wert für die Volumenzunahme (V) bei entsprechender
Druckzunahme (P) dar: $E' = P/V$. Nach Myotomie verändert sich E'
hochsignifikant. Der Druckanstieg der Ruhedehnungskurve verläuft
jetzt deutlich flacher als vor Myotomie. E' wird bis zur Hälfte
kleiner, d.h. die Compliance verändert sich hochsignifikant
(Abb. 1).

Schon nach wenigen (3-4) Wochen zeigt das Ileum im myotomierten
Bereich eine ballonartige Aufweitung des Lumens im Sinne eines
Reservoirs (Abb. 2).

Die Ableitung der myoelektrischen Potentiale ergibt im Vergleich
zum normalen Ileum signifikante Unterschiede. Das intakte Ileum
zeichnet sich, wie der übrige Dünndarm, durch schnelle rhythmische
segmentale Bewegungen aus. Die Ableitung myoelektrischer Potentiale ergibt zunächst Potentialschwankungen, die sich durch Kontinuität und Regelmäßigkeit auszeichnen. Diese rhythmischen
Schwankungen werden auch als "basaler elektrischer Rhythmus" bezeichnet. Auf diese basalen Schwankungen sind Spikes aufgepfropft.
Abbildung 3 zeigt das Aktivitätsmuster des unmyotomierten Ileums

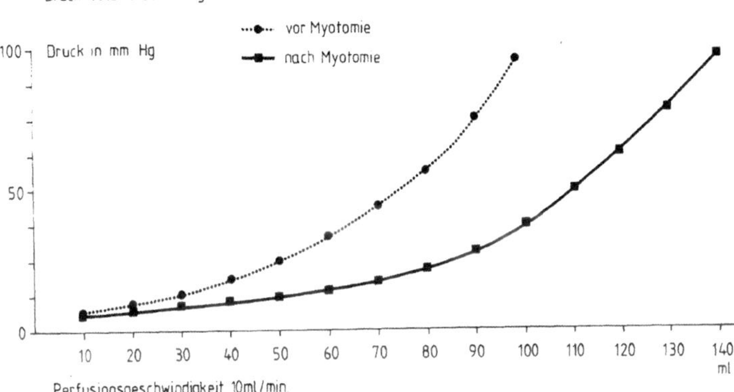

Abb. 1. Druck-Volumenbeziehung vor und nach Myotomie. Nach Myotomie bei gleichen Enddrucken Volumengewinn von 40%

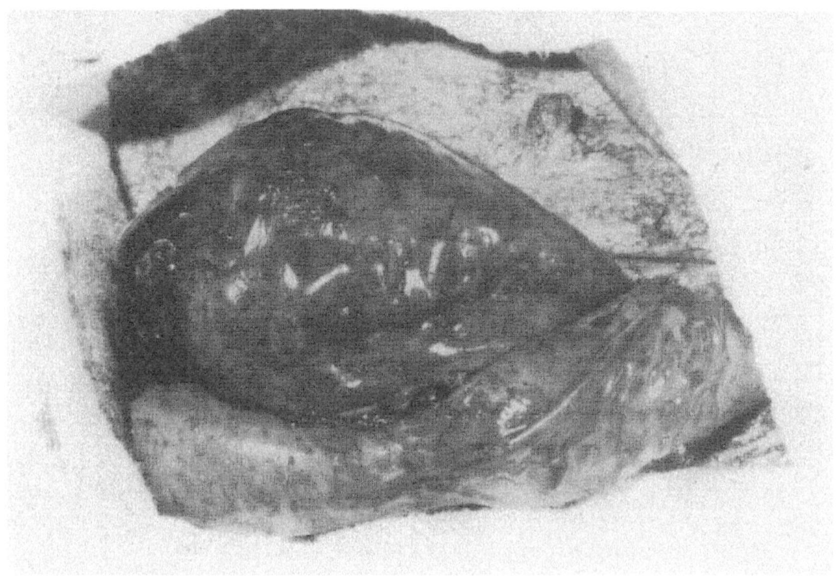

Abb. 2. Ballonartige Aufweitung des Hundeileums 4 Wochen nach Myotomie. Zum Vergleich darunter normales Ileum

mit geordneten- meist biphasischen - Aktivitätsverläufen, die meist gleichartig sind und sich durch hohe Kontinuität auszeichnen. Nach Myotomie finden sich niedervoltagige ungeordnete Potentialschwankungen, die nur noch wenige Charakteristika gastrointestinaler Motilität besitzen.

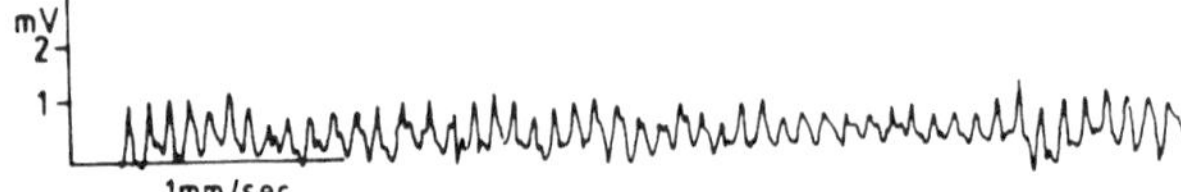

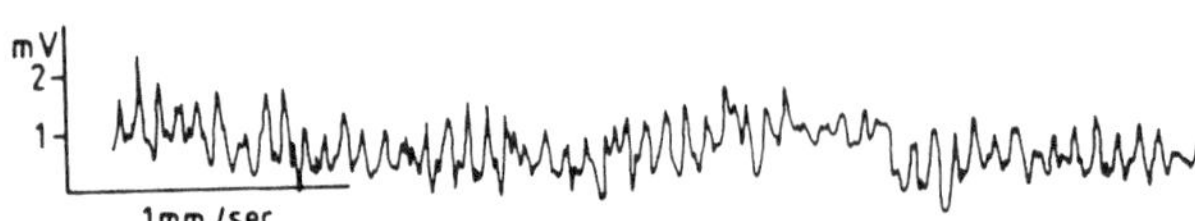

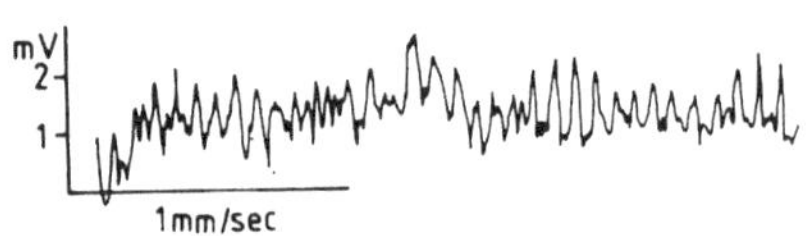

Myoelektrische Potentiale am Ileum nach Myotomie

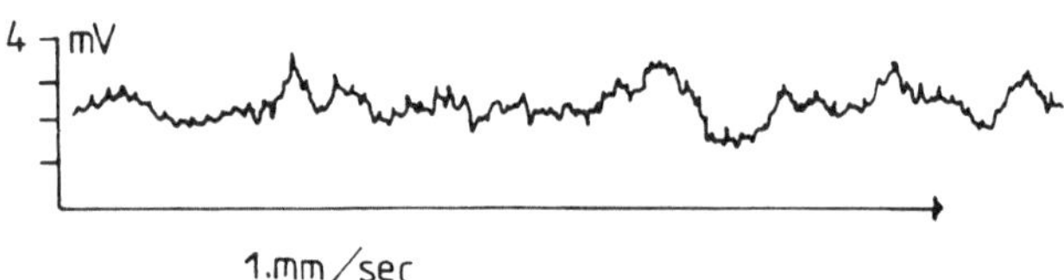

Abb. 3. Myoelektrische Aktivität am normalen Hundeileum. Es finden sich geordnete, meist biphasische Aktivitätsschwankungen mit einer Frequenz von 8-12/min. Myoelektrische Potentiale am Hundeileum nach Myotomie mit niedrigamplitudigen, unkoordinierten Aktivitätsschwankungen

Diskussion

Nach Myotomie verhält sich die glatte Muskelmanschette des Ileums signifikant anders als vor Myotomie. Der Elastizitätskoeffizient ändert sich im Sinne einer deutlichen Verbesserung der elastischen Eigenschaften des glatten Muskels. Durch Myotomie kann ein 50%iger Volumengewinn sofort erzielt werden. Nach wenigen Wochen entwickelt sich im myotomierten Segment ein intra-abdominales Reservoir, das mit einem durch Dünndarmduplikatur gewonnenen Pouch vergleichbar ist.

Die möglichen Ursachen von Komplikationen der Myotomie liegen in erster Linie in einer Verletzung der Submucosa. Die Myotomie sollte deshalb durch eine vorgeschaltete passagere Ileostomie gesichert werden. Bei regelrecht ausgeführter Myotomie, d.h. intakter Submucosa, können normalerweise auch maximale, physiologisch vorkommende Drucksteigerungen nicht zur Perforation führen. Perforationsgefahr besteht jedoch auch bei nur kleinen Läsionen der Submucosa.

Unter Berücksichtigung dieser Aspekte könnte die Myotomie eine echte Alternative zum Dünndarmreservoir darstellen. Eine Darmlumeneröffnung und damit die mögliche Kontamination des OP-Gebietes durch Keime entfällt. Ein weiterer Vorteil dieser Methode besteht im Wegfall der langen Nahtreihen, die erstens zeitlich aufwendig und zweitens durch eine mögliche Nahtinsuffizienz risikobehaftet sind. Außerdem hat die Myotomie die Reduktion der Dünndarmpropulsivperistaltik zur Folge, die Patienten mit einer ileoanalen Anastomose schwer belasten kann. Nicht zuletzt spricht für diese Methode auch ihre technische Einfachheit.

Zusammenfassung

Tierexperimentelle Untersuchungen an Bastardhunden ergeben, daß sich nach Myotomie in Verbindung mit einer ileoanalen Anastomose oder endständigen Ileostomie neben der Hemmung der Propulsivperistaltik ein intra-abdominales Reservoir entwickelt. Die technische Durchführung dieser Methode ist einfach. Die Myotomie könnte damit eine weitaus komplikationsärmere Alternative zum Dünndarm-Pouch darstellen. Die klinische Übertragbarkeit der tierexperimentellen Befunde steht noch aus.

Summary

In 15 mongrel dogs the effects of myotomy of the small bowel in addition to ileoanal anastomosis or terminal ileostomy were investigated. There resulted an inhibition of intestinal peristalsis and an intraabdominal reservoir. Technically, the method is simple, and therefore myotomy may represent a less complication-ridden alternative to the pouch. The clinical validity of the animal experimental results has yet to be tested.

Literatur

1. DANIEL EE, WACHTER BT, HONOUR AJ, BOGOCH A (1960) The relationship between electrical and mechanical activity of the small intestine of dog and man. Canad J Biochem Physiol 38: 777-791
2. KOCK NG (1969) Intraabdominal "reservoir" in patients with permanent ileostomy. Arch Surg 99: 223
3. PARKS AG (1982) Die Rekonstruktion des Anus naturalis mittels Reservoir. Chirurg 53: 611

Dr. M. Imhof, Chirurgische Universitäts-Klinik, Josef-Schneider-Str. 2, D-8700 Würzburg

13. Die Bedeutung der Anaerobier für die perioperative Antibioticaprophylaxe bei elektiver colorectaler Chirurgie

The Significance of Anaerobes for Perioperative Antibiotic Prophylaxis in Elective Colorectal Surgery

Chr. Petermann, G. Wesch, H.D. Saeger und M.M. Linder

Chirurgische Universitätsklinik Mannheim (Direktor: Prof. Dr. M. Trede)

Zielsetzung

Der Wert einer perioperativen Antibiotica-Gabe bei colorectalen Operationen ist heute anerkannt. Infektöse postoperative Komplikationen lassen sich auf diese Weise erheblich senken. Coloneingriffe ohne Antibioticaschutz sind daher nicht mehr vertretbar. Eine Vielzahl klinischer Studien mit zahlreichen Antibiotica wurde bisher veröffentlicht (5). Die parenterale Gabe des Antibioticums (1) scheint Vorteile zu bieten gegenüber der enteralen Vorbereitung (4). Die Rolle der Anaerobier (2) bzw. der antianaeroben Prophylaxe (3) fand in letzter Zeit zunehmende Beachtung. Zu dieser Fragestellung soll die folgende Untersuchung beitragen.

Methodik

In einer prospektiven, randomisierten, klinischen Studie wurden zwei unterschiedliche Antibiotica in einer 24-stündigen, perioperativen, parenteralen Kurzzeitprophylaxe untersucht. 96 Patienten konnten von Mai 1981 bis Oktober 1982 aufgenommen werden. Durch strenge Auswahlkriterien gelangte ein sehr homogenes Krankengut zur Untersuchung. Entzündliche Erkrankungen, Anus praeter-Rückverlagerungen und mehrzeitige Resektionen wurden ausgeschlossen. Die Gruppe A erhielt 3 x 2 g Cefazolin als weitgehend gegen Aerobier wirkendes Antibioticum, die Gruppe B das ausschließlich gegen Anaerobier wirksame Metronidazol (3 x 500 mg). Die drei Dosen wurden in jeweils achtstündigem Abstand gegeben, beginnend bei der Narkoseeinleitung. Die Zuteilung der Patienten erfolgte durch Randomisierung am Operationstag. Alle Patienten wurden ohne Antibioticazusatz am Nachmittag vor der Operation orthograd darmgespült. Intraoperativ wurden bakteriologische Abstriche in Transportmedium abgenommen, einmal von der Colonschleimhaut und zum anderen von den Bauchdecken am Operationsende (Tabelle 1). Die Vergleichbarkeit der Kollektive geht aus Tabelle 2 hervor. Intraoperative Ausschlußkriterien waren Inoperabilität, notwendige abdomino-perineale Rektumexstirpation, protektive Colostomie,

Chirurgisches Forum '83
f. experim. u. klinische Forschung
Hrsg.: H.W. Schreiber
© Springer, Berlin Heidelberg 1983

Tabelle 1. Studien-Konzept

Colorectales Malignom

Elektive Colonresektion, keine protektive Colostomie

Orthograde Darmspülung ohne Antibiotica-Zusatz

↓

Randomisierung

↙   ↘

Gruppe A: 3x2 g Cefazolin   Gruppe B: 3x500 mg Metronidazol

(1. Dosis bei Narkoseeinleitung, 2./3. Dosis jeweils nach 8/16 h)

Abstrich 1: Intraoperativ/Colonschleimhaut im Anastomosenbereich

Abstrich 2: OP-Ende/Bauchdecke nach Peritonealverschluß

Tabelle 2. Vergleichbarkeit der Patienten-Gruppen

Merkmale	Gruppe A (Cefazolin) n=51	Gruppe B (Metronidazol) n=45	Signifikanz
Alter (Median)	61	67	n.s.
♂	27	30	
♀	24	15	
Übergewicht	24	20	
Präop. Liegezeit (Tage)	8	7	
Tumorstadium			
T_{1-2} / T_{3-4}	14/16	12/32	
No / N_1	33/17	28/16	
Mo / M_1	47/3	41/3	
Operation			
Hemicolektomie re.	16	11	
Transversum-Res.	3	1	
Hemicolektomie li.	3	3	
Sigmaresektion	21	21	
Rectumresektion	8	9	
OP-Dauer (min)	155	165	

Ausdehnung der Operation auf Nachbarorgane mit dann verändertem
Antibiotica-Regime. Der postoperative Verlauf wurde prospektiv
einheitlich dokumentiert. Die bakteriologischen Abstriche wurden
qualitativ ausgewertet. Die Signifikanzberechnungen erfolgten mit
dem Wilcoxon- bzw. χ^2-Test (Signifikanz-Niveau 5%).

Ergebnisse

Klinik (Tabelle 3). Postoperativer Temperaturverlauf, Dauer des postoperativen Kliniksaufenthaltes und Häufigkeit der über die Prophylaxe hinausgehenden Antibioticagabe zeigten in beiden Patientengruppen keinen signifikanten Unterschied. Ebenso war die Letalität vergleichbar. Die septischen Wundheilungsstörungen (Bauchdeckenabscesse) waren in der Gruppe A signifikant seltener als in der Gruppe B. Die Wunddehiscenz-Rate war identisch. Bezüglich der Anastomoseninsuffizienz fanden sich folgende Unterschiede: Hier schnitt zwar die Gruppe A besser ab, die Unterschiede sind aber nicht signifikant. Die Frequenz der Relaparotomien aus anderem Grund und der extraabdominalen, klinisch relevanten Infektionen (Pneumonie, Harnwegsinfekt) war nicht unterschiedlich.

Tabelle 3. Postoperativer klinischer Verlauf

Merkmale	Gruppe A (Cefazolin) n=51	Gruppe B (Metronidazol) b=45	Signifikanz
Wundabscesse	3 (5,9 %)	10 (22,2 %)	s.
Postop. Liegezeit (Tage)	18	19	n.s.
Postop. Antibioticagabe	14	14	
Fieber nach 4.Tag ($\geq$ 38°)	17	15	
†	2	2	
Platzbauch	3	3	
Insuffizienz (kons.)	3	5	
Insuffizienz (→ OP)	2	4	
Re-Lap. (andere Ursache)	1	1	
Pneumonie/Harnwegsinfekt	7	6	

Bakteriologie (Tabelle 4): Bei den Schleimhaut-Abstrichen (Gruppe A: 37, Gruppe B: 33) war sowohl die Rate der negativen Ergebnisse als auch die Verteilung von Aerobiern und Anaerobiern weitgehend identisch. Auch zwischen den Abstrichergebnissen der Patienten mit und ohne Anastomoseninsuffizienz fanden sich keine signifikanten Unterschiede. Dagegen bestanden signifikante Unterschiede bei den Bauchdeckenabstrichen (Gruppe A: 34, Gruppe B: 30): In der Gruppe B wurden signifikant häufiger Keime gefunden, wobei die Aerobier deutlich im Vordergrund standen. Die Frequenz der positiven intraoperativen Bauchdeckenabstriche war bei den Patienten mit Wundheilungsstörung signifikant höher. Die dann entnommenen Abstriche zeigten fast nur Aerobier, die in allen Fällen den intraoperativ nachgewiesenen Keimen entsprachen.

Tabelle 4. Bakteriologische Ergebnisse

Merkmale	Gruppe A (Cefazolin)	Gruppe B (Metronidazol)	Signifikanz
Schleimhautabstriche	37	33	n.s.
negativ	3	2	
positiv	34	31	
Aerobier	33	31	
Anaerobier	20	19	
Bauchdeckenabstriche	34	30	
negativ	20	10	
positiv	14	20	s.
Aerobier	13	20	
Anaerobier	3	1	

Merkmale	Gruppe 1 (WHS +)	Gruppe 2 ($\emptyset$ WHS)	Signifikanz
Schleimhautabstriche	11	59	
negativ	$\emptyset$	5	n.s.
positiv	11	54	
Bauchdeckenabstriche	15	49	
negativ	2	28	s.
positiv	13	21	

Diskussion

Der klinische postoperative Verlauf zeigt in der Gruppe A deutlich bessere Ergebnisse als in der Gruppe B. Die Zahl der Wund-
infektionen ist in Zusammenhang mit der Wahl des Antibioticums zu
sehen. Unter Berücksichtigung der bakteriologischen Ergebnisse,
d.h. der deutlich höheren Keimnachweis-Rate (vor allem Aerobier)
in der Gruppe B muß gefolgert werden, daß eine Prophylaxe mit
einem ausschließlich anti-anaerob wirkenden Präparat nicht ausreichend ist. Dafür spricht auch die Tatsache, daß die Keim-
"Kette": Schleimhaut - Bauchdecke am Ende der Operation - Bauchdecke bei Wundheilungsstörung nur für die Aerobier nachweisbar
war bei identischer Abnahme- und Transporttechnik.

Die Beurteilung der unterschiedlichen Insuffizienzraten ist
problematisch. Angesichts der nicht signifikanten Unterschiede
unterstützt dieses Ergebnis die Meinung anderer Autoren, daß die
Anastomosenheilung mehr durch Operations-Technik, Spannung,
Durchblutung usw. als durch Gabe eines Antibioticums beeinflußt
wird.

Eine weitere Senkung der Rate infektiöser Komplikationen ist
anzustreben durch anti-aerob und anti-anaerob wirksame Antibiotica oder durch ihre kombinierte parenterale und enterale
Applikation.

Zusammenfassung

In einer prospektiven, randomisierten Studie wurde die perioperative Kurzzeitprophylaxe mit Cefazolin und Metronidazol bei elektiver colorectaler Chirurgie untersucht. Klinische und bakteriologische Ergebnisse zeigten Vorteile für die mit Cefazolin behandelten Patienten, wobei in dieser Gruppe die anaeroben Keime überhaupt nicht angegangen wurden. Aufgrund dieser Ergebnisse muß die häufig betonte überragende Bedeutung der Anaerobier in der Colon-Chirurgie kritisch beurteilt werden.

Summary

This prospective randomized study investigated the short-term perioperative Application of antibiotics in elective resection of colorectal cancer. Cefazolin, with a mainly antiaerobe spectrum, was compared with metronidazole, active only against anaerobes. Wound sepsis was significantly reduced in the cefazolin group. Positive intraoperative peritoneal swabs were significantly more frequent in patients receiving metronidazole. These findings indicate that anaerobic bacteria do not play the predominant role in wound sepsis after colorectal surgery.

Literatur

1. AEBERHARD P (1981) Antibiotische Darmvorbereitung oder perioperative parenterale Abschirmung bei Coloneingriffen? Langenbecks Arch Chir 353: 233-240
2. FINEGOLD SM (1981) The role of Anaerobes in Human Infections. Scand J Infect Dis (Suppl) 26: 9-13
3. GUTMANN W (1982) Ergebnisse perioperativer Prophylaxe mit Metronidazol in der Colon-Chirurgie. Akt Chir 17: 45-49
4. KEIGHLY MRB (1979) Comparison between systemic and aralantimicrobial prophylaxis in colorectal surgery. Lancet I: 894-897
5. KUSCHE J, STAHLKNECHT CD (1981) Antibiotikaprophylaxe bei colorectalen Operationen: Gibt es ein Mittel der Wahl? Chirurg 52: 577-585

Dr. Chr. Petermann, Chirurgische Universitätsklinik, Theodor-Kutzer-Ufer, D-6800 Mannheim 1

14. Auswirkungen der Exstirpation des Ganglion mesentericum craniale und coeliacum auf den Dünndarm beim Hanford Miniaturschwein

Effect of Total Superior Mesenteric Ganglionectomy on the Small Intestine in the Hanford Miniature Pig

S.B. Reiser, G.E. Holle, A. Brandl und F. Holle

Chirurgische Universitäts-Klinik und Poliklinik Innenstadt, München

a) Motorische und myoelektrische Studie

Eine Unterbrechung der extramuralen vegetativen Innervation des Dünndarms wurde durch Exstirpation des Ganglion mesentericum cranialis und coeliacum beim Miniaturschwein ausgeführt. Über einen transabdominellen Zugang wurde das zwischen truncus coeliacus und arteria mesenterica superior gelegene Ganglienpaket in Form einer perivasculären Sympathektomie zusammen mit den durch das Ganglion ziehenden vagalen Nervensträngen entfernt.

An diesem Modell wurde die Rolle der prävisceralen Ganglien bei der Steuerung und Kontrolle der Motorik des Dünndarms, insbesondere seiner Bewegungsmuster studiert. Diese Muster ergeben sich aus den in orthogradem Ablauf den Dünndarm erfassenden elektrischen und mechanischen (MMC) als auch aus den annähernd simultan auftretenden Phänomenen (Fütterungsmuster), wobei intramurale und extramurale Innervation zusammenspielen (1, 2). Umfassende Informationen ermöglicht die von BASS 1972 (3) entwickelte, direkte extraluminäre Meßmethode.

Methodik

Bei 5 Miniaturschweinen wurden Meßeinheiten bestehend aus 5 Dehnungsmeßfühlern und 5 bipolaren Nadelelektroden steril entlang des gesamten Dünndarms implantiert.

Über einen im Nacken des Tieres plazierten Spezialstecker wurden die Kontraktionen der Ringmuskulatur und die myoelektrischen Aktivitäten mit Hellige Recomed verstärkt und registriert. Nüchtern- und Fütterungsmotilität nach Gabe von 500 g Standard-Futter wurden wiederholt vor und 3 Monate lang nach Ganglionektomie gemessen.

Chirurgisches Forum '83
f. experim. u. klinische Forschung
Hrsg.: H.W. Schreiber
© Springer, Berlin Heidelberg 1983

Ergebnisse

Bei allen Tieren blieb das cyclische Bewegungsmuster des sog.
MMC (migrating myoelectric complex) auch nach Ganglionektomie
nahezu unverändert erhalten. Lediglich die Dauer der Phase maximaler Aktivität während des MMC (Phase III) war um 57% von durchschnittlich 3,9 auf 7,8 min nach Ganglionektomie verlängert.

Die Kontraktilität des Dünndarms zeigte nach Ganglionektomie
eine ansteigende Tendenz. Im Nüchtern-Zustand stieg die *Zahl* der
Kontraktionen im Duodenum um 28%, im Jejunum um 45% ($p \leq 0,05$)
und im Ileum um 63% ($p \leq 0,05$).

Diese Werte betrugen für den Motilitäts-Index 28, 23 und 69
($p \leq 0,05$) Prozent. Die Fütterungs-Motilität stieg nach Ganglionektomie nur um durchschnittlich 12% (nicht signifikant) und setzte
auch nach Ganglionektomie ohne Verzögerung nach Fütterungsgabe
innerhalb von ca. 2 min ein. *Keine* Veränderung nach Ganglionektomie zeigte die Frequenz der slow waves an den verschiedenen
Meßstellen. Es wurden keine abnormen Aktivitätsmuster beobachtet.

Diskussion

Die vorliegenden Ergebnisse weisen darauf hin, daß den genannten
prävisceralen Ganglien bezüglich der Dünndarm-Motilität mehr modulierender, als grundlegend gestaltender Charakter zukommt. Nach
Ganglionektomie kommt es lediglich zu quantitativen Veränderungen
der Dünndarmmotorik im Sinne einer Steigerung, während die Bewegungsmuster unverändert erhalten bleiben. Sie werden offenbar
durch die intramuralen Plexus des Dünndarms gesteuert (4). Die
nach Ganglionektomie festgestellte, das Ileum bevorzugende Moti-
litätszunahme des Dünndarms steht in Einklang mit einem Wegfall
der von KEWENTER (5) beschriebenen, *distal*-betonten, noradrenerg-
inhibitorischen Innervation, durch welche der Tonus im distalen
Dünndarm gesteuert wird. Ein Wegfall dieser Innervation führt
wahrscheinlich zu einer Verkürzung der Passagezeit. Es traten jedoch im vorliegenden Versuch trotz zunehmender Motilität nach
Ganglionektomie bei keinem Tier Diarrhöen auf.

Zusammenfassung

Die Auswirkungen der Excision des Ganglion coeliacum und mesentericum superius auf die Motilität des Dünndarms wurden im intra-
individuellen, Tierexperiment im Langzeitversuch untersucht. Der
Eingriff führte nur zu quantitativen Veränderungen der Dünndarm-
Motilität, die unterschiedlichen Motilitäts-Muster (MMC, Fütte-
rungs-Muster) bleiben in ihrem zeitlichen Ablauf erhalten. Den
prävisceralen Ganglien kommt somit nur ein modulierender Einfluß
auf die Dünndarm-Motilität zu. Die Organisation des MMC erfolgt
vermutlich in den intramuralen Plexus des Dünndarms.

Summary

The effects of excision of the coeliac and superior mesenteric
ganglia on the motility of the small intestine were investigated

in long-term intraindividual animal experiments. The operation
led only to quantitative changes in the small intestinal moto-
ricity, whereas the different motility patterns were not affec-
ted in their temporal regularity. Only a modulating influence
on the small intestinal motility is attributed to the previsceral
ganglia. The organization of the MMC is presumably effected by
the intramural plexus of the small intestine.

Literatur

1. ITOH Z, AIZAWA I, TAKEUCHI S (1981) Neural regulation of
   interdigestive motor activity in canine jejunum. Am J Physiol
   240: G324-G330
2. AEBERHARD PF, MAGNENAT LD, ZIMMERMANN WA (1980) Nervous control of migratory myoelectric complex of the small bowel. Am
   J Physiol 238: G102-G108
3. BASS P, WILEY JN (1972) Contractile force transducer for re-
   cording muscle activity in unanesthetized animals. J Appl
   Physiol 32: 567-570
4. SARNA S, STODDARD G, BELBECK L, McWADE D (1981) Intrinsic
   nervous control of migrating myoelectric complexes. Am J
   Physiol 241: G16-G23
5. KEWENTER J (1965) The vagal control of the jejunal and ileal
   motility and blood flow. Act Phys Scand 65 (Suppl) 251: 1-68

Autor: Dr. S.B. Reiser, Chirurgische Universitäts-Klinik und
       Poliklinik München-Innenstadt, Pettenkoferstraße 8a,
       D-8000 München 2

b) Histologische und enzymhistochemische Studie

G.E. Holle, S.B. Reiser, M.T. Schildhauer und F. Holle

Enzymveränderungen begleiten die histologische Entwicklung des
Dünndarmepithels. Dieser Prozeß erfährt Abweichungen, z.B. im
Wachstum, unter Steroideinfluß, substratbedingten Änderungen der
Absorption, bei Darmerkrankungen und als Adaptation nach proxi-
maler Resektion, wie RIECKEN und MENGE zeigen konnten (1, 2).
In den vorliegenden Experimenten werden Veränderungen des Dünn-
darmepithels nach Unterbrechung der extramuralen vegetativen
Nervenversorgung durch Exstirpation des Ggl. mes. cran. und coel.
überprüft.

Bei 8 Hanford Minipigs wurden vor sowie 3 Wochen und 6 Monate nach
totaler Ganglionexstirpation an 5 Excisionsstellen Dünndarm entnommen: 1. Duodenum, 2. oberes, 3. mittleres, 4. distales Jejunum und 5. terminales Ileum. Bei 3 weiteren Tieren wurden im
Scheinversuch ohne Ganglionektomie Probeexcisionen durchgeführt.
Die Radikalität der Exstirpation wurde an nach Bielschowsky Sil-
ber imprägnierten Serienschnitten getestet. Untersucht wurden:

1. Ocularmikrometrisch der Durchmesser aller Darmwandschichten
   unter Berücksichtigung des Zotte-Krypte-Quotienten.
2. Die Differentialzellzählung nach der Methode Holle-Schauer
   (3), wobei Saumzellen, Becherzellen, Panethzellen und enterochromaffine Zellen in einem Areal von je 6-8000 Epithelzellen
   an alternierend HE, Azan und Mason-Fontana gefärbten Schnitten
   numerisch bestimmt wurden.
3. Die Aktivität von 6 Enzymen mit verschiedenen Lokalisationen
   und Funktionen in den Saumzellen am Gefrierschnitt quantitativ
   densitometrisch (MPV 2 - Leitz): Adenosintriphosphatase, L-
   Leucin-Aminopeptidase, unspezifische Esterase, unspez. saure
   und unspez. alkalische Phosphatase, Succinatdehydrogenase.
   Die Bestimmungen wurden in 50-100 Meßfeldern von 0,32 μm^2
   oder 0,8 μm^2 pro Schnitt in monochromatischem Licht in Wellen-
   längen zwischen 520 und 580 nm durchgeführt.

Frühpostoperativ zeigte sich bei einer Zunahme des Darmwanddurch-
messers um 10% eine signifikante Zunahme der Zottenhöhe um +6,5%
($p \leq 0,05$) bei einer ebenfalls signif. Abnahme der Kryptenlänge
um -6%. Lediglich im distalen Jejunum konnten sowohl im intrain-
dividuellen Vergleich, als auch gegenüber dem Leerversuch keine
signif. Unterschiede ermittelt werden. In den übrigen vier Darmabschnitten ließ sich eine signif. Zunahme des Zotte-Krypte-
(Z-K) Quotienten um 14,9% errechnen. Spätpostoperativ nahm der
Z-K-Quotient wieder ab, blieb mit durchschnittlich 1,32 jedoch
immer über 1.

Die Zellzählung erbrachte in allen Darmabschnitten bei einer Zunahme der Saumzellen von 5% signif. im Duodenum ($p \leq 0,01$) eine
Abnahme der Becherzellen um maximal 4 1/2 Punkt%, d.h. um 28%
der gesamten Becherzellen im Duodenum. Spätpostoperativ ging die
Reduktion der Becherzellen im Duodenum wieder leicht zurück,
blieb jedoch in allen fünf Darmabschnitten immer noch um 15%.
Die beim Schwein seltenen Panethzellen nahmen nach Ganglionektomie in allen Jejunumabschnitten und im Ileum ab, während die en-
tero-chromaffinen Zellen im distalen Jejunum mit +70% einen
signif. ($p \leq 0,01$) Anstieg zeigten.

Die mikrodensitometrischen Messungen erbrachten eine postoperative Zunahme der Aktivität aller gemessenen Enzyme zwischen 20
und 10 Absorptionsprozent. Diese Differenzen waren intraindivi-
duell als auch gegenüber dem Leerversuch signif. ($p \leq 0,01$) und
zeigten ein ähnliches Muster über alle Darmabschnitte, ausgenom-
men die unspez. Esterase, welche im Ileum postoperativ ihre
stärkste Zunahme erreichte. Alle Tiere zeigten postoperativ ein
vorzügliches Wachstum ohne klinisch pathologische Zeichen.

Zusammenfassung

Der Anstieg der Zottenhöhe verbunden mit der Zunahme der Saumzellen schafft eine Vergrößerung der resorbierenden Darmoberflä-
che nach Ganglionektomie. Die simultane Aktivitätssteigerung der
Enzyme läßt darauf schließen, daß die Funktionen des Darmepithels
nach Unterbrechung der extramuralen Nervenversorgung verändert
und gesteigert sind.

Summary

Following changes occurred after total extirpation of the mesenteric cranial ganglion complex:
1. Increase in intestinal diameter.
2. Increase in the villus-crypt quotient.
3. Increase in border cell percentage.
4. Decrease in goblet cell percentage.
5. Increase in all absorptive cell enzymes.

There resulted an enlarged absorptive surface with an increased
activity of enzymes with different functions in digestion and
absorption. We conclude that the extrinsic nervous system regu-
lates the function of the small intestine through suppression
of the autonomous functions of the epithelium.

Literatur

1. ROBINSON JWL, VAN MELLE G, RIECKEN EO, MENGE H (1982) Struc-
   tural and Functional Correlations in the Hypertrophic Mucosa
   of Intestinal Remnants Following Resection in Rats. Res Exp
   Med (Berlin) 387: 1-10
2. MENGE H, HOPERT R, ALEXOPOULOS T, RIECKEN EO (1982) Three-
   Dimensional Structure and Cell Kinetics at Different Sites
   of Rat Intestinal Remnants During the Early Adaptive Response
   to Resection. Res Exp Med 181: 77-94
3. HOLLE GE (1974) The Effect of Selective Proximal Vagotomy on
   Parietal Cells in Man. In: Holle F, Andersson S (eds) Vagotomy.
   Springer, Berlin Heidelberg New York, S 24

Dr. G.E. Holle, Chirurgische Universitäts-Klinik und Poliklinik
München-Innenstadt, Pettenkoferstraße 8a, D-8000 München 2

14a. Änderungen der Zellpopulation im Antrum nach SPV und Pyloroplastik bei GDU – Numerische und morphometrische Untersuchungen

Changes of Cell Population in the Antrum After SPV and Pyloroplasty in GDU – Numerical and Morphometric Examinations

G.E. Holle, U. Auerbach, H. Höck und F. Holle

Chirurgische Universitäts-Klinik und Poliklinik Innenstadt, München

Die Stabilität der Säurereduktion nach SPV und Pyloroplastik im Insulintest (Ross u. Kay) beträgt im 1. Jahr 18% Spätpositive, nach 3 Jahren bereits 16,6% Frühpositive (1). Langzeituntersuchungen der Fundusschleimhaut über 5 Jahre zeigten jedoch eine konstante postoperative Reduktion der Belegzellpopulation (5), so daß eine Begründung der Säurereversion von hier aus entfällt. Dies veranlaßte die morphologische Untersuchung des an der Säurebildung indirekt beteiligten, nicht denervierten Antrums des Magens, d.h. die numerische und morphometrische Kontrolle der spezifischen Antrumdrüsenzellen; denn seit HOGBEN (2) ist die Korrelation von Gesamtzellfläche und spezifischer Funktion gesichert.

Über einen Zeitraum von 7 Jahren wurden bisher 17 Ulcera duodeni, 8 Ulcera ventriculi und 4 Dragstedt-Kombinationen (UD und UV) prä- und postoperativ in Abständen von 1–2 Jahren untersucht. Das Material wurde endoskopisch zangenbioptisch aus dem distalen Antrum entnommen (mindest. 5 Proben pro Untersuchung). Die Biopsien wurden komplett vom Epithel bis Musc. mucosae sagittal in Serie geschnitten und alternierend präpariert: 1. HE für Gesamtdrüsenzellzahl, 2. modif. Zimmermann-Färbung für Belegzellen (BZ), 3. Mason-Fontana für enterochromaffine Zellen (EZ) und 4. PAP-Methode zur Darstellung der Gastrinzellen (GZ), wobei Antiseren (G.W. FORSSMANN) (3) mit HG 17 und HG 34 (E. WÜNSCH) in Verdünnungen von 1:1000 verwendet wurden. Es wurde die Differentialzellzählung nach HOLLE-SCHAUER (4) durchgeführt. In Arealen von 3–4000 Ges. Drüsenzellen wurden BZ, EZ und GZ am Zeichenmikroskop ausgezeichnet, ausgezählt und prozentual bestimmt. Die GZ wurden flächenanalysiert (Leitz A.S.M.) und der Mittelwert von 100 GZ pro Untersuchung aufgestellt. Ocularmikrometrisch wurde die Mucosagesamthöhe ausschließlich muscularis mucosae, sowie der Durchmesser der GZ-haltigen Mucosaanteile ermittelt.

Ergebnisse

Der Sagittaldurchmesser der Antrummucosa beträgt im Mittel bei UD 588 µm, bei UV 605 µm und bei DK 598 µm. Postop. verändern

Chirurgisches Forum '83
f. experim. u. klinische Forschung
Hrsg.: H.W. Schreiber
© Springer, Berlin Heidelberg 1983

sich diese Werte über die verschiedenen Untersuchungsstationen uneinheitlich und zeigen spätpostop. bei UD die stärkste Zunahme mit 13% (nicht signif.), nachdem es frühpostop. bei DK zu einer leichten Abnahme kommt. Die BZ machen präop. 1,13% der Ges.-Drüsenzellpopulation beim UD und UV aus, liegen jedoch bei DK mit 1,45% etwas höher. Über die ersten 3 postop. Untersuchungsjahre sind die Schwankungen gering und nicht signif., beim UV und DK kommt es frühpostop. sogar zu einer leichten Abnahme, bis sich die Werte bei UD und UV ab dem 4. postop. Jahr auf eine Steigerung um 20% einpendeln. Die DK zeigen in der spätpostop. Phase gegenüber präop. mit 1,20% eine Reduzierung.

Die GZ sind neben den Schleimzellen im Antrum die häufigste spezifische Zellpopulation und betragen präop. beim UD im Mittel 4,59%, bei DK 5,88% und beim UV 7,11%. Frühpostop. kommt es beim UD zu einem Anstieg der GZ um 40,54% ($p \leq 0,005$), welcher im Laufe der folgenden Jahre zunimmt und in den spätpostop. Untersuchungen (5-7 Jahre) bei durchschnittlich 80% ($p \leq 0,001$) liegt.

Parallel hierzu nimmt das Flächenmaß der GZ von frühpostop. um 23% auf spätpostop. kontinuierlich bis durchschnittlich 58% zu ($p \leq 0,0001$).

Beim UV ist die postop. Zunahme des Flächenmaßes der GZ diskreter und beträgt spätpostop. 21% ($p \leq 0,05$), bei der DK 24,48% ($p \leq 0,01$). Demgegenüber zeigt die numerische Erfassung der GZ bei UV nicht signif. Schwankungen in beiden Richtungen mit leichter Reduktion frühpostop. Bei DK besteht eine postop. Zunahme zwischen 10 und 30% mit wechselnden Signifikanzgraden. Bei 2 UV, 1 DK und 1 UD wurden präop. GZ-Hyperplasien mit Werten zwischen 12 und 20% GZ-Population gefunden. Davon ist in 2 Fällen eine Hypergastrinämie gesichert. In weiteren 3 Fällen (2 UD und 1 UV) kam es spätpostop. zu einer überschießenden reaktiven GZ-Hyperplasie bis 19%. Unter den GZ-Hyperplasien waren 2 UV bis spätpostop. im Säuretest Insulin negativ. In allen übrigen Fällen korrelierte ein erhöhter GZ-Anstieg mit einer frühzeitigen postop. Säurereversion. Unter den Hyperplasie-Patienten befanden sich 2 Rezidiv-Ulcera.

Die Aufstellung des Quotienten: Sagittaldurchmesser der Ges. Mucosa / Durchmesser des GZ-Areals erbrachte bei Durchschnittswerten zwischen 2 und 4,5 bei UD und UV bei GZ-Hyperplasien Werte um 2 und darunter. Die GZ-Hyperplasien zeigen im histologischen Bild Unregelmäßigkeiten der Zellformen.

Die enterochromaffinen Zellen liegen präop. bei UD um 0,19%, bei UV um 0,14%, nur die DK zeigt mit durchschnittlich 0,65% etwas höhere Werte. Das untypische postop. Verhalten dürfte bezüglich vorliegender Fragestellung ohne Bedeutung sein.

Zusammenfassung

Die SPV und Pyloroplastik führt beim GDU postop. über 7 Jahre beobachtet an der Antrumschleimhaut des Magens zu folgenden Veränderungen:
1. geringfügiger numerischer Anstieg der BZ-Population,

2. signifikanter frühpostop. und kontinuierlich zunehmender
   spätpostop. Anstieg der GZ-Population bis zu 80% beim *UD*,
   bei synchroner Zunahme des GZ-Flächenmaßes bis 50%,
3. geringe postop. Veränderungen der präop. erhöhten GZ-Zahlen
   beim *UV* und der Dragstedtschen Kombination, sowie geringe Zunahme des Flächenmaßes bis 20%,
4. untypisches postop. Verhalten der EZ,
5. untypisches Verhalten der Sagittaldurchmesser der Schleimhaut.

Unter den 7 GZ-Hyperplasien (4 präop., 3 reaktive postop.) befanden sich 2 Ulcusrezidive.

Die Resultate schließen eine ursächliche Beteiligung der antra-
len BZ an dem Vorgang der postop. Säurereversion aus. Die hoch-
signifikante postop. GZ-Zunahme im Antrum jedoch ist wahrscheinlich ursächlich hierfür heranzuziehen.

Summary

The following changes occur in the antrum during the 7 years
following SPV and pyloroplasty in GDU:
1. Slight increase in parietal cell numbers.
2. Highly significant early and continuously increasing late
   postoperative increase in gastrin cell numbers of 80% and
   gastrin cell surface area of 50%.
3. Small postoperative changes of gastrin cell number in gastric
   ulcer, and in the Dragstedt combination, increase of gastrin
   cell surface area of 20%.
4. Atypical postoperative behaviour of the enterochromaffin cells.

The results exclude the participation of the antral parietal
cells in the postoperative reversion of acid production. The
highly significant postoperative increase in the gastrin cell
population is, however, probably due to this phenomenon.

Literatur

1. HOLLE F, HOLLE GE (1980) Long-term Effect on Acid Secretion.
   In: Vagotomy, Springer, Berlin Heidelberg New York, S 18-19
2. HOGBEN CAM, KENT ThH, WOODWARD PhA, SILL AJ (1974) Quantitative Histology of the Gastric Mucosa: Man, Dog, Cat, Guinea
   Pig, and Frog. Gastroenterology 67: 1143-1154
3. FORSSMANN WG, ORCI L, ROUILLER C (1968) The problem of
   gastrin-producing cells. J Cell Biol 39: 167
4. HOLLE GE (1974) The Effect of Selective Proximal Vagotomy on
   Parietal Cells in Man. In: Holle F, Andersson S (eds) Vagotomy. Springer, Berlin Heidelberg New York, S 24-31
5. HOLLE GE (1978) Langzeituntersuchungen der Fundusschleimhaut
   beim Gastroduodenal-Ulcus nach SPV und Pyloroplastik. Z Ga-
   stroenterologie 16: 57-65

Dr. G.E. Holle, Chirurgische Universitäts-Klinik und Poliklinik
Innenstadt, Pettenkoferstr. 8a, D-8000 München 2

15. Wertigkeit des Tumormarkers TPA gegenüber CEA in den verschiedenen Stadien des colo-rectalen Carcinoms

Value of the Tumor Markers TPA and CEA in the Various Stages of Colorectal Cancer

P. Möschl, Th. Riss, Ch. Schwarz, H. Magometschnigg, A. Rogan, and W. Fasching

II. Chirurgische Univ. Klinik, Wien (Vorstand: Prof. Dr. E. Wolner) und II. Universitäts Frauenklinik, Wien (Vorstand: Prof. Dr. H. Janisch)

Die klinische Relevanz der Tumormarker wird im wesentlichen durch ihre Brauchbarkeit zur Diagnostik früher, erfolgreich behandelbarer Tumorstadien bedingt. Das colo-rectale Carcinom bietet in seinen frühen, örtlich bedingten Stadien Dukes A und B eine 50 bis 100%ige 5-Jahresheilungschance; der für dieses Carcinom klinisch am meisten verwendete Tumormarker CEA ist jedoch zur Diagnostik dieser Stadien zu wenig sensitiv. Ziel der vorliegenden Studie war es daher, einen weiteren Marker, das von BJÖKLUND entdeckte tissue polypeptide antigen (TPA) hinsichtlich seiner Sensitivität in der Diagnostik verschiedener Stadien des colo-rectalen Carcinoms dem CEA gegenüberzustellen. TPA ist ein physiologisch während der Zellteilung auftretendes Membranprotein, welches bei Proliferationsprozessen, und im besonderen bei Carcinomen, freigesetzt wird (1).

Material und Methodik

In die Studie wurden 65 Patienten (Durchschnittsalter: 68 Jahre) mit colo-rectalen Adenocarcinomen im Stadium Dukes A, B oder C (14 Dukes A, 23 Dukes B, 28 Dukes C) einbezogen, wobei Patienten mit Fernmetastasen (Dukes D) exkludiert wurden. Die Patienten zeigten keine Zeichen einer eingeschränkten Nieren- oder Leberfunktion, Diabetes oder entzündlicher Erkrankung. Die Blutprobenentnahmen erfolgten präoperativ aus dem peripheren Blut, die CEA- und die TPA-Bestimmung erfolgte mittels Radioimmunoassay (Roche, Sangtec).

Zur graphischen Auswertung der Ergebnisse diente die von OEHR beschriebene inverse Verteilungsfunktion (2), welche eine vergleichende Beurteilung der Ergebnisse unabhängig von einem gewählten Grenztiter erlaubt.

Chirurgisches Forum '83
f. experim. u. klinische Forschung
Hrsg.: H.W. Schreiber
© Springer, Berlin Heidelberg 1983

Ergebnisse

Bei Anwendung der für diese Marker üblichen zwei Grenztiter
zeigte CEA eine Sensitivität von 40,5% (> 2,5 ng/ml), oder 5,4%
(> 5 ng/ml) in Dukes A und B - gegenüber 71,4% (> 2,5 ng/ml)
oder 39,3% (> 5 ng/ml) in Dukes C Carcinomfällen. 83,8% (> 90
U/l) oder 64,9% (> 120 U/l) positive Ergebnisse in Dukes A und
B - gegenüber 89,3% (> 90 U/l) oder 75,0% (> 120 U/l) in Dukes
C Patienten ließen TPA als den sensibleren Marker besonders für
die frühen Stadien erkennen. Die Kombination beider Marker (CEA
x TPA als Index) ergab eine mittlere Sensitivität (Tabelle 1).
Eine signifikante Korrelation zwischen den Ergebnissen war nicht
festzustellen (Abb. 1). Die grenztiterunabhängige inverse Ver-
teilungsfunktion zeigte eine steigende Sensitivität von CEA und
TPA im fortgeschrittenen Stadium Dukes C (Abb. 2, 3).

Tabelle 1. Sensitivität der Tumormarker CEA und TPA für die
Diagnostik des colo-rectalen Carcinoms. Die Grenztiter für CEA
wurden mit 2,5 bzw. 5,0 ng/ml Serum, für TPA mit 90 bzw. 120
U/l Serum angenommen

Tumorstadium	Dukes A + B		Dukes C		Dukes A + B + C	
Grenztiter	nieder	hoch	nieder	hoch	nieder	hoch
CEA	40,5%	5,4%	71,4%	39,3%	53,9%	20,0%
TPA	83,8%	64,9%	89,3%	75,0%	86,2%	69,2%
CEA x TPA	64,9%	10,8%	85,7%	46,4%	73,8%	26,2%

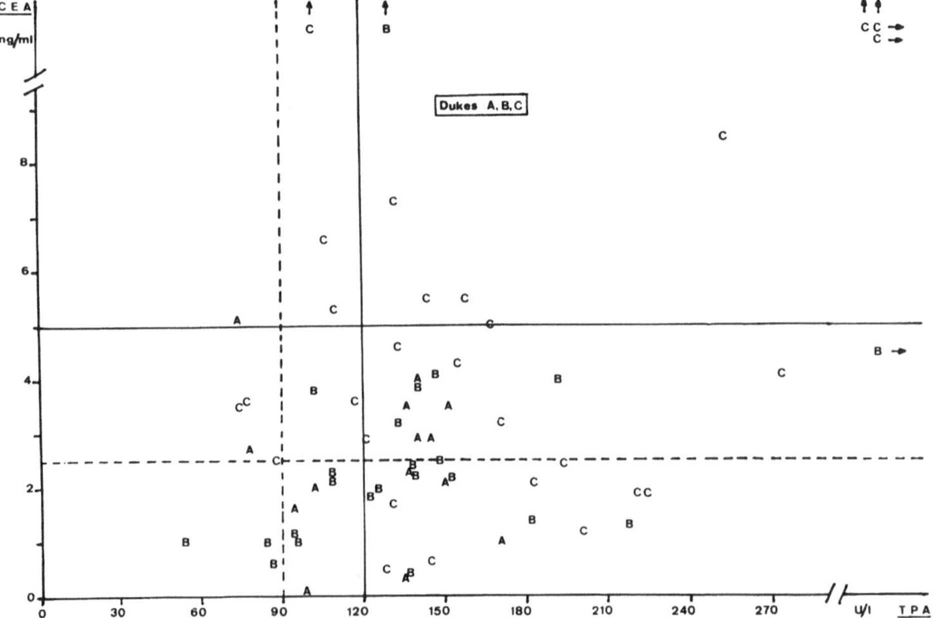

*Abb. 1. Diagramm zur graphischen Korrelation von CEA und TPA in Patienten
mit Dukes A, B und C colo-rectalen Carcinomen (r=0,161, n.s.)*

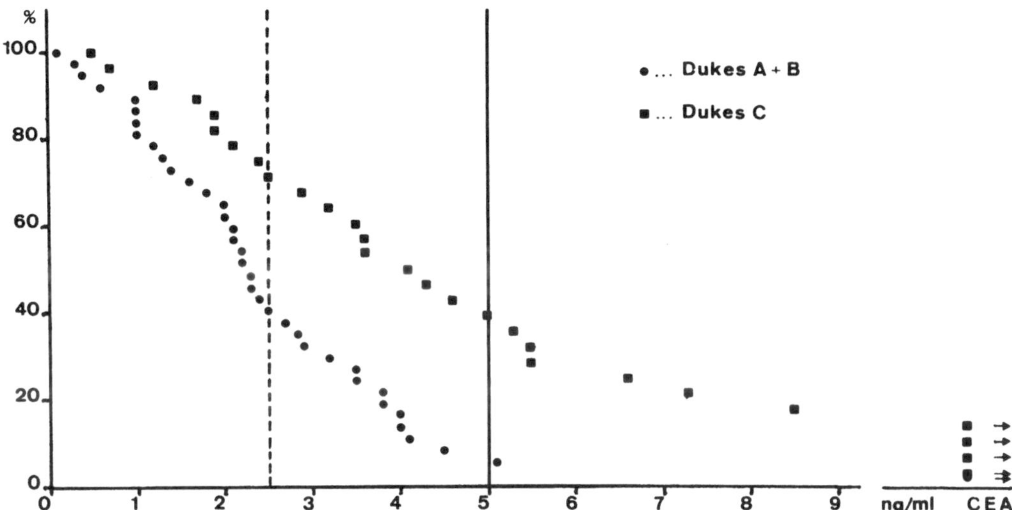

Abb. 2. Inverse Verteilungsfunktion von CEA in Patienten mit Dukes A, B im Vergleich zu Dukes C colo-rectalen Carcinomen

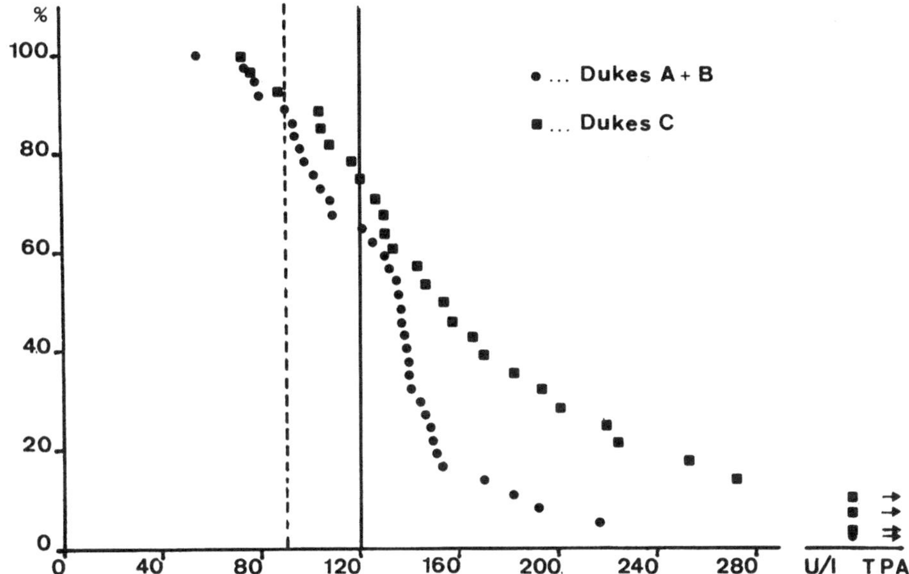

Abb. 3. Inverse Verteilungsfunktion von TPA in Patienten mit Dukes A, B im Vergleich zu Dukes C colo-rectalen Carcinomen

Diskussion

Auf Grund eines stärker unterschiedlichen therapeutischen Erfolges wurden für den stadienabhängigen Vergleich der Tumormarker CEA und TPA die örtlich begrenzten Stadien Dukes A und B in einer Gruppe zusammengefaßt und mit den regionär, lymphogen metasta-

sierten Dukes C Carcinomen verglichen. Bei Verwendung von zwei
verschieden hohen Grenztitern (Spezifitätsniveau) zeigte TPA in
allen Fällen eine höhere Sensitivität als CEA, wobei TPA im Gegensatz zu CEA, unabhängig vom Fortschreiten des Tumorstadiums,
bereits in den Frühfällen eine hohe Sensitivität bei über 80%
richtig positiver Ergebnisse erkennen ließ. Anhand der inversen
Verteilungsfunktion konnte festgestellt werden, daß erst in höheren, dem empirischen Grenztiter nicht mehr entsprechenden TPA
Titerbereichen ein Sensitivitätsunterschied für TPA zwischen
den einzelnen Tumorstadien vorliegt. Die wenigen, bis jetzt be-
richteten Untersuchungen über die TPA-Sensitivität am colo-rectalen Carcinom zeigen eine weite Variationsbreite zwischen 50 und
88% (2, 3, 4). Mit 86% liegen dabei unsere Ergebnisse im oberen
Bereich. Entsprechend unseren Ergebnissen konnte auch ANDRÉN-
SANDBERG eine annähernd gleiche Stadienverteilung für die TPA-
Werte in den Stadien Dukes A bis C ermitteln (5). Die fehlende
Korrelation zwischen CEA und TPA-Titer läßt auf einen unterschiedlichen pathophysiologischen Mechanismus der Markerproduk-
tion bzw. -freisetzung schließen, so daß die gleichzeitige Bestimmung von CEA und TPA ergänzende, diagnostisch verwertbare
Informationen über das Vorliegen eines colo-rectalen Carcinoms
bieten könnte.

Zusammenfassung

Der stadienabhängige Vergleich der Marker CEA und TPA zeigt eine
erhöhte Sensitivität von TPA besonders in den frühen Stadien des
colo-rectalen Carcinoms. Eine signifikante Korrelation zwischen
CEA und TPA ist nicht nachzuweisen.

Summary

Comparison of the markers CEA and TPA according to tumor stage
shows enhanced sensitivity of TPA, especially in the early stages of colorectal cancer. No significant correlation between
CEA and TPA could be found.

Literatur

1. BJÖRKLUND B (1980) Tumor Diagnostik 1: 9
2. OEHR P, WUSTROW A, DERIGS G, BORMANN R (1981) Tumor Diagnostik 2: 195
3. HOLYOKE EE, CHU TH (1979) In: Dekka M (ed) Immunodiagnosis
   of Cancer, p 513
4. MENENDOZ-BOTET CS et al (1978) Clin Chem 24: 868
5. ANDRÉN-SANDBERG A, ISACSON S (1977) Experta Medica Int Congr
   Series 439: 139

PD Dr. P. Möschl, II. Chirurgische Universitäts-Klinik, Spital-
gasse 23, A-1090 Wien

16. Anti-T-Titer beim Mammacarcinom: Relevanz bezüglich Diagnose und Verlaufskontrolle

Anti-T-Score in Breast Cancer: Relevance in Diagnosis and Control

W. Friedl, H.P. Geisen und U. Stepper

Chirurgische Universitätsklinik Heidelberg (Direktor: Prof. Dr. Ch. Herfarth)

Das T-Antigen findet sich, durch N-Acetylneuraminsäure maskiert, auf der Oberfläche der meisten menschlichen Zellen. Durch bakterielle oder virale Neuraminidasen, z.B. bei Sepsis, kann es freigelegt werden. Da das Antigen bei einer Reihe von Keimen der Darmflora nachweisbar ist, kommt es mit Besiedlung des Darmes zur Immunisierung und damit zur Bildung von Antikörpern der Spezifität Anti-T in Analogie zur Entstehung von ABO-Antikörpern.

SPRINGER und Mitarb. (3, 4, 5) haben freies T-Antigen auf der Oberfläche von Plattenepithelcarcinom- und Adenocarcinom-Zellen - insbesondere auf Mammacarcinom-Zellen - nachgewiesen. Parallel dazu fanden sie einen Abfall des Anti-T-Titers im Serum der betreffenden Patienten. Dieses Ergebnis konnte dagegen von anderen Autoren (2) nicht verifiziert werden. Inzwischen wurde der immunhistologische Nachweis von freiem T-Antigen an der Oberfläche von Mammacarcinom-Zellen von verschiedenen Arbeitsgruppen erbracht (1, 6).

Material und Methoden

Bei 303 Patientinnen der Brustdrüsensprechstunde sowie 200 Kontrollpersonen wurde der Anti-T-Titer untersucht. Die Diagnosen stützten sich auf den klinischen, röntgenologischen und histologischen Befund. Zusätzlich wurde bei allen Patientinnen CEA bestimmt.

Zur Bestimmung des Anti-T-Titers wurden Neuraminidase behandelte Erythrocyten der Blutgruppe O mit geometrischen Serumverdünnungen bei O° für 2 h incubiert. Die Agglutinationen wurden von 2 voneinander unabhängigen Personen beurteilt. Zur Ermittlung der Score-Werte wurde die Agglutinationsstärke in ein Punktsystem von 1 - 12 übertragen.

Chirurgisches Forum '83
f. experim. u. klinische Forschung
Hrsg.: H.W. Schreiber
© Springer, Berlin Heidelberg 1983

Ergebnisse

Der mittlere Anti-T-Score-Wert der 200 Kontrollpersonen betrug
56. In keinem Fall wurde ein Score-Wert unter 50 gefunden.

Zu dieser Gruppe gut abgrenzbar waren die 29 Patientinnen mit
histologisch gesichertem, aktivem Mammacarcinom. Der mittlere
Score-Wert in dieser Gruppe betrug 31,8 mit einer Streuung von
16 - 44. Nur 3, d.h. 10% der Fälle wiesen einen Score-Wert von
über 40 auf. Patientinnen mit eingeleiteter chirurgischer oder
sonstiger Therapie wurden nicht berücksichtigt (Abb. 1a).

Abb. 1b zeigt eine Gruppe von 113 Patientinnen, die früher wegen
eines Mammacarcinoms operiert worden waren und zum Zeitpunkt der
jetzigen Untersuchung klinisch unauffällig waren. Bei dieser
Gruppe fanden sich Score-Werte von 21 - 77, im Mittel von 45.
Jedoch in nur 9 Fällen lagen die Score-Werte unter 40.

Bei 87 Patientinnen mit Mastopathie und Mikroverkalkung fanden
wir einen mittleren Score-Wert von 42,4, bei einer Streubreite
von 23 - 63. In 19% der Patienten dieser Gruppe waren die Score-
Werte über 50, jedoch in 40% der Fälle lagen die Werte unter
40 (Abb. 1c).

Bei einigen Patientinnen konnten wir eine mehrmalige Anti-T-
Titer-Bestimmung im Verlauf durchführen. Bei 3 Patientinnen mit
nachgewiesenen Mammacarcinom-Metastasen kam es zu einem signifikanten Anstieg der Score-Werte über 50 bzw. über 60 unter Cyto-
statica- bzw. Tamoxifen-Therapie. Bei einem männlichen Patienten
mit metastasierendem Mammacarcinom kam es im Verlauf von 6 Monaten zu einem Abfall des Anti-T-Score-Wertes von 45 auf 21 unter
zunehmender Metastasierung.

Die CEA-Werte streuten in der Gruppe der Carcinom-Patientinnen
von 1,8 - 60 ng/l. In 45% der Fälle waren die CEA-Werte trotz
nachgewiesenen Carcinoms normal. In 25% waren die Werte eindeutig pathologisch. Eine Korrelation zwischen dem Abfall des Anti-
T-Titers und der Höhe des CEA-Wertes ließ sich nicht herstellen.

Diskussion

Anhand dieser Befunde meinen wir, die Ergebnisse von SPRINGER
(3, 4, 5) bestätigen zu können. Bei den meisten Brustdrüsen-
carcinomen kommt es zu einem deutlichen Abfall des Anti-T-Titers.
Während die Abgrenzbarkeit der Gruppe der Mammacarcinom-Patientinnen von gesunden Kontrollpersonen in allen Fällen möglich
ist, ist dies bei Patientinnen mit benignen Brustdrüsenveränderungen und bei Patientinnen, die früher ein Mammacarcinom hatten,
nicht in allen Fällen möglich. Insbesondere bei den benignen
Brustdrüsenveränderungen gibt es mit 40% einen erheblichen Über-
lappungsbereich. Inwieweit Patientinnen mit einem erniedrigten
Anti-T-Score ein höheres Risiko zur Mammacarcinomentwicklung
aufweisen, muß anhand von Verlaufskontrollen untersucht werden.

Die abweichenden Ergebnisse anderer Autoren (2) könnten metho-
disch oder in der Auswahl des Krankengutes (z.B. unbehandelte
Patienten) begründet sein.

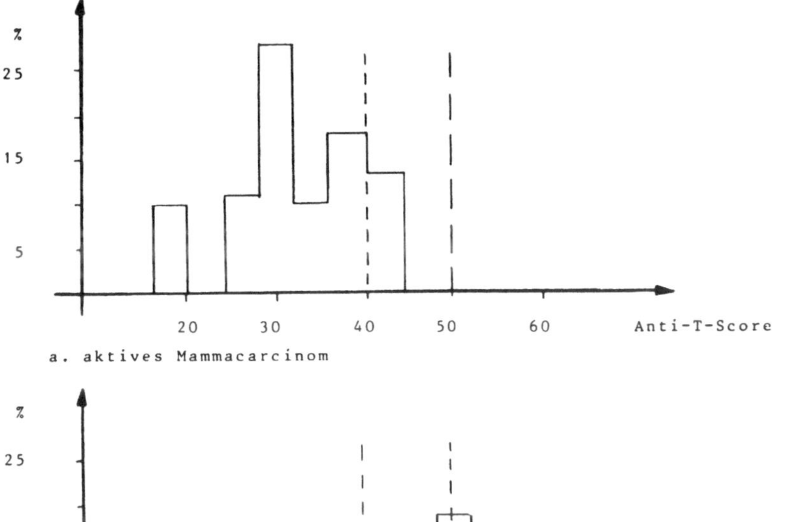

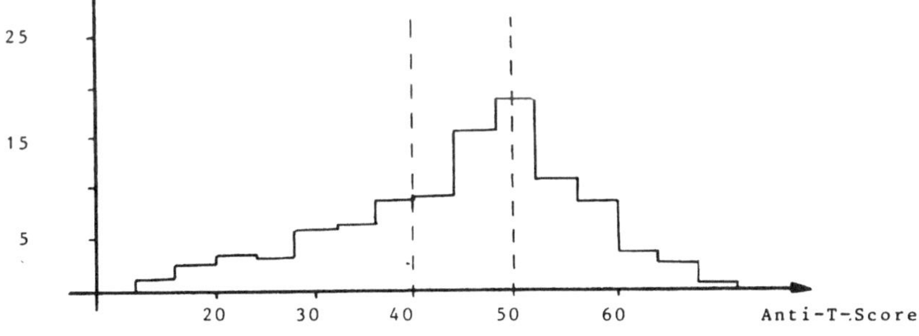

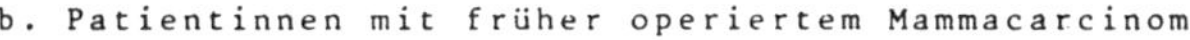

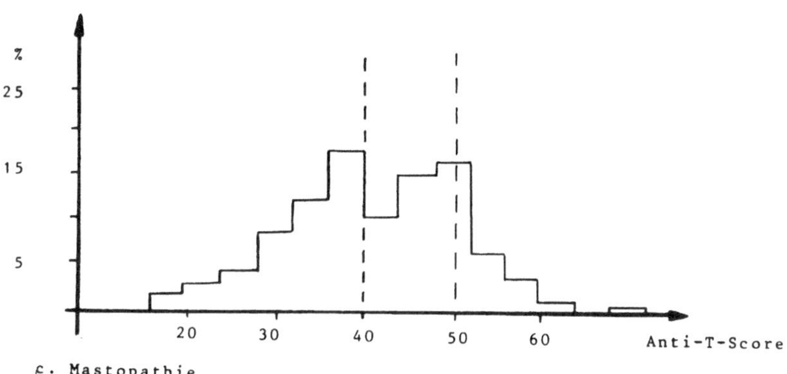

Abb. 1. Verteilung der Anti-T-Score-Werte in den Patientengruppen

Das CEA hat für das Mammacarcinom eine hohe Rate an falsch-negativen Befunden.

Weitere Untersuchungen zur Relevanz des Anti-T-Titers in der Verlaufskontrolle des Mammacarcinoms sowie der Einsatz eines Intracutantestes mit gereinigtem T-Antigen (<u>3</u>) sind erforderlich.

Zusammenfassung

Die Bedeutung des Anti-T-Titers und des CEA für die Diagnose
und Verlaufskontrolle des Mammacarcinoms wurden anhand von 302
Patientinnen und 200 Kontrollpersonen untersucht. Der Anti-T-
Titer erlaubt eine eindeutige Unterscheidung von Mammacarcinom-
Patientinnen und gesunden Probanden. 90% der Anti-T-Score-Werte
bei Mammacarcinom-Patientinnen liegen unter 40. Patientinnen mit
früher operiertem Mammacarcinom und Patientinnen mit gutartigen
Brustdrüsenveränderungen stellen Zwischengruppen dar, die nicht
klar von Carcinom-Patientinnen abgrenzbar sind. Dagegen zeigt
das CEA nur in geringem Prozentsatz einen eindeutig pathologischen Wert. Die Bestimmung des Anti-T-Titers erscheint wegen des
geringen Aufwandes und der geringen Rate an falsch-negativen
Befunden zur Screeninguntersuchung geeignet.

Summary

The anti-T score of human sera of breast cancer patients is
significantly reduced: 90% of the patients have a score under 40.
Healthy patients have in all cases a score higher than 50. In
patients with a history of breast cancer but without recurrence
and in patients with benign breast disease there is an overlap
with the anti-T scores of carcinoma patients.

Because of the low costs and the small number of high anti-T
scores in breast cancer patients, these tests seem to be useful
in diagnosis and control.

Literatur

1. GEISEN HP, SEELIG HP, DÖRKEN B, HENNINGSEN B (1979) Alterations of sialoglycoconjugate associated membran antigens of
   breast cancer cells - A new approach for detection of micro-
   metastases. Glycoconjugates, Proceedings of the Fifth Interna-
   tional Symposium Kiel. Schauer R, Boer P, Buddecke E, Kramer
   MF, Vliegenhart JFG, Wiegandt H (eds). Thieme, Stuttgart,
   S 635-636
2. NEWMANN RA, KLEIN PJ, UHLENBRUCK G, CITOLER P, KARDUCK D
   (1979) The presence and significance of the Thomsen-Frieden-
   reich-Antigen in breast cancer. J Cancer Res Clin Oncol 93:
   181-188
3. SPRINGER GF, MURTHY SM, DESAI PR, FRY WA, TEGTMEYER H, SCAN-
   LON EF (1982) Patients immune response to breast and lung
   carcinoma-associates Thomsen-Friedenreich (T) specificity.
   Klin Wschr 60: 121-131
4. SPRINGER GF, TEGTMEYER H (1981) Origin of anti-Thomsen-
   Friedenreich (T) and Tn-Agglutinins in Man and White Leghorn
   Chicks. Br J Haematol 47: 453-460
5. SPRINGER GF, DESAI PR, MURTHY MS, YANG HJ, SCANLON EF (1979)
   Precursors of the blood group MN antigens as human carcinoma associates antigens, Vol 19. Transfusion 3: 233-248

6. STEGNER E, FISCHER K, POSCHMANN A (1981) Immunhistochemical
   localization of Thomsen-Friedenreich antigen in normal and
   malignant breast tissue using peroxidase-antiperoxidase technique. Diagnostik 3: 127-130

Dr. med. W. Friedl, Chirurgische Universitätsklinik, Im Neuenheimer Feld 110, D-6900 Heidelberg

17. Zellkulturen menschlicher gastro-intestinaler Adenocarcinome

Cell Culture of Human Gastrointestinal Adenocarcinoma

Th. Riemenschneider und W. Heitland

Chirurgische Universitätsklinik Tübingen

Eine individuell adaptierte adjuvante Chemotherapie erscheint
bei fortgeschrittenen gastralen und colo-rectalen Carcinomen als
besonders wichtig, da auch aufgrund der unterschiedlichen Zell-
kinetik und des variablen Wachstumverhaltens Tumorremissionen
am Magen mit dem FAM-Schema nur in 50%, am Colon mit 5-Fluoroura-
cil nur in 20% erzielt werden können. Die dazu notwendige Cytostaticatestung durch den Einbau von DNS-Vorstufen erweist sich
als ungenau, die Tumor-Heterotransplantation als sehr aufwendig.

Das 2-Schichten Soft-Agar Verfahren mit Koloniebildung von Tumorstammzellen ermöglicht es, relativ rasch und zuverlässig Onkobio-
gramme für maligne Lymphome, Ovarialtumoren und Melanome zu erstellen (5). Jedoch wurden seit 1980 nur ca. 240 ausgewählte Adenocarcinome des Magen-Darm-Traktes mit diesem Verfahren kultiviert (1, 2, 3, 4, 5).

Die Problematik der Methode liegt für die soliden Adenocarcinome
in der Aufarbeitung zu einer Einzelzellsuspension mit geringer
Zellausbeute, mit Zellschädigung und -selektion, ferner in der
niedrigen Wachstumsrate und in der Auswertung der oft verunrei-
nigten Kulturen.

Erfahrungen mit Stammzellkulturen von 64 soliden Adenocarcinomen
in einem modifizierten Soft-Agar Verfahren sollen deshalb mitge-
teilt werden.

Material und Methode

Aufgearbeitet wurden 13 gastrale und 51 colo-rectale unselektier-
te, unterschiedlich differenzierte, überwiegend nekrotisierende,
teilweise verschleimende, solide Adenocarcinome. Jeweils 0,5 bis
3 g frisches Tumorgewebe wurde erst mechanisch mit Skalpell und
Sieb, dann enzymatisch mit 0,8% Collagenase Typ IV bei 37°C für
30 min zu einer Suspension aus Einzelzellen und Gewebeverbänden
bis zu 100 Zellen zerkleinert. Zellzählung und Vitalitätsprüfung
mit Trypanblau, erforderliche Zellzahl >3 x 10^6. Je 5 x 10^5 vitale Zellen wurden in angereichertem Kulturmedium (CMRL 1066,

Chirurgisches Forum '83
f. experim. u. klinische Forschung
Hrsg.: H.W. Schreiber
© Springer, Berlin Heidelberg 1983

15% Pferdeserum, Insulin, Glutamin, Asparagin, DEAE-Dextran,
Mercaptoäthanol) (5) mit O,3% Agarose (Overlayer) auf angerei-
chertes McCoy's Medium (10% Kälber- und 5% Pferdeserum) mit O,5%
Agarose (Underlayer) in Petrischalen gegossen.

Kultiviert wurde über 21 Tage bei 37°, 5% CO_2 und 100% Feuchte.
Ausgewertet wurden jeweils native und formalinfixierte, nach
Papanicolaou gefärbte Overlayer vom 1., 7., 14. und 21. Tag. Als
Kolonien wurden Zellansammlungen über 30 Zellen und über 70 μm
Durchmesser mit scharfer Begrenzung und morphologisch vitalen
Zellen angesehen. Die Cloning efficiency (C.E.) entsprach der
Zahl der Tumorzellkolonien x 100/Zahl der vitalen kultivierten
Zellen.

Ergebnisse

1. Aus 45 der 64 (71,4%) aufgearbeiteten gastralen und colo-
   rectalen Carcinome ließen sich ausreichend viele vitale Zellen
   (>3 x 10^6) gewinnen.
2. Gute Einzelzellsuspensionen fanden sich bei 9 von 45 (20%)
   Tumoren, bei 36 von 45 (80%) auch Gewebeverbände bis 100 Zellen, Nekroseanteile und reichlich Schleim.
3. Tumorstammzellkolonien ließen sich nur nach Färbung sicher
   von Nekrosen und Schleim abgrenzen.
4. Kolonien wuchsen bei 7 von 9 (77,8%) Magen- und bei 27 von
   36 Colon-Rectumcarcinomen (75,0%). Cloning efficiency für
   Magencarcinome: O,155 $\pm$ O,079, für Colon-Rectumcarcinome:
   O,424 $\pm$ O,423. Bei 30 von 34 lag die C.E. über O,OO6.

Diskussion

Die Kultur von menschlichen Tumorstammzellen soll eine indivi-
duelle Testung von Cytostatica ermöglichen. Dazu werden beim
Soft-Agar-Verfahren ausreichend viele lebende Zellen und eine
hohe Wachstumsrate benötigt (5).

Bei den soliden gastralen und colo-rectalen Adenocarcinomen
können, nachdem die Tumoren nicht forciert zu Einzelzellen zerkleinert und die Kolonien nach Färbung identifiziert wurden, aus
ca. 2/3 der aufgearbeiteten Gewebe Tumorstammzellkolonien gezüchtet werden, was den günstigsten bisherigen Ergebnissen (5) entspricht. Dabei scheint die Cloning efficiency für die colo-rectalen Carcinome um das 1,2 bis 10fache über den bislang publizierten Resultaten (1, 2, 5) zu liegen. Auch erreichten 30 von 34
(88%) der Tumoren die für eine Testung zumindest erforderlichen
30 Kolonien pro Kulturplatte (5), entsprechend einer C.E, von
über O,OO6.

Eine Testung von Cytostatica müßte also bei 2/3 (30 von 45) der
aufarbeitbaren Tumoren möglich sein. Jedoch ließen sich nur aus
71,4% (45 von 64) der unausgewählten von bindegewebigen Stroma
durchsetzten, teils nekrotischen, teils verschleimenden Tumoren
ausreichend viele Zellen gewinnen.

Insgesamt erscheint es mit der beschriebenen Methode möglich, bei knapp der Hälfte (30 von 64) der soliden Adenocarcinome von Magen, Colon und Rectum ein individuelles Onkobiogramm innerhalb von 3 Wochen zu erstellen.

Zusammenfassung

Für ein modifiziertes 2-Schichten Soft-Agar Verfahren wurden 64 unausgewählte, solide gastrale und colo-rectale Adenocarcinome aufgearbeitet.

Ausreichend viele (>3 x 10^6) vitale Zellen ließen sich von 45 Tumoren (71,4%) gewinnen, gute Einzelzellsuspensionen nur in 20%, in 80% auch Gewebeverbände, Nekroseanteile und Schleim. Tumor-stammzellkolonien ließen sich erst nach Papanicolaou-Färbung sicher identifizieren.

Kolonien fanden sich in 7 von 9 Magen- und in 27 von 36 Colon-Rectumcarcinomen (ca. 75%). Die Cloning efficiency lag für die Colontumoren sehr günstig (0,424 colo-rectale, 0,155 gastrale Ca).

Eine Cytostaticatestung könnte mit dieser Technik bei fast 50% (30 von 64) der Tumoren durchgeführt werden.

Summary

64 nonselected solid adenocarcinomas of stomach, colon, and rectum were prepared for a modified double-layer soft-agar technique. More than the necessary 3 x 10^6 tumor cells could be obtained from 45 specimens; in only 20% was there a good single-cell suspension, in 80% also cell clusters, mucus, and necrotic tissue. For definite identification of the stem cell colonies, Papanicolaou staining was necessary. In 75% the plated carcinoma (7/9 gastric and 27/36 colorectal) formed typical colonies. The cloning efficiency for large bowel tumors was favorable (0.424 for colorectal and 0.155 for gastric).

Using this technique drug assays would be possible in about 50% (30/64) of these gastrointestinal adenocarcinomas.

Literatur

1. DANIELS JR, DANIELS AM, LUCK EE, WHITMAN B, CASAGRANDE JT, SKINNER DG (1981) Chemosensivity of human neoplasmas with in vitro clone formation. Cancer Chemother Pharmacol 6: 245
2. LABOISSE CL, AUGERON C, POTET F (1981) Growth and Differentiation of Human Gastrointestinal Adenocarcinoma Stem Cells in Soft Agarose. Cancer Res 41: 310
3. PERKINS M, VONHOFF DD (1981) Experience with a two layer soft agar system for growing gastrointestinal tumors. In: Stroehlein JR, Romsdahl MM (eds) Gastrointestinal Cancer. Raven Press, NY, pp 381

4. SCHLAG P, WOLFRUM J, VERGANI G, SCHREML W, HERFARTH Ch (1982)
   Wachstum von Tumorzellkolonien bei menschlichen soliden Tumoren. DMW 21/32: 1173
5. VON HOFF DD, CASPER J, BRADLEY E, SANDBACH J, JONES D, MAKUCH
   R (1981) Association between human tumor colony-forming
   assay results and response of an individual patients tumor to
   chemotherapy. Amer J Med 70: 1027

Dr. Th. Riemenschneider, Chirurgische Universitätsklinik, Calwer
Str. 7, D-7400 Tübingen 1

18. Führt die Instillation von Interferon in malignen Ergüssen zu einer lokalen Steigerung der natürlichen Killer-Zell (NK) Immunität?

Effects of Instillation of Interferon on Local and Systemic Natural Killing (NK)

J. Wiegele[1], G. Gastl[2], D. Niederwieser[2], R. Margreiter[1], G. Emödi[3] und Ch. Huber[1]

[1]I. Univ. Klinik für Chirurgie (Vorstand: Prof. Dr. F. Gschnitzer)
[2]Univ. Klinik für Innere Medizin (Vorstand: Prof. Dr. H. Braunsteiner) der Universität Innsbruck,
[3]Tiefenauspital, Med. Klinik der Universität Bern

Zielsetzung

In den letzten Jahren wurden aus mehreren klinischen Studien Hinweise erhalten, daß sowohl α-, wie auch β-Interferon (α-IFN, β-IFN) gewisse antineoplastische Wirkung besitzen (1). Ob Interferone selbst direkt tumor-cytotoxisch wirken, oder ob der Therapieerfolg durch Aktivierung eines zusätzlichen cellulären Effektormechanismus bedingt ist, ist derzeit Ziel zahlreicher Untersuchungen (2). Die potentielle Wichtigkeit cellulärer Effektormechanismen für die Vermittlung IFN-induzierter Tumorcytotoxizität wird durch die erst jüngst erfolgte Entdeckung einer als natürliche Immunität bezeichneten Aktivität von bestimmten Blutlymphocyten unterstrichen (3). Diese Aktivität ist IFN abhängig und gegen embryonale, virustransformierte und maligne Zellen autologer, allogener und xenogener Natur gerichtet. Ziel der vorliegenden Untersuchung war es zu prüfen, inwieweit die Instillation von IFN in maligne Pleuraergüsse a) zu klinischen Remissionen dieser Tumormanifestationen führt und b) diese erhofften klinischen Effekte mit einer Aktivierung der natürlichen Immunreaktivität assoziiert werden können.

Methodik

Ergebnisse von 4 aufeinanderfolgenden Patientinnen mit malignem Pleuraerguß im Rahmen eines metastasierenden Mammacarcinoms werden hier dargestellt. In 3 Fällen war die Metastasierung auf eine Pleurahöhle beschränkt, in einem weiteren Fall fanden sich zusätzlich multiple endothorakale Lymphknotenmetastasen. 5×10^6 Einheiten α- oder β-IFN (Firma Virogen, Basel/Schweiz) wurden zur Stunde O, 48 und 96 langsam intrapleural instilliert. Vor der

Chirurgisches Forum '83
f. experim. u. klinische Forschung
Hrsg.: H.W. Schreiber

letzten IFN-Gabe wurden die Pleuraergüsse durch Punktion weitgehend entleert. Es erfolgte keine systemische Therapie. Die
klinische Erfolgsbeurteilung erfolgte durch wöchentliche Thorax-
Röntgen-Kontrolle nach insgesamt 6 Wochen.

Als Meßparameter der spontanen, zellvermittelten Cytotoxizität
untersuchten wir einerseits die in vitro Lyse der Tumorlinie
K-562, sowie die Zahl großer granulärer Lymphocyten (GGL) an mononucleären Zellen des Blutes und der Pleuraexsudate. Die dies-
bezüglichen Methoden wurden bereits andernorts ausführlich dargestellt (4). Um durch Prostaglandin vermittelte Hemmungen der
Lyse von K-562-Zellen zu erfassen (5), wurden die in vitro Versuche auch in Gegenwart von Indomethazin (10 µg/ml) durchgeführt.

Ergebnisse

Vor Beginn der IFN-Therapie verglichen wir die Zahl der GGL,
sowie die Fähigkeit zur spontanen Cytotoxizität gegenüber der
Zellinie K-562 zwischen mononucleären Zellen des Blutes und der
Pleuraexsudate. Dabei zeigte sich, daß die spontane Tumorcytotoxizität vorwiegend eine Funktion von Blutzellen darstellt. So
war die Zahl von GGL im Blut 14,8 + 2,6 % (Bereich 3 - 36 %),
während in den Pleuraexsudaten im Mittel lediglich 7,0 + 1,4 %
(Bereich 1 - 21 %) nachgewiesen wurden. In gleicher Weise betrug
die Cytotoxizität gegenüber K-562-Tumorzellen im Blut bei einem
Effektor:Zielzellen Verhältnis von 25:1 21,7 + 1,5 % (Bereich
9 - 32 %), während in der Pleura im Mittel lediglich 5,0 + 2,3 %
(Bereich 2 - 10 %) Lyse gefunden wurde. Es schien daher von
Interesse zu prüfen, inwieweit das zwischen Blut und den malignen Ergüssen bestehende Gefälle in den beiden Meßparametern spontaner Tumorcytotoxizität durch lokale Interferon-Instillation
zugunsten der befallenen Region beeinflußt werden kann. Die weitere Verlaufsbeobachtung unserer 4 Patientinnen, bei denen unter
engmaschiger Kontrolle der spontanen Cytotoxizität und der Zahl
von GGL insgesamt 12 IFN-Instillationen durchgeführt wurden, ergab diesbezüglich klare Ergebnisse: Auf keine dieser lokalen
IFN-Gaben kam es zu einer relativen oder absoluten Vermehrung
der Zahl von GGL oder der K-562-Lyse im Vergleich zu den Blut-
werten (Ergebnisse nicht dargestellt). Somit erhielten wir keine
Hinweise, daß lokale IFN-Instillationen in malignen Ergüssen zu
einer bevorzugten Akkumulation von Effektorzellen der spontanen
Tumorcytotoxizität und/oder zu einer bevorzugten funktionellen
Aktivierung derselben am Ort der Applikation führen.

Die im Rahmen dieser klinischen Studie eingesetzten Präparationen
von α- und β-IFN waren in vitro in der Lage, die spontane durch
GGL vermittelte Cytotoxizität der Zellinie K-562 deutlich zu
steigern. Ein ähnlicher Effekt auf die Funktion von GGL konnte
von uns bei in vivo Verabreichung jedoch nicht beobachtet werden. Im Gegensatz zu den besprochenen in vitro Daten beobachteten
wir im Blut auf IFN-Gabe einen Abfall der Cytotoxizität gegenüber K-562-Zellen. Dieser Abfall war reversibel, nach 24 h maximal ausgeprägt und nur teilweise durch Abfall der Zahl von GGL
zu erklären. Ein typischer Verlauf ist in Abb. 1 dargestellt. Die
gesammelten Daten sind in Tabelle 1 aufgeführt. Ebenfalls enthalten sind in dieser Tabelle die Ergebnisse der Blockierung der PG-
Synthetase mittels Indomethazin.

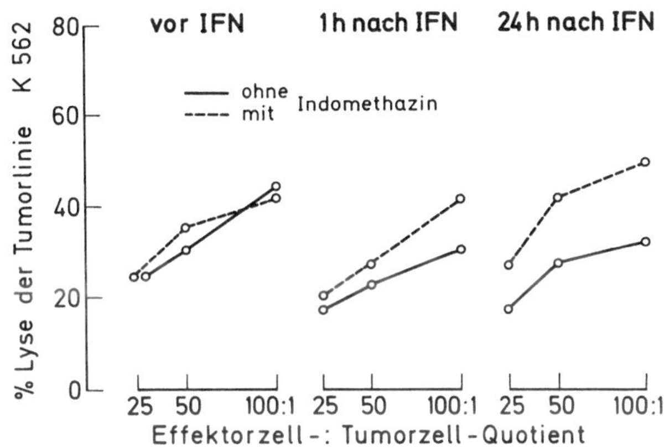

Abb. 1. Spontane Tumorcytotoxizität in % spezifischer Lyse ± mittlere Standardfehler der Zellinie K 562 bei zwei verschiedenen Effektorzell-:Tumorzellquotienten

Tabelle 1. Einfluß der in vivo Applikation von α- (1 Fall) oder β-IFN (3 Fälle) auf die spontane Tumorcytotoxizität in Abwesenheit und Gegenwart von Indomethazin

Lyse von K 562 Zellen - Spontane Tumorcytotoxizität		
	25 : 1	100 : 1
I. Vor IFN-Therapie		
A) ohne Indomethazin	25,8 ± 4,3	38,2 ± 6,1
B) mit Indomethazin	25,2 ± 4,8	40,2 ± 3,9
Differenz (B-A)	-0,6	+2,0
II. 24h nach IFN-Therapie		
A) ohne Indomethazin	21,0 ± 6,0	31,2 ± 5,5
B) mit Indomethazin	26,4 ± 5,1	49,6 ± 5,4
Differenz (B-A)	+5,4	+18,4

Wie ersichtlich, ist die Hemmung der Cytotoxizität nach Gabe von α- bzw. β-IFN komplett durch Zugabe von Indomethazin aufzuheben. Wir schließen daraus, daß unsere IFN-Präparationen in vivo auch zu einer Aktivierung des Prostanglandin-Systems führen. Die dabei freigesetzten Prostaglandine hemmen die natürliche Cytotoxizität, können jedoch durch pharmakologische Dosen von Prostaglandin-Synthetase-Hemmern blockiert werden.

Die klinische Erfolgsbeurteilung unserer Patientinnen ergab ein rasches Wiederauffüllen der malignen Ergüsse in 3 von 4 Fällen. Ein positiver Therapieeffekt war somit lediglich bei einer Patientin wahrscheinlich.

Zusammenfassung

In der vorliegenden Arbeit untersuchten wir den Einfluß der lokalen Instillation von α- bzw. β-IFN auf a) den klinischen Verlauf und b) die Effktorzellzahl und den Funktionszustand spontaner zellvermittelter Tumorcytotoxizität. Eine anhaltende Ergußrückbildung konnte durch 3-malige Verabreichung von 5×10^6 IFN-Einheiten nur in 1 von 4 Patientinnen beobachtet werden. In gleicher Weise war diese Therapie nicht in der Lage, lokal oder systemisch zu einer Steigerung der Zahl und/oder der funktionellen Aktivität der natürlichen zellvermittelten Tumorcytotoxizität zu führen. Im Gegensatz zur in vitro Verabreichung war bei in vivo Verabreichung sogar eine Hemmung der Tumorzell-Lyse zu beobachten. Diese Hemmung war durch pharmakologische Dosen von Indomethazin komplett reversibel und dürfte somit durch Prostaglandine vermittelt sein. Diese Beobachtung gibt einen neuen Ansatzpunkt zur rationalen Planung therapeutischer IFN-Studien, welche prüfen sollen, inwieweit die zusätzliche Gabe von Prostaglandin-Synthetase-Hemmern in vivo den antineoplastischen Effekt von IFN zu steigern vermag.

Summary

The effects of local pleural instillation of α- and β-IFN on clinical course and NK was studied in previously untreated breast cancer patients with malignant effusions. NK was investigated by determining effector cell numbers and natural cytotoxicity to K-562 tumor cells in vitro. In only one patient was a regression of pleural effusions observed after application of a total of 15×10^6 units of IFN. Comcomitantly, IFN therapy caused no local or systemic increase of NK cells or natural cell-mediated cytotoxicity. In contrast to in vitro results, in vivo administration of IFN even resulted in a decrease of NK capacity. This blocking phenomenon was completely reversible by addition of pharmacological doses of indomethacin. Thus a prostaglandin (PG)-mediated block in NK has to be assumed. Further studies are warranted to determine the best modalities for IFN treatment. Our findings provide evidence that combined administration of IFN and PG synthetase blocking reagents might result in better antitumor efficiency of IFN in vivo.

Anerkennungen

Diese Untersuchungen wurden mit Unterstützung der "Österreichischen Fonds zur Förderung der wissenschaftlichen Forschung" Projekt Nr. 4578 sowie der "Jubiläumsfonds" der Österreichischen Nationalbank durchgeführt. Für hervorragende technische Mitarbeit sind wir Fr. A.M. Födinger und Frl. J. Pichl zu Dank verpflichtet.

Literatur

1. KRIEM M (1980) Review: Towards tumor therapy with interferons. Part II. Interferons: in vivo effects. Blood 55: 875-884

2. PERUSSIA B, SANTOLI D, TRINCHIERI G (1980) In: Regulatory functions of interferon: Interferon modulation of natural killer cell activity. Annals NY Acad Sci 350: 55-62
3. HERBERMAN RB, HOLDEN HT (1978) Natural cell-mediated immunity. Adv Canc Res 27: 305
4. GASTL G, SCHMALZL F, HUHN D, GATTRINGER C, HUBER Ch (in press) Untersuchungen zur Morphologie und Funktion großer, granulärer Lymphozyten. I. Ergebnisse bei Normalpersonen. Blut
5. KOREN HS, ANDERSON SJ, FISCHER DG, COPELAND CC, JENSEN PJ (1982) Regulation of human natural killing. I. The role of monocytes, interferon and prostaglandins. J Immunol 127: 2007-2013

Dr. J. Wiegele, I. Universitäts-Klinik für Chirurgie der Universität Innsbruck, Anichstraße 35, A-6020 Innsbruck

19. Infrarot – Kontakt – Coagulation versus Kryochirurgie als Therapie solider Tumoren

Infrared – Contact – Coagulation Versus Cryosurgery as a Therapy for Solid Tumors

C. Lersch, C. Hammer, M. Lauterjung und O. Ganhof

Institut für Chirurgische Forschung und Chirurgische Klinik,
Klinikum Großhadern der Universität München

Bisher wurde die Infrarot-Kontakt-Coagulation, die 1975 in München entwickelt wurde, hauptsächlich zur Blutstillung an parenchymatösen Organen - wie Leber und Milz - eingesetzt (1). Aber auch Hämorrhoiden, Erkrankungen der Cervix uteri und Hämangiome konnten damit erfolgreich behandelt werden.

Der für die folgenden Untersuchungen bei malignen Tumoren verwendete Infrarot-Saphir-Coagulator (ISK, Hersteller Dr. Naht) besteht aus einer stromnetzabhängigen Energiequelle, aus einer 250 Watt Wolfram-Halogen-Lampe, einem goldbeschichteten Reflektor und einem Saphir-Einkristall ($Al_2 O_3$). Die von der Halogenlampe ausgesandte Strahlung (maximales Emissionsspektrum bei 900 nm) wird vom Reflektor gebündelt und durch den Saphir auf das Gewebe übertragen. Der Vorteil dieses Saphirs ist die rasche Ableitung der Oberflächenwärme, was die Carbonisierung des coagulierten Gewebes vermindert, und die Eindringtiefe (2-4 mm) der Wärmestrahlung vergrößert. Die Ausgangsleistung des Coagulators beträgt 120 Watt.

Die Anwendung der Kryochirurgie in der Tumorbehandlung wurde an anderer Stelle ausführlich dargestellt (2). Mit einer durch flüssigen Stickstoff gekühlten Sonde (Kryogerät der Union Carbide, Typ E - 2) wird dabei Tumorgewebe innerhalb von 30 s auf -160°C abgekühlt.

Die vergleichende Anwendung beider Methoden in der Therapie solider Rattentumoren sollte die Frage klären, ob die nach Kryotherapie beobachteten immunologischen Reaktionen in ähnlicher Form auch nach Infrarottherapie auftreten.

Material und Methodik

Zunächst wurden 51 weiblichen Inzuchtratten des Stammes Long-Evans (LE) mit einem Körpergewicht über 120 g am Tag 0 ca. 1 x 10^8 Walker 256 Carcinosarkomzellen subcutan am Rücken injiziert.

Chirurgisches Forum '83
f. experim. u. klinische Forschung
Hrsg.: H.W. Schreiber
© Springer, Berlin Heidelberg 1983

Die Vitalität der Zellen von 50% wurde mit dem Trypanblauexklusionstest bestimmt. Am Tag 3 wurden die Tiere in die in Tabelle 1 angegebenen Gruppen randomisiert und in Äthernarkose entweder splenektomiert, scheinoperiert oder nicht operiert. Am Tag 7 wurden die nun etwa 1,0 - 1,5 cm großen Tumoren der Gruppe I mit dem Infrarot-Coagulator verkocht (Einwirkungszeit 10 - 15 s), die der Tiere der Gruppe II 30 s lang mit der Kryosonde vereist. Auswertungskriterien waren Tumorangehraten, Heilungsquoten und Überlebenszeiten der nicht geheilten tumortragenden Tiere.

Tabelle 1. Tumorangehrate in %, Heilungsquote in % und Überlebenszeit in Tagen (d) bei infrarotkontaktcoagulierten bzw. kryotherapierten Ratten

	Tumorangehrate (%)	Heilungsquote (%)	Überlebenszeit (d)
I. Infrarot-Therapie:			
O , Splenektomie (n=6)	100	66	19,0
O , Sham Op (n=5)	100	80	14,0
O , keine Op (n=7)	100	71	20,0
II. Kryotherapie:			
O , Splenektomie (n=10)	100	60	16,5
O , Sham Op (n=8)	100	37	17,2
O , Keine Op (n=7)	100	100	-
III. Kontrolle:			
O , (n=8)	100	O	19,1

Nach therapiebedingter totaler Remission der Tumoren erfolgte ein "Challenge" mit 1 x 10^8 Tumorzellen am Tag 60.

Am Tag 69 wurden die so vorbehandelten Ratten getötet, und jeweils Thymus und Milz entnommen. Aus diesen Organen wurden Einzelzellsuspensionen hergestellt (5 x 10^8 Zellen), die mit vitalen Tumorzellen im Verhältnis 10:1 30 min bei 37°C in vitro incubiert und anschließend in weibliche LE-Ratten subcutan in den Rücken injiziert wurden (Winn-Assay). Zur Kontrolle wurden Thymus- und Milzzellen von normalen Ratten eingesetzt.

Nach dem Transfer der Suspensionen wurde die Zahl der sich entwickelnden Tumoren registriert. 8 Ratten wurden nur 5 x 10^7 Tumorzellen gespritzt (Gruppe C in Tabelle 2).

Tabelle 2. Winn-Assay: Tumorincidenz von Walker-Carcinomen in LE-Ratten nach in vitro Kultivierung von sensibilisierten bzw. normalen Lymphocyten aus Milz und Thymus und den nicht inoculierten Tumorzellen

			Tumorincidenz (%)
Gruppe			
A.a.	0,	Infrarot - Milz (n=10)	10
b.	0,	Infrarot - Thymus (n=11)	0
B.a.	0,	Kontrolle - Milz (n=10)	60
b.	0,	Kontrolle - Thymus (n=11)	73
C.		Kontrolle (n=8)	100

Ergebnisse

Mittels Infrarottherapie konnten bei splenektomierten Tieren 66% der Tumoren, bei scheinoperierten 80% und bei nicht operierten 71% der Tumoren zerstört werden, mittels Kryotherapie 60% bei splenektomierten, 37% bei scheinoperierten und 100% bei nicht operierten. Die Überlebenszeiten von nicht geheilten Tieren wurden durch Splenektomie und Scheinoperation, d.h. nur Hautschnitt, reduziert (Tabelle 1). Tumorchallenge führte zu keinem Tumorwachstum in den durch Infrarot- bzw. Kryotherapie geheilten Tieren.

Nach Incubation mit durch Infrarottherapie sensibilisierten Milz- (Gruppe A.a. in Tabelle 2) bzw. Thymus- (Gruppe A.b.) - Lymphocyten bildeten sich aus 1×10^7 subcutan inoculierten Walker-Carcinom-Zellen in 10% bzw. 0% der Tiere solide Tumoren, an denen die Tiere starben. Die Incubation mit Milz- bzw. Thymuslymphocyten aus normalen Tieren schützte nur 40% bzw. 27% der mit dem Lymphocyten-Tumorzellgemisch gespritzten Tiere vor dem tödlichen Tumorwachstum.

Die durch Infrarottherapie erzeugte Immunität gegen Tumorchallenge wurde diaplacentar auf junge Ratten nicht übertragen.

Diskussion

Ähnlich wie nach Kryochirurgie konnte nach Infrarot-Kontakt-Coagulation von soliden Walker Carcinomen in Ratten eine langdauernde Immunität erzeugt werden (62 Tage). Wie früher berichtet (2), waren dafür in kryotherapierten Tieren wahrscheinlich IgM bildende Milz-B-Lymphocyten verantwortlich. Da nun nach Splenektomie und Infrarot-Kontakt-Coagulation gegenüber den Kontrolltieren, die nur infrarotcoaguliert wurden, mehr Tiere an

den Tumoren starben, muß die hier erzeugte Immunität wohl auch
auf celluläre oder humorale Elemente der Milz zurückgeführt werden. Bestätigt wird diese Annahme durch die Ergebnisse des Winn-
Assay, wobei allerdings Thymuszellen einen noch größeren Einfluß
auf die Tumorabwehr hatten. Die tumorcytotoxischen Lymphocyten
scheinen sich also vor allem im Thymus und im Gegensatz zur Kryotherapie in geringerem Ausmaß auch in der Milz zu konzentrieren.
Hier hatten sensibilisierte Thymuslymphocyten keinen Effekt.

Es erhebt sich die Frage, ob sich die Antigene, die entweder
durch Verkochung oder Vereisung von Tumorzellen entstehen, unterscheiden. Da unterschiedliche Lymphocytenpopulationen angesprochen werden, muß die Antwort positiv ausfallen.

Entgegen dem von VOISIN (3) beschriebenen gesteigerten "Enhancement" von Tumoren bei großem Antigenangebot, konnte sowohl nach
Infrarot-Kontakt-Coagulation als auch nach Kryochirurgie, wo jeweils große Mengen von Antigenen freigesetzt werden, dieser Effekt nicht beobachtet werden.

Zusammenfassung

Mittels Infrarot-Kontakt-Coagulation - einer Methode, bei der
hochdosierte Wärmestrahlung angewandt wird - konnten zwischen
70 - 80% Walker-Carcinosarkome bei 18 Ratten zerstört werden.
Durch Kryochirurgie - hier wird mittels einer stickstoffgekühl-
ten Sonde das Gewebe auf -160°C abgekühlt - wurden zwischen
40% und 100% tumortragender Ratten (n=25) geheilt. Eine lang
dauernde Immunität gegenüber Tumorchallenge (60 Tage) wurde bei
allen überlebenden Tieren gefunden. In einem Winn-Assay, wo sensibilisierte Milz- bzw. Thymuslymphocyten mit Tumorzellen in
vitro incubiert und auf normale Ratten (n=42) übertragen wurden,
wurde die therapiebedingte Immunkompetenz beider Lymphocyten-
arten nachgewiesen.

Summary

Infrared contact coagulation - application of intensive heat radiation - cured 70%-80% of Walker carcinosarcoma-bearing rats
(n = 18). Cryosurgery - freezing of tissue at -160°C - cures
40%-100% of tumor-bearing animals (n = 25). A long-lasting re-
sistance against rechallenge by tumor cells (60 days) could be
developed in all surviving animals. Immunocompetence of both
lymphocyte populations was proven in a Winn assay when sensi-
tized spleen or thymus lymphocytes were incubated together with
tumor cells in vitro and transferred to normal rats (n = 42).

Literatur

1. LAUTERJUNG KL, NATH G, HEBERER G (1982) Blutstillung mit
   einem neuen Infrarot-Saphir-Coagulator (ISC-81). Chirurg
   53: 88-92

2. GANGHOF O, FEIFEL G, HAMMER C, BRENDEL W (1982) Einfluß der
   Kryochirurgie auf die Tumorabwehr. In: Weller S (Hrsg) Chirurgisches Forum 82 für experim. und klinische Forschung.
   Springer, Berlin Heidelberg New York, S 105-109
3. VOISIN GA (1971) Immunological Facilitation, a Broadening of
   the Concept of the Enhancement Phenomenon. Progress in Allergy
   15: 328-485

Dr. C. Lersch, Institut für Chirurgische Forschung der Universität München, Klinikum Großhadern, Marchioninistr. 15, D-8000
München 70

20. Die adjuvante Behandlung von Weichteilsarkomen mit Lysolecithin – Einer neuen Klasse von Antimetaboliten

Adjuvant Treatment of Soft Tissue Sarcomas with Lysolecithin – A New Class of Antimetabolites

O. Bertermann[1], R. Andreesen[2] und M. Runge[2]

[1]Chirurgische Universitätsklinik Heidelberg (Direktor: Prof. Dr. Ch. Herfarth)
[2]Max-Planck-Institut für Immunbiologie Freiburg

Trotz radikaler en bloc Resektion treten bei Patienten mit Weichteilsarkomen Fernmetastasen auf (1). Welche Form der adjuvanten Behandlung (Chemo- oder Radiotherapie) postoperativ durchgeführt werden soll, wird zur Zeit aktiv untersucht. Lysolecithine (ALP) stellen eine neue Klasse von Antimetaboliten dar, deren Wirksamkeit in präklinischen und Phase-1 Studien untersucht worden ist (3, 4, 5). Ihre Wirkung kann durch zwei Mechanismen erklärt werden: 1. direkt cytotoxisch, 2. indirekt cytotoxisch (Stimulation von Makrophagen, (3)).

Ziel der vorliegenden Studie ist es, die Wirksamkeit von Lysolecithin (ALP) als Adjuvans an einem soliden Tumormodell zu untersuchen.

Material und Methodik

77 männlichen SD-Ratten wurde an einem Tag 3 mg 3,4-Benzpyren s.c. in den Nacken injiziert. Nach ca. 140 Tagen entwickelten sich an der gleichen Stelle Fibrosarkome. Bei Beginn des Versuchs betrug das Gewicht der Tiere 300-350 g. Das Tumorwachstum wurde einmal wöchentlich bestimmt ($a+b^2$; a=Länge, b=Breite). Wenn die Tumoren ein Gewicht zwischen zwei und vier Gramm erreicht hatten, wurden sie vollständig entfernt. Der Versuch bestand aus folgenden Gruppen: Operation n=30 (Gruppe I), Operation und Chemotherapie (CYVADIC) n=25 (Gruppe II), Operation und ALP n=22 (Gruppe III). 10 bis 14 Tage postoperativ wurde mit der Behandlung begonnen. Die Chemotherapie wurde wie folgt durchgeführt: Cyclophosphamid 500 mg/m^2 i.p. Tag 2; Vincristin 1,5 mg/m^2 i.p. Tag 1, 8, 15; Adriamycin 50 mg/m^2 i.p. Tag 2; Dacarbacin 250 mg/m^2 i.p. Tag 1, 2, 3, 4, 5; nach 21 Tagen wurde der Therapiecyclus wiederholt. ALP wurde über vier Wochen 10 µg/die/Tier p.o. gegeben. Bewertungsparameter waren die Überlebenszeit sowie die Rezidivquote vom Zeitpunkt der Operation an gerechnet.

Chirurgisches Forum '83
f. experim. u. klinische Forschung
Hrsg.: H.W. Schreiber
© Springer, Berlin Heidelberg 1983

Ergebnisse

Tabelle 1 faßt die Ergebnisse bezogen auf die Rezidivhäufigkeit
in allen drei Gruppen zusammen. Sie beträgt 80% in der Gruppe,
die nur operiert wurde, 56% in der Gruppe, die operiert und
anschließend chemotherapiert wurde und 36% in der Gruppe, die
nach der Operation mit ALP behandelt wurde. P < 0,05 III vs II,
I.

Tabelle 1. Lokale Rezidivquote nach Operation, Operation und
CYVADIC, Operation und Lysolecithin (ALP)

	Lokale Rezidivquote %
Operation	80
Operation und CYVADIC	56
Operation und Lysolecithin	36

In Gruppe I (Operation) treten die lokalen Rezidive nach 10 Tagen, in II (Operation und CYVADIC) nach 20 Tagen und III (Operation und ALP) nach 50 Tagen zum ersten Mal auf. In beiden Gruppen (I, II) nimmt die lokale Rezidivquote postoperativ bis zum
Ende des Versuchs kontinuierlich zu (Abb. 1).

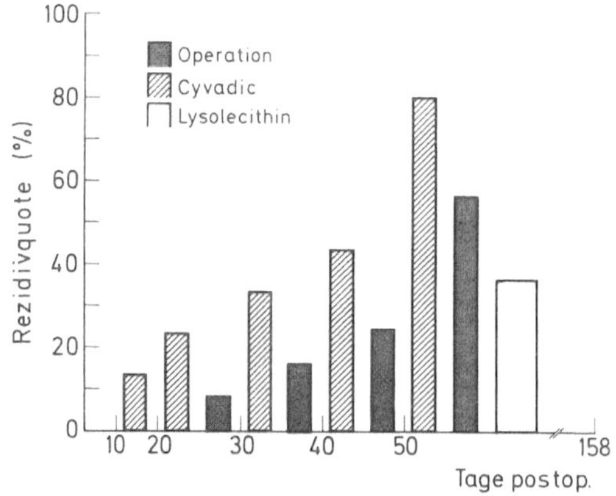

*Abb. 1. Lokale Rezidivquote nach Operation, Operation und CYVADIC, Opera-
tion und Lysolecithin (ALP) - Tag 1 bis 158*

Abbildung 2 zeigt die Überlebensrate in allen drei Gruppen. Die
mittlere Überlebenszeit in Gruppe I (Operation) beträgt 38 Tage,
in Gruppe II (Operation und CYVADIC) 55 Tage und in Gruppe III
(Operation und ALP) 107 Tage. P < 0,05 III vs. II, I.

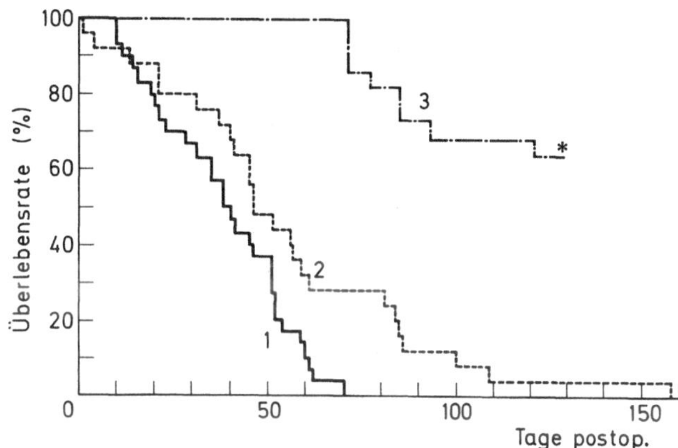

Abb. 2. Überlebensrate (%) nach Operation, Operation und CYVADIC, Operation und Lysolecithin (ALP). 1 = Operation; 2 = Operation und CYVADIC; 3 = Operation und Lysolecithin (ALP)

Diskussion

Die cytotoxische Wirksamkeit von ALP ist an zahlreichen nicht-soliden Tumormodellen nachgewiesen worden (3, 4, 5). Die vorliegenden Daten erweitern das Spektrum ALP sensibler Tumoren im präklinischen Bereich. Es konnte gezeigt werden, daß ALP bei einem soliden Tumormodell (autochthones polymorphzelliges Fibrosarkom) als Adjuvans wirksam ist. Die lokale Rezidivquote wurde gesenkt und die Überlebenszeit verbessert (Tabelle 1; Abb. 1, 2).

Auffallend waren die geringen Nebenwirkungen in der mit ALP behandelten Gruppe im Vergleich zu der mit CYVADIC behandelten Gruppe, bei der gastrointestinale Blutungen, Blasenblutungen und Pneumonien vermehrt (20% vs 50%) auftraten.

Zusammenfassend können wir sagen:
1. Eine postoperative adjuvante Therapie bei Weichteilsarkomen erscheint sinnvoll, da sie in der Lage ist, die Überlebenszeit zu verbessern und die lokale Rezidivquote zu senken.

2. Eine adjuvante Chemotherapie (CYVADIC) erscheint sinnvoll, da auch sie in der Lage ist, die Überlebenszeit zu verbessern und die lokale Rezidivquote zu senken. Die erheblichen Nebenwirkungen schränken ihren Einsatz ein.

3. Für zukünftige Untersuchungen bietet sich eine Kombination aus Chemotherapie und ALP an.

4. Aufgrund der vorliegenden präklinischen und klinischen Daten sollte die Wirksamkeit von ALP in einer größeren Phase-I Studie untersucht werden.

Zusammenfassung

77 männlichen SD-Ratten wurden an einem Vormittag 3 mg 3,4-Benzpyren subcutan in den Nacken injiziert. Nach ca. 140 Tagen entwickelten sich an der gleichen Stelle Fibrosarkome. Bei einer

Größe zwischen zwei und vier Gramm wurde der Tumor vollständig
entfernt. Der Versuch bestand aus folgenden Gruppen: Operation
n=30 (I), Operation und Chemotherapie (CYVADIC) n=25 (II) und
Operation + Lysolecithin n=22 (III). Es konnte gezeigt werden,
daß sowohl die Chemotherapie als auch die Behandlung mit Lysolecithin als Adjuvans in der Lage waren, die lokale Rezidivquote zu senken und die Überlebenszeit zu verbessern. Am wirk-
samsten war die Behandlung mit Lysolecithin, die im Gegensatz zu
der Behandlung mit CYVADIC, bei der vermehrt Magen-Darmblutungen,
Blasenblutungen und Pneumonien auftraten, nur eine geringe Toxi-
zität aufwies.

Die mittlere Überlebenszeit in Gruppe I betrug 38 Tage, in Gruppe II 55 Tage und in Gruppe III 107 Tage. Die lokale Rezidivquote betrug in den entsprechenden Gruppen 80%/56%/36%. P < 0,05
III vs II, I. Ob dieser neue Antimetabolit einmal als Adjuvans
bei Weichteilsarkomen eingesetzt werden kann, bleibt weiteren
klinischen Untersuchungen vorbehalten.

Summary

Three milligrams 3,4-benzpyrene were injected subcutaneously
into the neck in 77 male SD rats. After about 140 days fibrosar-
comas developed at injection site. At a size of 2 -4 g the tumors were completely resected. Three groups were investigated:
operation (n = 30, group I), operation and chemotherapy (CYVA-
DIC) (n = 25, group II), and operation and lysolecithin (n = 22,
group III). It could be shown that both chemotherapy and treatment with lysolecithin were able to reduce local recurrence rate
and improve survival time. Most efficient was treatment with lysolecithin. The median survival time in group I was 38 days, in
group II 55 days, and in group III 107 days. The local recurrence
rate was 80% in group I, 56% in group II, and 36% in group III
(P < 0.05, III vs. II, I). Toxicity in the lysolecithin group
was mild in comparison to the group which had chemotherapy (gastrointestinal bleeding, hemorrhagic cystitis, pneumonia). Further clinical investigation is necessary to prove the efficacy
of lysolecithin as an adjuvant in the treatment of soft tissue
sarcomas.

Abkürzungen

ALP = Alkyl-Lysophospholipid; CYVADIC = Cyclophosphamid, Vincristin, Adriamycin, Dacarbin.

Literatur

1. SHIU MH et al (1981) Management of soft tissue sarcomas. S
   i Oncology 8: 172
2. ROSENBERG SA et al (1978) Prospective randomized evaluation
   of the role of limb sparing surgery, radiation therapy and
   adjuvant chemoimmunotherapy in the treatment of adult soft
   tissue sarcomas. Surgery 84: 62

3. RUNGE M et al (1980) Destruction of human solid tumors by
   lysophospholipids.JNCI 64, No 6: 1301
4. BERDEL WE et al (1982) Phase I study of alkyl-lysophospho-
   lipids in advanced malignant disease. ASCO 18
5. MUNDER PG et al (1976) Lysolecithin analogs: a new class of
   immunopotentiators with antitumor activity. AACR 174
6. GOTTLIEB J et al (1974) Sarcoma chemotherapy. In: Cancer
   chemotherapy: fundamental concepts and recent advances. Chi-
   cago, Year Book
7. SCHMAEHL D (1966) Autochthone Tiertumoren als Testmodelle
   für Krebschemotherapeutika. Arch Pharmazie 303: 173

Dr. med. O. Bertermann, Chirurgische Universitätsklinik, Kirsch-
nerstraße 1, D-6900 Heidelberg

21. Begünstigt die orthograde Darmspülung mit Antibioticazusatz das Auftreten eines Anastomosencarcinoms nach Dickdarmresuktion? – Eine tierexperimentelle Studie

Is There Any Connection Between Whole Bowel Irrigation with Antibiotic Admixture and Anastomotic Cancer After Large Bowel Resection? An Experimental Study in Animals

W. Heitland, Th. Riemenschneider und J. Heinze

Chirurgische Universitätsklinik Tübingen (Direktor: Prof. Dr. L. Koslowski)

Mit Einführung der orthograden Darmspülung in die routinemäßige Vorbereitung zur Dickdarmchirurgie und der perioperativen Antibioticaprophylaxe haben sich die Ergebnisse auf diesem Gebiet deutlich verbessert (3). Neben einer erheblichen Senkung der Wundinfektion wird eine Verringerung der Rate der Anastomoseninsuffizienz und der Harnwegsinfektion angeführt. Für die Chirurgie des Dickdarmcarcinoms werden immer wieder Stimmen laut, die durch die Zugabe von Antibiotica zur orthograden Spülflüssigkeit eine Begünstigung der Entstehung eines lokalen Rezidivs an der Anastomosenlinie sehen wollen (1, 2, 4). Verantwortlich soll sein:
1. die erhebliche Verringerung der physiologischen Dickdarmflora, die bei normaler Quantität das Angehen der Tumorzellen verhüten soll,
2. ein Überwuchern des Dickdarms mit pathologischen Keimen – besonders Anaerobier – in der perioperativen Phase (1, 2) und der möglichen Ausbildung cancerogener Metabolite.

Die vorgelegte Untersuchung soll zeigen, ob durch die orthograde Darmspülung mit Antibioticazusatz und nachfolgender Sigmaresektion bei der Ratte eine bevorzugte Entstehung eines Anastomosencarcinoms ermöglicht wird.

Methodik

Bei 100 männlichen Wistarratten wurde über 20 Wochen einmal wöchentlich 25 mg/kg Körpergewicht 1,2-Dimethylhydrazin zur Induktion eines Coloncarcinoms subcutan injiziert. In der 20. Woche wurde eine Sigmasegmentresektion mit End-zu-End Anastomose in Äthernarkose durchgeführt. Dabei erfolgte unmittelbar nach der Laparotomie über eine Punktion des Duodenums eine orthograde Darmspülung bei 50 Tieren mit 140 ml einer 0,9% NaCl-Lösung, bei 50 Tieren mit einer 0,1% Nebacetinlösung (Neomycinsulfat und Bacitracin). 20 Wochen nach der Operation wurde relaparotomiert und Anastomose sowie der restliche Colonrahmen hi-

Chirurgisches Forum '83
f. experim. u. klinische Forschung
Hrsg.: H.W. Schreiber
© Springer, Berlin Heidelberg 1983

stologisch untersucht. Prä-, intra- und 4 Tage postoperativ
wurde eine entsprechende Stuhlprobe entnommen und der bakteriologischen Untersuchung zugeführt. Die Kultivierung aerober Abstriche erfolgte zunächst auf Blutagarplatten und zur weiteren
Differenzierung auf Endoagar (Enterokokken), Cled - Agar (E. coli)
und Leifson - Agar (Proteus, Salmonellen). B-Streptokokken wurden mit dem CAMP-Test nachgewiesen. Aerobe Abstriche wurden auf
entsprechenden Kochagarplatten zum Ausschluß von B-Streptokokken,
auf Kanamycin-Vancomycin Kochagarplatten zum Nachweis von Bakte-
roides und auf Tomatenkochplatten zum Nachweis von grampositiven
und gramnegativen Stäbchen kultiviert.

Ergebnisse

Im postoperativen Verlauf verstarben 5 Tiere aus der Antibioticagruppe (A) und 4 aus der Kontrollgruppe (B) an lokalen oder allgemeinen Komplikationen, die nicht der Entwicklung eines Coloncarcinoms zuzuschreiben waren. Zum Zeitpunkt der Entnahme der
Präparate war ohne statistische Bevorzugung einer Gruppe ein Befall des Colonrahmens in 86% festzustellen.

Dabei war in der Gruppe A die Anastomose bei 18/45 Tieren mit
einem Adeno-Ca befallen, in der Kontrollgruppe B bei 16/46 Tieren.

Darüberhinaus war im restlichen Colonrahmen bei 40 Tieren der
Gruppe A und 38 der Gruppe B ohne besondere Bevorzugung einer
bestimmten Lokalisation in den einzelnen Gruppen ein Carcinombefall zu erkennen.

Bei den bakteriologischen Untersuchungen wurde präoperativ für
Aerobier und Anaerobier ein physiologisches Bild der Dickdarmflora gefunden. Im Vergleich der intraoperativen Abstriche beider Gruppen nach orthograder Darmspülung bestand für die Anaerobier kein Unterschied, während für die Aerobier in der Nebacetin-
gruppe eine zusätzliche Verminderung zu finden war. Insgesamt
fiel ein deutlicher Rückgang der Keimzahl in beiden Gruppen auf.
Der postoperative Abstrich zeigte eine Wiederbesiedelung des
Rectums mit der üblichen präoperativen Flora für Aerobier und
Anaerobier.

Diskussion

Die Induktion eines Coloncarcinoms mit 1,2-Dimethylhydrazin
führt bei der Ratte zu einem dem Menschen am ehesten vergleichbaren Tumorbild. Nachteilig ist die Entwicklung eines diffusen
Befalls des Colonrahmens, was für einen definierten operativen
Eingriff mit tumorfreien Resektionsrändern ein enges, oft nicht
zu überwindendes Hindernis darstellt. Bei dem beschriebenen Versuchsmodell ist von Vorteil, daß zum Operationszeitpunkt in aller
Regel makroskopisch noch kein Carcinom entwickelt ist, aber bereits reichlich abgeschilferte atypische Zellen bis hin zum Vollbild der Carcinomzelle intraluminär zu finden sind - ein Zustand,
der nach Entfernung des tumortragenden Abschnitts beim Menschen
vergleichbar anzutreffen ist. Bei der späteren Relaparotomie

und Entnahme des Dickdarms und der Anastomose war zwar in einem
hohen Anteil die Anastomose selbst tumorbefallen, eine Bevorzugung der mit Antibioticazusatz gespülten Gruppe bestand jedoch
nicht.

Ist damit der Verdacht oder gar die Beobachtungen anderer Autoren
widerlegt?

Die orthograde Darmspülung bewirkt in der präoperativen Vorbereitung zur Carcinomchirurgie des Dickdarms neben einer makroskopischen Säuberung auch eine Verminderung der Keimzahl und der
abgeschilferten Tumorzellen zum Zeitpunkt der Operation. Wenn
von verschiedenen Autoren durch Zugabe von Antibiotica zur Spülflüssigkeit eine Zunahme des Anastomosenrezidivs beschrieben wurde, so muß in der Wirkung des Antibioticums selbst die Verant-
wortung gesucht werden. Es wird zum einen eine Störung der "allgemeinen Abwehrvorgänge" (4) an der offen gelegten Anastomose
angenommen, zum zweiten die rasche Überwucherung pathologischer
Keime postoperativ mit Ausbildung entsprechender cancerogener Metaboliten angeschuldigt.

Für die orthograde Spülung mit Zugabe von Neomycinsulfat und
Bacitracin als 0,1% Lösung hat die eigene Untersuchung im postoperativen Verlauf eine rasche Wiederherstellung der physiologischen Flora nachgewiesen, intraoperativ war es zu einer gegenüber
der Kontrollgruppe deutlichen Verminderung der Aerobier gekommen.
Eine Überwucherung mit pathologischer Dickdarmflora war weder
intra- noch postoperativ nachweisbar. Dieser Vorgang ist aber
durch eine lang andauernde präoperative orale oder entsprechende
postoperative systemische Therapie durchaus möglich. Daher ist
schon unter diesem Gesichtspunkt der kurzdauernden perioperativen antibiotischen Prophylaxe der Vorzug zu geben, eine lange
perorale präoperative Vorbereitung abzulehnen. Die von verschiedenen Autoren angesprochene direkte protektive Wirkung einer physiologischen Flora kann im eigenen Experiment nur zum Teil ent-
kräftet werden. Es ist zwar auch mit einer verminderten Anzahl
Aerobier in der Gruppe A kein höherer Anteil tumorbefallener
Anastomosen zu erzielen gewesen, eine Vergleichsgruppe ohne orthograde Spülung fehlt aber.

Zusammenfassung

Die orthograde Darmspülung mit Antibiotica in der Vorbereitung
zur Carcinomchirurgie des Dickdarms soll das Angehen eines Anastomosencarcinoms begünstigen. Verantwortlich soll sein:
1. Der Wegfall "protektiver Faktoren" der physiologischen Flora
   für die Anastomose.
2. Das postoperative Überwuchern des Colons durch pathologische
   Keime mit Ausbildung cancerogener Metabolite.

Bei der vorgelegten Untersuchung wurde an Ratten mit 1,2-Dime-
thylhydrazin ein Dickdarmcarcinom induziert. Nach präoperativer
orthograder Spülung mit oder ohne Nebacetin-Kochsalzlösung wurde
eine Sigmaresektion durchgeführt. Die zum Operationszeitpunkt
allgemein verminderte Flora erholte sich postoperativ rasch,
eine pathologische Überwucherung bestand nicht. Ein vermehrter
Carcinombefall der Anastomose in der Antibioticagruppe war nicht
festzustellen.

Summary

Preoperative whole bowel irrigation with antibiotics favors
anastomotic recurrence after cancer surgery of the colon. The
loss of the "protective factors" of a physiological intestinal
flora and the postoperative pathological hypertrophy of the colon
with development of carcinogenic metabolites are held responsible.

Our experiments showed that after preoperative whole bowel irrigation with or without neomycin and subsequent sigmoid resection,
the generally diminished intestinal flora recovered soon after
operation. Pathological hypertrophy did not take place.

Tumor induction was carried out for 20 weeks by 1,2-dimethyl-
hydrazine. There was not more cancer at the anastomotic line in
the antibiotic group.

Literatur

1. COHN I, ATIK M (1960) The influence of antibiotics on the
   spred of tumors of the colon. Ann Surg 151: 917
2. HERTER F, SANTULLI T, TERRY S, BUDA J, BEALS R (1962) An experimental study of the influence of intestinal bacterial
   flora on suture line recurrence following resection for carcinoma of the colon. Surg Gyn Obst 114: 267
3. KEIGHLEY M, CRAPP J (1976) Prophylaxis against anaerobic
   sepsis in bowel surgery. Br J Surg 63: 538
4. VINK M (1954) Local recurrence of cancer in the large bowel;
   the role of implantation metastases and bowel disinfection.
   Br J Surg 41: 431

PD Dr. W. Heitland, Chirurgische Universitäts-Klinik, Calwer
Str. 7, D-7400 Tübingen

22. Vergleichende histologische und biomechanische Untersuchungen zum Bandersatz mit verschiedenen alloplastischen Materialien

Histological and Biomechanical Evaluation of Ligament Replacement with Various Alloplastic Materials

R. Neugebauer, C. Burri, L. Claes und J. Piehler

Abteilung für Unfallchirurgie, Hand-, Plastische und Wiederherstellungschirurgie der Universität Ulm (Ärztlicher Direktor: Prof. Dr. C. Burri)

Durch die Entwicklung neuer Implantatwerkstoffe sind in den letzten Jahren neue Ansätze zum alloplastischen Bandersatz erfolgt (1, 2, 3, 4, 5). Als Dauerimplantate sind dabei jene Materialien besonders interessant, die eine Verbindung des alloplastischen Materials mit dem körpereigenen Bindegewebe fördern. Neben dem porösen Teflon sind hier vor allen die in einer Faserstruktur vorliegenden Materialien Kohlenstoff, Aramid und Polyester zu nennen. Die Untersuchungen mit diesen Materialien am gleichen Tiermodell sollen Aufschluß über die Eignung der verschiedenen Materialien geben.

Material und Methode

Getestet wurden 4 verschiedene Implantatmaterialien (Abb. 1):

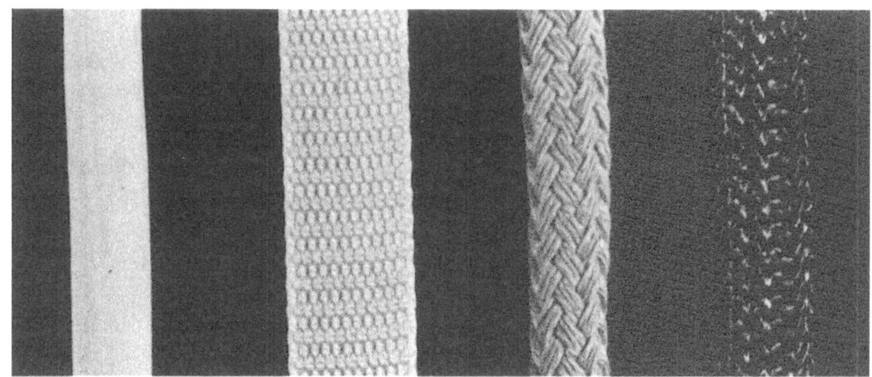

Abb. 1. Bandersatzmaterialien von links nach rechts: Teflon, Polyester, Aramid, Kohlenstoff

Chirurgisches Forum '83
f. experim. u. klinische Forschung
Hrsg.: H.W. Schreiber
© Springer, Berlin Heidelberg 1983

1. Teflonband, expandiertes Polyfluoräthylen (PTFE) in Form
   eines porösen Bandes mit 6,5 mm Durchmesser.
2. Polyesterband aus Polyäthylenterephthalat, gewoben aus 60
   Fäden mit insgesamt 12 000 Fasern.
3. Aramidband aus aromatischem Polyamid, geflochten aus 45 Strängen mit insgesamt 17 100 Fasern.
4. Kohlenstoffband aus hochfesten Graphitfasern, gewoben aus 32
   Strängen mit insgesamt 96 000 Fasern.

Bei 20 Schafen mit einem mittleren Alter von 1 1/2 Jahren und
einem Gewicht zwischen 50 und 60 kg ersetzten wir das mediale
Seitenband des rechten Kniegelenkes. Aramid- und Kohlenstoff-
fasern wurden an der distalen und proximalen Bandinsertionsstelle
unter einer Knochenschuppe mit Schrauben und Unterlegscheiben
fixiert. Das Polyesterband wurde nach Anfrischen des Knochens
auf die Bandinsertionsstellen aufgeschraubt. Die Implantation des
Teflonbandes erfolgte nach dem Bohren von zwei Knochenkanälen
achterförmig über dem Gelenkspalt und wurde verknotet.

Die Kniegelenke wurden postoperativ nicht immobilisiert und die
Tiere belasteten nach wenigen Tagen die Extremitäten voll. 12
Wochen nach Versuchsbeginn erfolgte die Tötung der Tiere und die
Entnahme der kompletten Kniegelenke. Unmittelbar nach Resektion
der Kniegelenkskapsel und der Kreuzbänder wurden die Kniegelenke
in die 4-Punkt-Biegeeinrichtung einer Materialprüfmaschine (Zwick
1440) eingespannt und der mediale Bandersatz durch ein Valgus-
Biegemoment belastet. Ein ca. 5 mm langer Teil des medialen
Bandersatzes sowie Teile der Synovialis kamen zur histologischen
Aufarbeitung. Die tibiale Bandinsertionsstelle wurde als Block
in Methylmethacrylat eingebettet.

Die femorale Bandverankerung prüften wir auf ihre mechanische
Festigkeit. Für die Zugprüfung spannten wir den Femurcondylus und
das Ende des Bandersatzes in die Materialprüfmaschine und rissen
die Bänder (Belastungsgeschwindigkeit 1 cm/min).

Ergebnisse

Alle explantierten Kniegelenke zeigten makroskopisch eine bindegewebige Einscheidung der alloplastischen Materialien. Beim Aramid und Polyester war die Bindegewebshülle leicht vom alloplastischen Material abzuheben, während beim Kohlenstoffaserband das
Bindegewebe fest mit den Fasern verwachsen war. Beim Teflonband
war ein deutlicher Reizerguß vorhanden. Da es nicht zu einem
Festwachsen des Teflonbandes in der femoralen Bandverankerung kam,
war eine Prüfung auf Verankerungsfestigkeit nicht möglich.

Die Ergebnisse der Biegeprüfung der Kniegelenke sind in Abb. 2
dargestellt. Die Steigung der Kurven ist ein Maß für die Elasti-
zität des Bandersatzes nach 12 Wochen Implantation. Ein Vergleich
mit den Eigenschaften des natürlichen medialen Seitenbandes des
Schafskniegelenkes zeigt, daß das Kohlenstoffband diesen Eigenschaften am nächsten kommt. Aramid- und Polyesterband sind etwas
steifer und das Teflonband wesentlich steifer als das natürliche
Band.

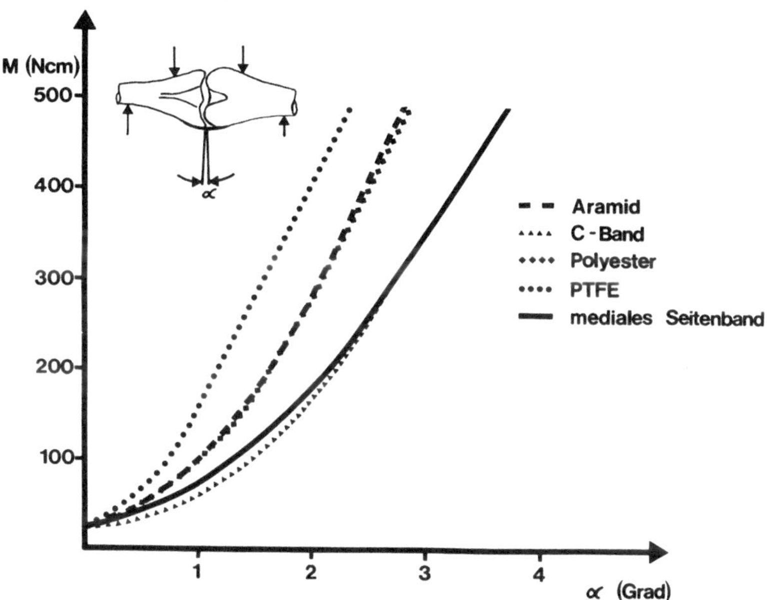

*Abb. 2. Elastizitätsverhalten der verschiedenen Implantatmaterialien nach
12 Wochen Implantation als Bandersatz im Vergleich zum natürlichen medialen
Seitenband*

Die Zugfestigkeitsversuche ergaben für die Verankerung des Ara-
midfaserbandes einen Mittelwert von 218,2 ± 37,7 N, für das
Kohlenstoffaserband 139 ± 19,4 N und für das Polyesterband
54,25 ± 13,5 N. Damit wurden vom Aramid- und Kohlenstoffaserband
ca. ein Drittel der Reißkräfte des natürlichen medialen Seitenbandes erreicht, während das Polyesterband wesentlich niedriger
lag.

Histologisch ergaben sich für Aramidfasern, Kohlenstoffasern und
Polyesterfasern charakteristische Fremdkörperreaktionen mit vereinzelten Riesenzellen. Die Gewebeproben des Teflonbandes zeigten
dagegen in allen Fällen eine ausgeprägte Synovitis. In den un-
entkalkten Knochenschnitten der tibialen Bandverankerungsstellen
finden sich die Implantate in Bindegewebe eingebettet. Nach 12
Wochen beginnt Knochenneubildung in den Randzonen der Veranke-
rungskanäle. Während bei den Polyesterfasern und bei den Aramidfasern geschlossene Bündel zusammenliegen, sind die Kohlenstoff-
fasern stark aufgefächert. Ein Einsprießen von Bindegewebe in das
Teflonband ist nicht zu erkennen.

Diskussion

Die getesteten Implantatmaterialien wiesen mit Ausnahme des
Teflons eine gute Gewebeverträglichkeit auf. Das als biokompati-
bel beschriebene Teflon erzeugte eine starke Synovitis, die
wahrscheinlich auf Abriebpartikel des Teflons zurückzuführen ist.
Morphologisch war die beste Durchdringung der Implantate mit

Bindegewebe und kollagenen Fasern beim Kohlenstoffaserbandersatz
zu beobachten. Während beim Aramid und Polyester im wesentlichen
Bindegewebe nur zwischen die Faserstränge einwuchs und beim
Teflonband nur ein oberflächlicher Verbund zu beobachten war,kam
es beim Kohlenstoffaserband zur Gewebsbildung zwischen den einzelnen Fasern. Dadurch bedingt veränderte sich auch das biomechanische Verhalten des Bandersatzes. Bei der Verformung der
Kohlenstoffasern bildet das Bindegewebe zwischen den Fasern
viscoelastische Elemente, die dem Kohlenstoffbandersatz ein
ähnliches mechanisches Verhalten verleihen wie ein natürliches
Band (1, 5).

Alloplastische Materialien, die keine vergleichbare Verbindung
mit dem körpereigenen Bindegewebe eingehen, behalten weitgehend
die Eigenschaften, die sie in vitro aufweisen. Obwohl Polyester,
Teflon und Aramid in vitro eine größere Dehnungsfähigkeit aufweisen als Kohlenstoffasern, zeigten sie als Bandersatz nach
12 Wochen Implantationszeit eine geringere Dehnungsfähigkeit
(Abb. 2).

Die Verankerungsfestigkeit der auswertbaren Bänder war nach 12
Wochen noch relativ gering, da nur eine bindegewebige Fixierung
an der Bandverankerung vorlag. Eine Zunahme der Verankerungs-
kräfte ist mit zunehmender Implantationszeit zu erwarten.

Zusammenfassung

An 20 Schafen wurden 4 verschiedene Bandersatzmaterialien (Teflon, Polyester, Aramid, Kohlenstoffasern) als medialer Knieseiten-
bandersatz getestet. Nach 12 Wochen waren alle Materialien bindegewebig eingehüllt. Während beim Kohlenstoffaserband die Binde-
gewebsdurchflechtung um die einzelnen Fasern geschieht, werden
bei den anderen Materialien nur Faserbündel umschlossen. Aramid,
Polyester und Teflon sind im Vergleich zum natürlichen Band relativ steif, der Kohlenstoffaserbandersatz kommt dieser Elasti-
zität sehr nahe. Aufgrund der Biokompatibilität, der innigen
Verbindung mit körpereigenem Gewebe und den guten biomechani-
schen Eigenschaften scheinen Kohlenstoffasern als ein geeignetes
Bandersatzmaterial.

Summary

Four different materials (Teflon, polyester, Aramid, and carbon
fibers) were evaluated in 20 sheep knees. The medial collateral
ligament was resected and replaced by one of the materials. After
12 weeks all the ligaments were surrounded by connective tissue.
The tissues incorporated the individual fibers in the carbon
prosthesis, while in the other materials only bundles were surrounded. Compared to the natural ligament, Aramid, polyester, and
Teflon prostheses are relatively stiff. The values of the carbon
fiber prosthesis are very close to those of the natural ligaments. The biocompatibility and the good biomechanical properties
make carbon fibers most suitable for ligament replacements.

Literatur

1. CLAES L, BURRI C, NEUGEBAUER R, WOLTER D, ROSE P (1979) The
   elasticity of various carbon fibre ligament prostheses. 2nd
   Meeting of the European Society of Biomechanics
2. GROOD ES, NOYES FR (1976) Cruciate ligament prosthesis:
   strength, creep and fatigue properties. J Bone Joint Surg
   58 A: 1083-1088
3. JAMES SL, HOMSY CA, PREWETT JM, SLOCUM DB (1979) Cruciate
   ligament stents in reconstruction of the unstable knee. Clin
   Orthop Related Res 143: 90-96
4. JENKINS DHR (1978) The repair of cruciate ligaments with
   flexible carbon fibre. J Bone Joint Surg 60B: 520-522
5. NEUGEBAUER R, BURRI C, CLAES L (1981) Tierexperimentelle
   Untersuchungen mit Kohlenstoffbändern. In: Jäger M, Hackenbroch
   HM, Refior HJ (Hrsg) Kapselbandläsionen des Kniegelenkes.
   Thieme, Stuttgart New York, S 51-53

Dr. R. Neugebauer, Abteilung für Unfallchirurgie, Hand-, Plastische und Wiederherstellungschirurgie der Universität Ulm, Steinhövelstraße 9, D-7900 Ulm

23. Neue Technik der Bandplastik am oberen Sprunggelenk

A New Technique for Ligament Replacement at the Ankle Joint

K. E. Rehm[1], K. Henneking[1], K.-H. Schultheis[1] und F. Schumacher[2]

[1]Unfallchirurgische Klinik am Zentrum für Chirurgie der Justus
 Liebig-Universität Gießen (Leitender Arzt: Prof. Dr. H. Ecke)
[2]Zentrum für Radiologie der Justus Liebig-Universität Gießen
 (Leitender Arzt: Prof. Dr. S. Bayindir)

Gut 25 verschiedene Operationsmethoden zum plastischen Ersatz
der subfibularen Bänder werden in der Literatur der letzten 50
Jahre empfohlen. Nach einer Sammelstatistik von JÄGER und WIRTH
über 417 Fälle war bei 88% ein gutes Ergebnis festgestellt worden. Auch in unseren, bevorzugt nach der Methode von WATSON-
JONES in Modifikation nach HOLZ durchgeführten Bandplastiken der
vergangenen 3 Jahre wurde in jedem Falle die Bandstabilität des
oberen Sprunggelenks wiederhergestellt. Die Beweglichkeit war
allerdings bei der Hälfte noch um 10 Winkelgrade und mehr eingeschränkt.

In jüngster Zeit hatten WIRTH (1977), BURRI (1981) und PAAR (1982)
darauf hingewiesen, daß auch die Bandplastik am oberen Sprunggelenk den anatomischen Bandverläufen entsprechen sollte.

Zielsetzung

Eine neue Bandplastik sollte die folgenden Voraussetzungen er-
füllen:
1. Genaue Nachahmung des anatomischen Bandverlaufes.
2. Wiederherstellung der Bandstabilität.
3. Ausreichende, möglichst übungsstabile primäre Fixation.
4. Unabhängigkeit vom Material.
5. Vermeidung eines Tenodeseeffektes auch benachbarter Gelenke.

Material und Methoden

An 10 Oberschenkelamputaten wurde das Lig. talofibulare anterius
(TFA), calcaneofibulare (CF) und talofibulare posterius (TFP)
präparatorisch dargestellt und farblich markiert. Der Bewegungs-
umfang des oberen Sprunggelenkes wurde bei einer Kraft von 100 N
und einem Hebelarm von 15 cm, entsprechend einem Drehmoment von
15 Nm ausgemessen. Supination und Pronation wurden entsprechend
bestimmt. Nach dem Aufbau einer Bandplastik wurde der Bewegungs-
umfang erneut festgestellt.

Chirurgisches Forum '83
f. experim. u. klinische Forschung
Hrsg.: H.W. Schreiber
© Springer, Berlin Heidelberg 1983

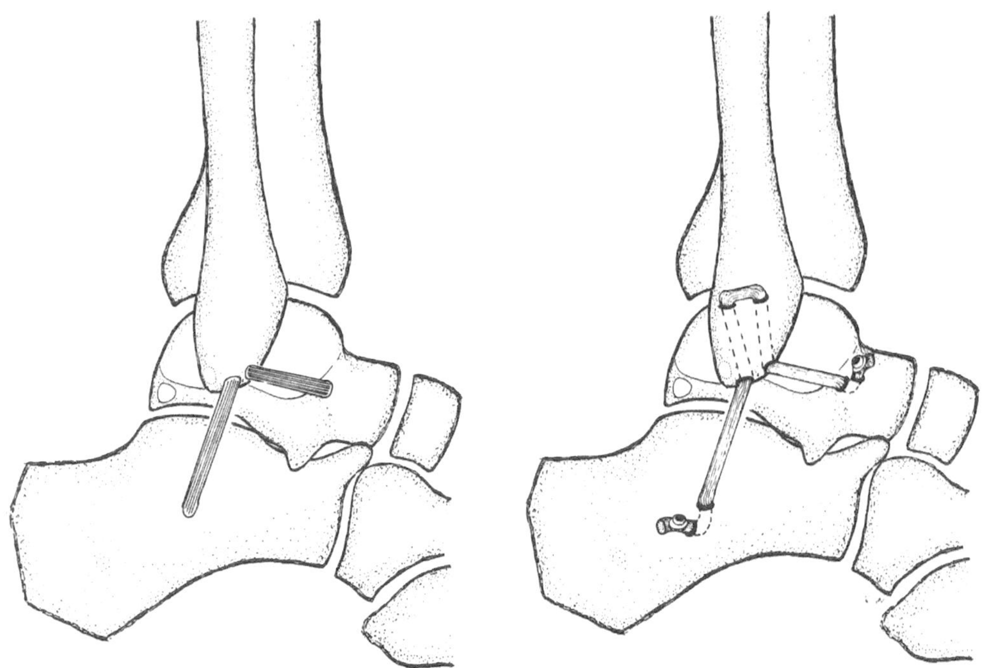

Abb. 1. Plastischer Ersatz des Lig. talofibulare anterius und Lig. calcaneo-
fibulare, entsprechend dem natürlichen Bandverlauf (links). Fixation proxi-
mal über zwei nach cranial divergierende Bohrungen, distal über V-förmige
Bohrkanäle mit Kleinfragmentschrauben und Kunststoffunterlegscheiben (rechts)

Gehaltene Aufnahmen in 2 Ebenen mit dem Haltegerät nach SCHEUBA
und FORSTER dokumentierten bei einer einheitlichen Kraftapplika-
tion von 150 N die Aufklappbarkeit des Gelenkes bei intakten
Bandstrukturen. Nach Durchtrennung jedes einzelnen Bandes wurden
erneut gehaltene Aufnahmen angefertigt.

Insgesamt 20 Bandplastiken wurden auf diese Weise überprüft. An
jedem Sprunggelenk sollte einmal die neue Bandplastik im direkten
Vergleich zu einer zweiten eingeführten Methode beurteilt werden.
Um auch über die Materialien Daten zu gewinnen, wurde die eigene
Plastik mit freien Sehnentransplantaten und geflochtenen resorbierbaren Bandprothesen aus Polydioxanon (PDS) ausgeführt, welche
sich zur Zeit in einer tierexperimentellen Erprobung bezüglich
ihres biologischen Verhaltens befinden. Eine weitere Versuchs-
reihe mit anderen Materialien wie Fascienstreifen und Kohlefaser-
geflechten ist noch nicht abgeschlossen. Jeder einzelne Schenkel
der Bandplastik wurde einheitlich mit 75 N in Neutralstellung
des Fußes gespannt. Die Fixation wurde aus Gründen der Vergleichbarkeit entsprechend der neu vorzuschlagenden Methode mit Kleinfragmentschrauben und Kunststoffunterlegscheiben durchgeführt.
Zum Vergleich herangezogen wurde die Methode von WATSON-JONES,
modifiziert nach HOLZ mit distal gestielter halbierter Fibularis
brevis-Sehne. Weitere Vergleiche zu den Methoden nach WIRTH und
JÄGER, PAAR, WEBER und HUPFAUER sind in Arbeit. Neben der foto-

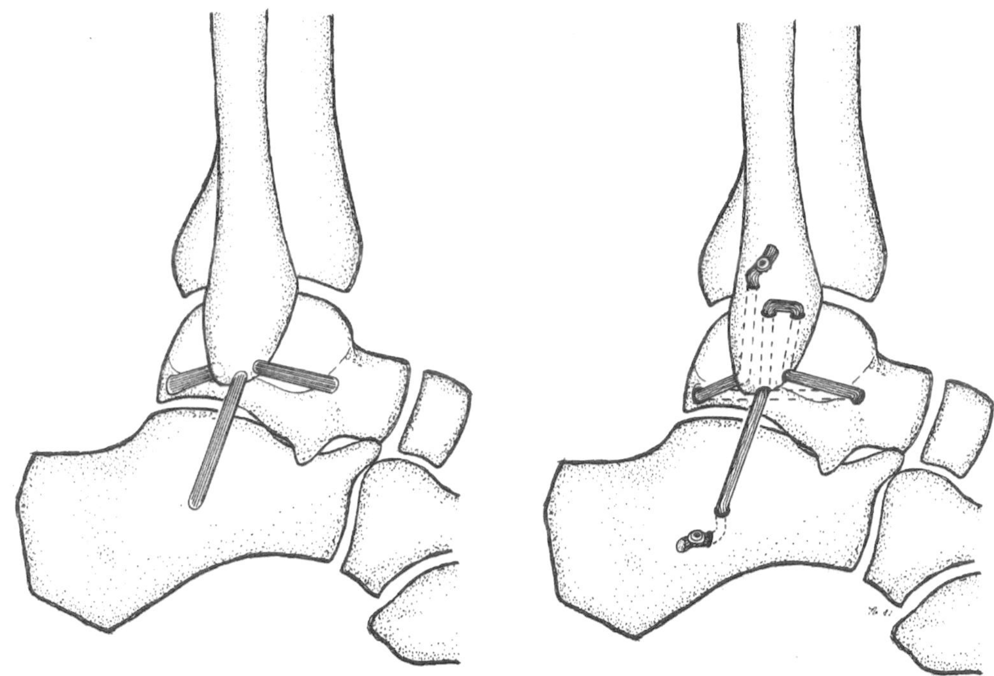

Abb. 2. Erweiterter plastischer Ersatz sämtlicher 3 subfibularen Bänder. Zusätzliche horizontale Bohrung im Talus und ein dritter Bohrkanal an der Fibula. Links Bandverlauf, rechts Plastik

grafischen Dokumentation wurde eine Röntgen-Kinematographie mit entsprechend dem Bandverlauf eingeflochtenen, kontrastmittelgefüllten 0,7 mm starken Polyäthylen-Kathetern durchgeführt. Beobachtete man während des Bewegungsablaufs Gleitbewegungen in den Bohrkanälen, so erfolgte eine Wiederholung des Versuches nach Klebung mit Histoacryl.

Ergebnisse

Mit allen Verfahren wurde die Varusinstabilität und Subluxation des Talus wieder beseitigt. Bei der gestielten Technik wurde eine Bewegungseinschränkung im oberen Sprunggelenk, vor allem bei Dorsalflexion um ca. 10 Winkelgrade beobachtet. Die Supination am Präparat war regelmäßig mittelgradig eingeschränkt, was man als Nachweis eines Tenodeseeffektes der gestielten Plastik bewerten muß. Bei der WATSON-JONES Plastik wurden bei Bewegung des Sprunggelenkes extreme Gleitbewegungen an den Bohrkanälen beobachtet und im Film festgehalten. Wurden diese durch Gewebeklebung mit Histoacryl unterbunden, kam es zu einer weiteren Einschränkung der Sprunggelenksbeweglichkeit.

Ein geradliniger Bohrkanal kann die proximalen Ansatzpunkte des TFA und CF nicht verbinden, da diese so eng beeinanderliegen, daß nur noch eine schmale, nicht tragfähige Knochenbrücke belassen

werden würde. Bei vielen Verfahren werden deshalb die Ansätze
bei der Plastik weiter auseinandergelegt. Jede nicht durch die
physiologischen Ansatzpunkte gehende Bandplastik muß, wenn sie
straff ist, die Bewegung beeinträchtigen oder durch den Lastwechsel ausgelockert werden.

Bei dem eigenen Verfahren werden von den natürlichen fibularen
Ansatzpunkten des TFA und CF nach cranial divergierende Bohrka-
näle angelegt, wobei man sich eines marktüblichen Zielgerätes
bedienen kann. Wir bevorzugen erst die Markierung mit Kirschner-
Drähten und bohren über diese mit einem kannelierten Öhrbohrer,
wie er bereits zum Kreuzbandersatz vorgeschlagen wurde (5), auf.
Es entsteht somit eine tragfähige breite Corticalisbrücke und ein
langer intraossärer Kanal zur sicheren Verankerung. Am distalen
Ansatz wird ein V-förmiger Bohrkanal angelegt, dessen proximale
Öffnung exakt dem Ansatzpunkt entsprechen muß. Die Fixation erfolgt außerhalb des Angelpunktes nach Spannung des Transplantates mit 1 oder 2 Kleinfragmentschrauben. Am Präparat hielt diese
Verankerung den Kräften bei der gehaltenen Aufnahme stand. An
allen Präparaten wurde die Bandstabilität wieder hergestellt und
weder die Beweglichkeit im oberen noch im unteren Sprunggelenk
meßbar beeinträchtigt.

Zusammenfassung

Zum plastischen Ersatz der subfibularen Bänder wird eine neue
Bandplastik vorgestellt, welche den anatomischen Bandverläufen
entspricht, eine sichere primäre Fixation und die Verwendung
verschiedener Materialien ermöglicht. Bei wiederhergestellter
Gelenkstabilität tritt im Experiment keine Einschränkung der Beweglichkeit auf. Im Vergleich zu anderen bewährten Verfahren
können Gleitbewegungen an den Bohrkanälen ebenso vermieden werden, wie der Tenodeseeffekt gestielter Transplantate. Die Voraussetzungen für eine frühe Mobilisation sind damit erfüllt.
Über biologische Wertigkeit kann zum augenblicklichen Zeitpunkt
noch keine Aussage gemacht werden.

Summary

A new technique for the replacement of the subfibular ligaments
is presented which corresponds to the anatomical course of the
ligaments. The method offers safe primary fixation and the possi-
bility of using different materials. Experiments prove that the
stability of the joint is restored. No limitation of mobility
is found. Compared to other well-established procedures, gliding
movements in the drill holes and the tenodesis effect of helved
tendon grafts are avoided. Thus the conditions for early mobi-
lization are fulfilled. At present no statement on the biological
value can be made.

Literatur

1. BURRI C, NEUGEBAUER R (1981) Technik des alloplastischen
   Bandersatzes mit Kohlefasern. Unfallchir 7: 289

2. HOLZ U (1975) Veraltete Bandverletzungen am oberen Sprunggelenk. Schriftenreihe der gewerblichen Berufsgenossenschaften, Baden-Baden 26: 159
3. JÄGER M, WIRTH CJ (1978) Kapselbandläsionen. Thieme, Stuttgart
4. PAAR O, RIEL K-A (1982) Eine eigene Methode zur Therapie der chronisch fibularen Bandinsuffizienz. Experimentelle Studie am Leichenpräparat. Unfallheilkunde 85, (im Druck)
5. REHM KE, KAPS P, SCHULTHEIS K-H (1983) Neues Zielgerät zur Bandplastik am Kniegelenk. Unfallchir 9

Dr. med. K.E. Rehm, Unfallchirurgische Klinik am Zentrum für Chirurgie der Justus Liebig-Universität, Klinikstraße 29, D-6300 Gießen

24. Der Prolamin-Antibioticumverbund zur lokalen Therapie der Staph. aureus-bedingten Osteomyelitis – Ein neues Behandlungsverfahren

A Prolamin-Antibiotic Compound in Local Treatment of Staphylococcus Aureus-Induced Osteomyelitis – A New Therapeutic Principle

K.-H. Schultheis[1], K.E. Rehm[1], W. Völkel[1], H.G. Schiefer[2], A. Schulz[3] und M. Kahl[3]

[1]Zentrum für Chirurgie,
[2]Institut für Medizinische Mikrobiologie,
[3]Zentrum für Pathologie des Klinikums der Justus Liebig-Universität, Gießen

Viscöse, im feuchten Milieu schnell aushärtende Prolaminlösungen (Ethibloc*) eignen sich wegen der protrahierten Freisetzung von Cytostatica und Antibiotica zur Chemoembolisation maligner Tumoren und zur lokalen antibiotischen Behandlung (3). Da wir in einer früheren Arbeit (2) in der Randzone zwischen Knochen und Prolaminlösung eine deutliche Osteoregeneration nachwiesen, war eine knochenschädigende Wirkung des Prolamins nicht zu erwarten. Wir untersuchten die Frage, ob sich die neue Trägersubstanz zur Behandlung einer experimentell erzeugten Osteomyelitis eignet.

Material und Methodik

Bei 50 Kaninchen der Rasse "Deutscher Riese" ($\bar{x}$ = 3,88 $\pm$ 0,58 kg) wurde in Ketanest-Rompun-Narkose die Femurmarkhöhle vom Trochanter major aus eröffnet. Anschließend wurden 2 x 10^6 Keime eines vom Kaninchen isolierten Staphylokokkenstammes in den aufgebohrten Markraum injiziert. Die Injektionskanüle wurde als Fremdkörper im Markraum belassen. Drei Wochen nach dieser ersten Operation wurden in Narkose die Fremdkörper entfernt, der Markraum erneut aufgebohrt und mit einer Cetaflon-Lösung ausgespült. Anschließend wurden in zufälliger Reihenfolge zwei Gruppen von Tieren gebildet. Bei Gruppe I wurde die Markhöhle mit einer Prolamin-Gentamicin-Mischung (1 ml Prolamin + 80 mg Gentamicin) aufgefüllt, bei Gruppe II (Kontrollgruppe) eine einmalige intramusculäre Injektion von 80 mg Gentamicin verabreicht. Die Genta-

---

*Ethibloc, Hersteller: Firma Ethicon, Hamburg-Norderstedt

Chirurgisches Forum '83
f. experim. u. klinische Forschung
Hrsg.: H.W. Schreiber
© Springer, Berlin Heidelberg 1983

micinspiegel im Serum wurden 1, 2, 3, 4, 8, 16 h später bei jeweils 4 Tieren der einzelnen Gruppen mit Hilfe des Agardiffusions-
testes bestimmt. Nach weiteren drei Wochen wurden die Tiere getötet und der Therapieerfolg auf Grund des Gewichtsverlaufes, der
Blutkörperchensenkungsgeschwindigkeit (BSG), der Leukocyten sowie der mikrobiologischen und histologischen Untersuchung ausgewertet.

Ergebnisse

Alle Tiere litten an einer Osteomyelitis, erkennbar an den deutlichen Zeichen einer Allgemeinerkrankung, die sich in Gewichts-
abfall, BSG-Erhöhung, Leukocytenanstieg und Schonung der betreffenden Extremität äußerte. Während des dreiwöchigen Beobachtungs-
zeitraumes starben 2 Tiere an einer generalisierten Sepsis mit
Lungen- und Leberabscessen. Die nach drei Wochen aus dem Markraum
entnommenen Fremdkörper waren sämtlich mit dem eingebrachten
Staphylokokkenstamm infiziert. Nach Therapiebeginn starb noch
ein weiteres Tier aus der Kontrollgruppe in der ersten Woche nach
der zweiten Operation an einer Sepsis, während ein Tier aus der
Prolamingruppe während der zweiten Operation starb. Bei Versuchsende konnten somit 23 Tiere der Prolamin-Antibioticum-Therapie-
gruppe und 24 Tiere der Kontrollgruppe ausgewertet werden.

Bei der bakteriologischen Untersuchung der aus dem Markraum und
dem umgebenden Weichteilgewebe entnommenen Abstriche war bei
drei Tieren (13%) der Prolamin-Gentamicin-Gruppe Staph. aureus
nachweisbar. In der Kontrollgruppe wurde Staph. aureus bei sech-
zehn Tieren (66,6%) gefunden (Abb. 1a).

Histologisch ließen sich graduelle Unterschiede der Entzündung
nachweisen. Die Einteilung erfolgte in Anlehnung an die Empfeh-
lungen von BÖHM und KÖNN (1) in: 1. chronisch persistierende,
stark aktive (kein Therapieerfolg), 2. chronisch persistierende,
wenig aktive (möglicher Therapieerfolg) und 3. chronisch vernarbende, inaktive Osteomyelitis (Therapieerfolg). In der Prolamin-
Antibioticum-Gruppe erzielten wir bei sechs Tieren (26%), in der
Kontrollgruppe bei neunzehn Tieren (79,1%) keinen Therapieerfolg
(Abb. 1b).

Die Laborparameter ergaben keinen signifikanten Unterschied.
Dagegen hatten die infizierten Tiere der Kontrollgruppe deutlich niedrigere Gewichte als die Tiere, die mit der Antibiotica-
trägersubstanz behandelt worden waren.

Die Gentamicinspiegel waren bei den Tieren nach einmaliger in-
tramusculärer Injektion von 80 mg Gentamicin in der Anfangsphase
deutlich höher als nach Prolamin-Gentamicinapplikation, die andererseits länger nachweisbare Serumspiegel bewirkte (Abb. 2).

Die statistische Auswertung der mikrobiologischen und der histologischen Ergebnisse mit Hilfe der Vierfeldertafel nach dem χ^2-
Test ergab bei einer Signifikanzwahrscheinlichkeit von p < 0,01,
daß sich Test- und Kontrollgruppe signifikant unterschieden, d.h.
das Verfahren ist unter Berücksichtigung der bakteriologischen
und histologischen Befunde als außergewöhnlich wirksam anzusehen.

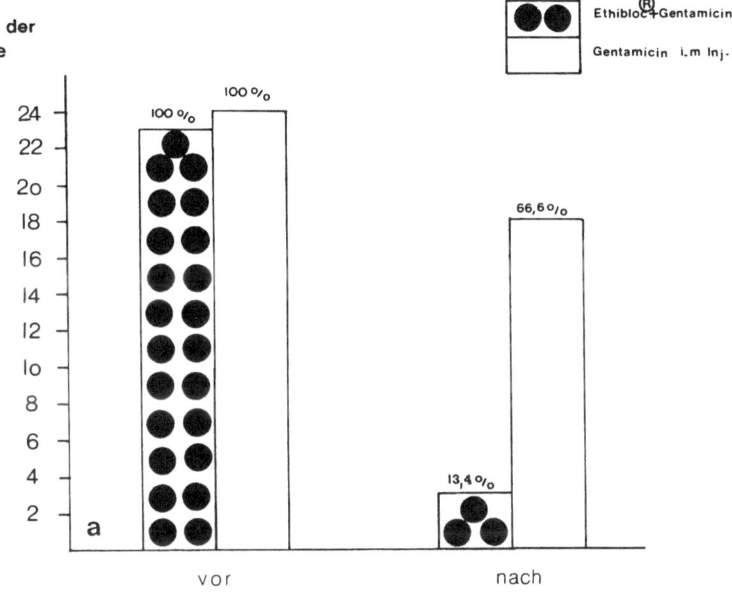

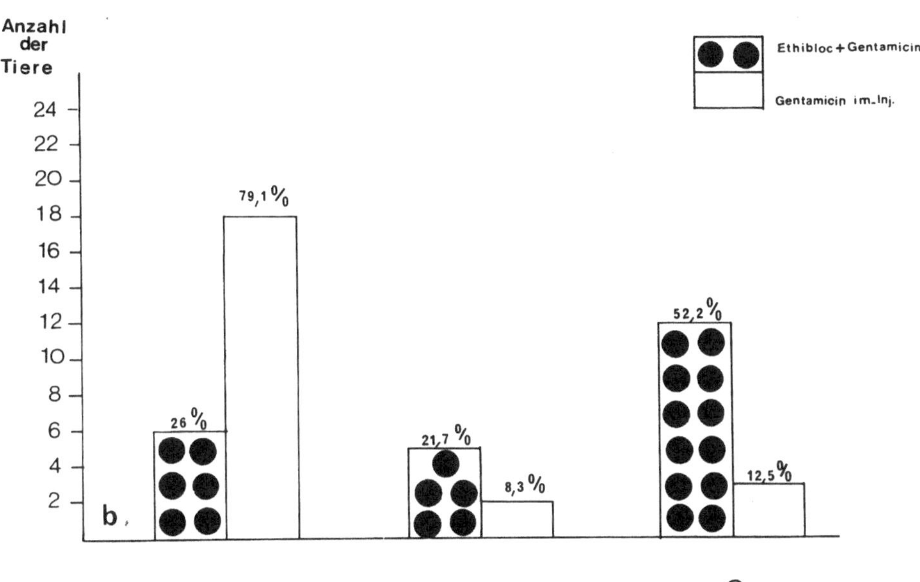

Abb. 1. a Bakteriologischer Staph. aureus Nachweis aus Markraum und um-liegendem Gewebe vor und nach Therapie. b Histophathologische Befunde am Ende des Versuches: (A) chronisch persistierende, stark aktive Osteomyeli-tis (kein Therapieerfolg); (B) chronisch persistierende, wenig aktive Osteo-myelitis (möglicher Therapieerfolg); (C) chronisch vernarbende Osteomyelitis (Therapieerfolg)

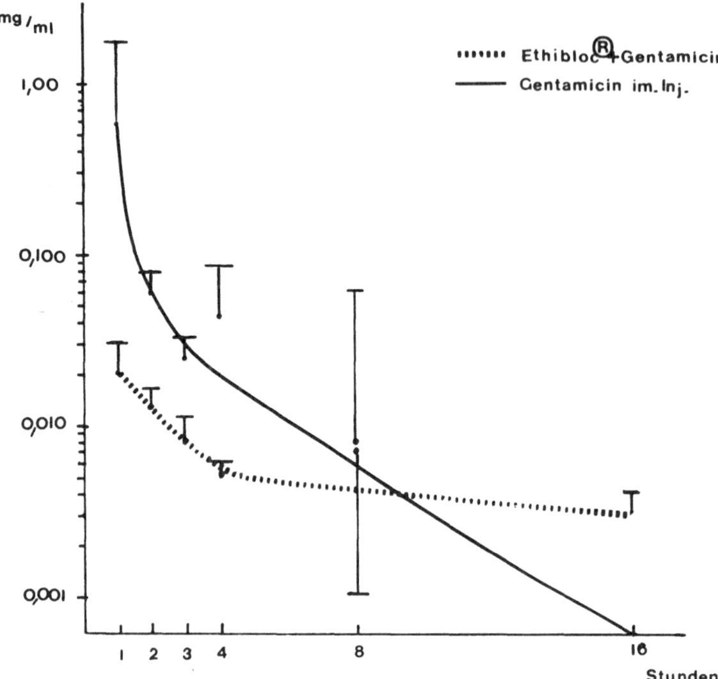

Abb. 2. *Gentamicinserumspiegel*

Schlußfolgerung

Mit der resorbierbaren Prolaminlösung Ethibloc liegt eine Chemo-
therapeuticaträgersubstanz vor, die eine protrahierte Abgabe von
Antibiotica ermöglicht. Diese Substanz eignet sich sehr gut zur
Behandlung der chronischen Osteomyelitis, was sich in dem Therapieerfolg bei einer experimentell erzeugten Osteomyelitis widerspiegelt.

Zusammenfassung

Eine bei 50 Kaninchen experimentell erzeugte Osteomyelitis
(Staph. aureus) wurde nach Randomisierung unterschiedlich behandelt. In Gruppe I wurden die infizierten Femurmarkräume mit
einer Prolamin-Gentamicin-Mischung (1 ml Prolamin + 80 mg Gentamicin) aufgefüllt. Der Kontrollgruppe II wurden 80 mg Gentamicin
intramusculär injiziert. Nach mikrobiologischer und histologi-
scher Auswertung zeigte sich ein signifikanter Unterschied (p <
0,01) im Therapieerfolg. In der Prolamin-Gentamicin-Gruppe erzielten wir bei 6 Tieren (26%) histologisch und bei 3 Tieren (13%)
bakteriologisch keinen Therapieerfolg. In der Kontrollgruppe
(einmalige i.m. Gentamicin-Gabe) waren 19 (79,1%) histologische
und 16 (66,6%) mikrobiologische Therapieversager. Die Serumgen-
tamicinspiegel waren in Gruppe II anfangs deutlich höher als in
Gruppe I, dagegen bei diesen Tieren länger nachweisbar.

Summary

Fifty rabbits with experimentally induced *Staph. aureus* osteomyelitis were treated in different ways after randomization of the infected animals. The infected femur marrow cavities of the animals in group I were filled with a prolamin-gentamicin mixture (1 ml prolamin and 80 mg gentamicin). The animals of control group II were injected with 80 mg gentamicin i.m. Microbiological and histological examinations showed a significant difference (P < 0.01) in therapeutic success. In the prolamin-gentamicin group, therapy failed in six rabbits (26%) according to histology and in three rabbits (13%) according to bacteriological analysis. In the control group, 19 (79.1%) histological and 16 (66,6%) microbiological failures of therapy occurred.

The serum concentrations of gentamicin in group II were initially higher than those in group I, but significantly high serum levels were found for a longer time in group I.

Literatur

1. BÖHM E, KÖNN G (1976) Zur Morphologie der posttraumatischen Osteomyelitis. Unfallheilkunde 79: 127-132
2. SCHULTHEIS KH, SCHULZ A, SCHIEFER HG (1981) Schnellhärtende Aminosäurenlösung als mögliche Chemotherapeutika-Trägersubstanz zur Behandlung der chronischen Osteomyelitis. Unfallchir 7: 324-333
3. SCHULTHEIS KH, HENNEKING K, REHM KE, ECKE H, SCHIEFER HG, BREITHAUPT H (1982) Untersuchungen über die Freisetzungskinetik verschiedener Chemotherapeutica aus einer viskösen, im feuchten Milieu schnell aushärtenden Aminosäurelösung und ihre mögliche klinische Anwendung. In: Weller S (Hrsg) Chirurgisches Forum 82 für experimentelle und klinische Forschung. Langenbecks Arch Chir (Suppl), Springer, Berlin Heidelberg New York, S 199-205

Wir danken Fräulein Ursula Gerhardt für ausgezeichnete Mitarbeit.

Dr. K.H. Schultheis, Zentrum für Chirurgie, Klinikum der Justus Liebig-Universität, Klinikstraße 29, D-6300 Gießen

25. Resorbierbare Antibioticum/Antisepticum Tricalcium-Phosphat-Keramik zur lokalen Behandlung der Osteomyelitis – Eine tierexperimentelle Untersuchung am Hund

Resorbable Antibiotic/Antiseptic Tricalcium Phosphate Ceramic Pellets in the Lokal Treatment of Osteomyelitis – An Experimental Animal Study of the Dog

J. Eitenmüller, G. Peters, W. Golsong, R. Weltin und W. Reichmann

Abteilung für Unfallchirurgie (Leiter: Prof. Dr. med. W. Reich-
mann) der Chirurgischen Universitätsklinik Köln (Direktor: Prof.
Dr. Dr. H. Pichlmaier)
Hygiene-Institut der Universität zu Köln (Direktor: Prof. Dr.
G. Pulverer)

Die Verwendung einer mit einem Antibioticum/Antisepticum versetz-
ten, resorbierbaren Tricalcium-Phosphat-Keramik-Plombe hat das
Ziel, die Behandlung eines osteomyelitischen Herdes mit Hilfe
eines Eingriffes durchzuführen. Nach Entfernung allen nekrotischen
Gewebes und Auffüllung der Knochenhöhle mit einem Antibioticum/
Antisepticum-TCP-Keramik-Granulat soll durch das in hoher Konzentration freigesetzte Antibioticum/Antisepticum eine Abtötung
der Bakterien erreicht werden. Das hochporöse, resorbierbare
Tricalcium-Phosphat-Granulat dient zugleich als Trägersubstanz
und als Knochenersatzmaterial (1, 2, 4).

Material und Methoden

Bei 18 Bastardhunden mit einem mittleren Körpergewicht von
25,3 kg wurde bei jedem Tier an insgesamt 3 Stellen an der Innen-
seite der Tibia je ein Bohrloch von 7 mm ∅ angelegt. In jedes
Bohrloch wurde ein gut passender kleiner Tupfer gesteckt, durch
diesen Tupfer hindurch wurde mit einer Kanüle bis auf die Gegen-
corticalis punktiert und eine Keimsuspension mit 2×10^6 cfu
eines Erregers (Staphylococcus aureus, Stamm V 2474/81) injiziert
(s. Abb. 1). Der Stamm war aus dem Abstrich von einer Osteomyelitis eines Patienten gezüchtet worden. Nach Ablauf von 3 Wochen
hatten sich osteomyelitische Herde vergleichbaren Ausmaßes bei
zusätzlicher Weichteilinfektion gebildet. Nach Entfernung des
Tupfers wurde unter bewußtem Verzicht auf die Entfernung von ne-
krotischem Weichgewebe und abgestorbenen Knochenanteilen mit einem ebenfalls 7 mm starken Bohrer der ursprüngliche Bohrkanal
wieder hergestellt. Von jedem osteomyelitischen Herd wurde ein
Abstrich gemacht. Bei 6 Hunden füllten wir die entstandenen
Hohlräume je einmal mit PVP-Jod-Tricalcium-Phosphat-Granulat,

Chirurgisches Forum '83
f. experim. u. klinische Forschung
Hrsg.: H.W. Schreiber
© Springer, Berlin Heidelberg 1983

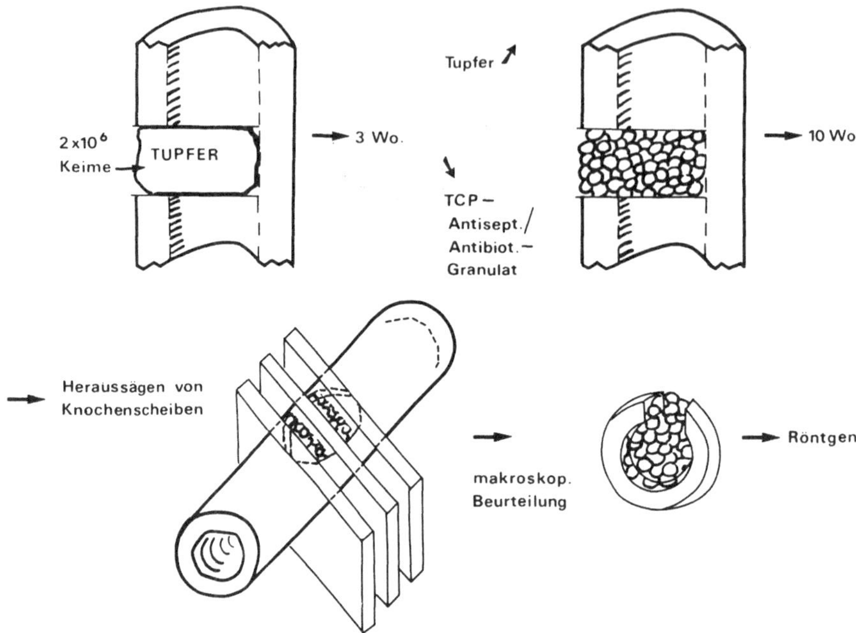

Abb. 1. Schematische Darstellung der Operationen und der Materialaufarbeitung

bei 6 weiteren Hunden mit Flucloxacillin-Tricalcium-Phosphat-Granulat und bei einer dritten Gruppe von 6 Hunden mit Fosfomycin-Tricalcium-Phosphat-Granulat auf. Die zwei bei jedem Tier verbliebenen osteomyelitischen Herde wurden einmal mit TCP-Keramik-Granulat ohne Zusatz und mit einer autologen Spongiosaplastik aufgefüllt. Bei den 6 Hunden, die Fosfomycin-Tricalcium-Phosphat-Granulat erhielten, verwendeten wir statt des TCP-Keramik-Grannulates ohne Zusatz eine Mischung von Fosfomycin-Tricalcium-Phosphat-Granulat und autologer Spongiosa im Verhältnis 1:1.

Die Tiere wurden nach 2, 4 und 9 Wochen untersucht, fotografiert und geröngt. Nach 10 Wochen wurden die Tiere getötet und ausgewertet (s. Abb. 1).

Ergebnisse

3 Wochen nach der Keiminoculation wurden bei einer Abstrichuntersuchung in allen Fällen die Testkeime bestätigt. Die erst nach dem Töten der Tiere entnommenen Abstriche waren infolge Überwucherung durch Fremdkeime nicht auswertbar und konnten in der endgültigen Auswertung nicht berücksichtigt werden.

Alle mit Flucloxacillin-TCP-Granulat behandelten osteomyelitischen Herde zeigten spätestens nach 4 Wochen keinerlei Entzündungserscheinungen mehr (Tabelle 1).

Tabelle 1. Bewertungstabelle und Auswertung der Versuchstiere der PVP-Jod-Gruppe

| Therapie-mittel | Hund Nr. | Bewertung des Weichteilbefundes | | | | Bewertung der Knochenscheibe anhand des/der | | |
		Vor Therapie-beginn	Nach 2 Wochen	Nach 4 Wochen	Nach 9 Wochen	Röntgen-befundes	Makroskopischen Beurteilung	Gesamt-bewertung
PVP-Jod	64	XXXX	XXX	XXX	X	O	O	X
	65	XX	XX	X	O	O	O	O
	66	XX	X	X	O	X	O	X
	70	XXX	X	O	O	O	O	O
	71	XX	X	O	O	O	O	O
	72	XXX	XX	X	O	O	O	O
Autologe Spongiosa-Plastik	64	XX	XXXX	O	O	O	O	O
	65	XX	XX	X	O	O	O	O
	66	XXX	XXX	X	O	O	O	O
	70	XXX	XX	XX	O	O	X	X
	71	XXXX	XX	X	O	O	O	O
	72	XXX	XX	X	O	O	O	O
Nur Keramik	70	XXX	XX	XX	O	X	X	XX
	71	XX	XX	O	O	X	O	X
	72	XXX	XXX	XX	X	X	X	XXX

Tabelle 2. Bewertungstabelle und Auswertung der Versuchstiere der Flucloxacillin-Gruppe

| | | Bewertung des Weichteilbefundes | | | | Bewertung der Knochenscheibe anhand des/der | | |
| | | Vor | Nach | Nach | Nach | | | |
Therapie-mittel	Hund Nr.	Therapie-beginn	2 Wochen	4 Wochen	9 Wochen	Röntgen-befundes	Makroskopischen Beurteilung	Gesamt-bewertung
Flucloxa-cillin	73	XXX	X	O	O	O	O	O
	74	XX	O	O	O	O	O	O
	75	XXX	X	O	O	X	O	X
	76	XXX	X	O	O	O	O	O
	77	XX	X	O	O	O	O	O
	78	X	O	O	O	O	O	O
Autologe Spongiosa-plastik	73	XXX	XX	X	O	O	O	O
	74	XXX	XX	X	O	O	O	O
	75	XX	XX	X	O	O	O	O
	76	XXX	X	X	O	O	O	O
	77	XXX	X	X	O	O	O	O
	78	XX	X	O	O	O	O	O
Nur Keramik	73	XXX	XX	XX	XX	X	X	XXXX
	74	XX	XXX	X	O	X	X	XX
	75	XX	XXX	XXX	X	X	X	XXX
	76	XXX	XX	XXX	O	X	X	XX
	77	XXX	XX	XX	XX	X	X	XXXX
	78	XXX	XX	XX	XX	X	O	XXX

Tabelle 3. Bewertungstabelle und Auswertung der Versuchstiere der Fosfomycin-Gruppe

| | | Bewertung des Weichteilbefundes | | | | Bewertung der Knochenscheibe anhand des/der | | |
| | | Vor | Nach | Nach | Nach | | | |
Therapie-mittel	Hund Nr.	Therapie-beginn	2 Wochen	4 Wochen	9 Wochen	Röntgen-befundes	Makroskopischen Beurteilung	Gesamt-bewertung
Fosfo-mycin	94	XXX	X	XX	X	O	O	X
	95	XX	XXX	XXX	X	X	O	XX
	96	XXX	X	O	O	X	O	O
	97	XXX	XX	XX	X	O	O	X
	98	XXX	XXX	O	O	O	O	O
	100	XXX	XX	XX	O	X	X	XX
Autologe Spongiosa-plastik	94	XXXX	O	X	O	O	O	O
	95	XXX	O	X	X	O	O	O
	96	XXX	XXX	X	O	O	O	O
	97	XXX	XX	X	O	O	O	O
	98	XXX	XXX	O	O	O	O	O
	100	XXX	XXX	XX	X	O	O	X
TCP-Fosfo-mycin-Granulat + Spongiosa-plastik im Verhältnis 1 : 1	94	XXX	XX	XX	O	O	O	O
	95	XXX	XX	XX	X	O	O	X
	96	XXX	XX	X	O	X	O	X
	97	XXX	XX	X	O	X	O	X
	98	XXX	XXX	XX	X	X	X	XX
	100	XXX	XX	XX	O	O	O	O

Die mit PVP-Jod-TCP-Granulat und mit einer Spongiosaplastik behandelten Läsionen waren durchschnittlich nach 6-8 Wochen klinisch zur Ruhe gekommen (Tabelle 2).

Nach Verwendung von Fosfomycin-TCP-Granulat konnte in 2 Fällen im Beobachtungszeitraum keine Ausheilung festgestellt werden, die Verwendung einer Mischung von Fosfomycin-Tricalcium-Phosphat-Granulat und autologer Spongiosa bewirkte keine deutliche Verbesserung des Ergebnisses (Tabelle 3). Nach ausschließlicher Verwendung von TCP-Granulat fand sich in allen Fällen eine weiter bestehende Eiterung. Die Gesamtbewertung stützt sich auf den zuletzt erhobenen klinischen Befund, die Röntgenbefunde und das Ergebnis der makroskopischen Beurteilung der quer zur Verlaufsrichtung des Knochen herausgesägten Scheibe (Tabelle 4).

Tabelle 4. Die in der Gesamtbewertung angegebenen Symbole werden wie folgt interpretiert:

O	= z.Zt. keinerlei Hinweis für ein Weiterbestehen der Knochen- und Weichteilinfektion.
X	= Kleine Resthöhle, möglicher Hinweis auf schwelende Infektion.
XX	= Dringender Verdacht auf Weiterbestehen der Infektion.
XXX	= Weiterbestehende Osteomyelitis.
XXXX	= Ausgedehnte Knocheneiterung.

Diskussion

Da mit einer individuell unterschiedlichen Resistenzlage eines jeden Versuchstieres gerechnet werden mußte, wurden die zu vergleichenden Behandlungsformen (Verwendung von: 1. Antibioticum/Antisepticum-TCP-Granulat, 2. Spongiosaplastik, 3. TCP-Keramik-Granulat ohne Zusatz) bei jedem Tier angewendet (3, 5).

Die Verwendung von Flucloxacillin-TCP-Granulat war hinsichtlich des schnellen Abklingens der Entzündungszeichen allen anderen angewandten Behandlungsverfahren überlegen. Die Röntgenaufnahmen der Knochenscheiben zeigten in allen Fällen nach Verwendung von PVP-Jod-TCP-Keramik-Granulat eine fast vollständige Resorption des Granulates im Beobachtungszeitraum, so daß die Frage gestellt werden muß, ob es durch die Verwendung dieser Kombination zu einer Stimulierung der Knochenregeneration kommt?

Durch einzeitiges operatives Vorgehen (Herdausräumung, lokale Antiseptica/Antibiotica-Therapie und Knochenersatz mit TCP) war es im Tierversuch möglich, die Entzündungserscheinungen eines floriden osteomyelitischen Herdes zum Abklingen zu bringen. Weiterhin konnte eine weitgehende Auffüllung des Knochendefektes durch neugebildeten Knochen beobachtet werden. Ein analoges Vorgehen beim Menschen könnte das bisher übliche zwei- bis dreizeitige Verfahren (Ausräumung, PMMA-Kette bzw. Spül-Saug-Drainage und anschließende Spongiosaplastik) in Zukunft entbehrlich machen.

Zusammenfassung

Bei 18 Bastardhunden wurden je 3 experimentell erzeugte osteomyelitische Herde durch die Applikation einer Antibioticum/Anti-
septicum-TCP-Granulat-Plombe mit Hilfe eines einzigen Eingriffes
zum Abklingen gebracht. Die zum Vergleich durchgeführte Spongiosaplastik zeigte ebenfalls gute Ergebnisse, während bei ausschließlicher Verwendung von TCP-Granulat keine Ausheilung erzielt werden konnte.

Summary

Three experimentally produced osteomyelitic lesions in each of
18 mongrel dogs abated after application of antibiotic/antisep-
tic tricalcium phosphate ceramic pellets in a single intervention. Transplants of cancellous bone carried out for purposes of
comparison also showed good results. No cure could be achieved
with tricalcium phosphate pellets alone.

Literatur

1. CUTRIGHT DE, BHASKAR SN, BRADY JM, GETTER L, POSEY WR (1972)
   Reaction of bone to tricalcium phosphate ceramic pellets.
   Oral Surg 33: 850-856
2. DE GROOT K (1980) Bioceramics consisting of calcium phosphate
   salts. Biomaterials, Vol 1. January
3. NORDEN CW, KELETI E (1980) Treatment of Experimental Osteomyelitis with Rifampin and Trimethoprim, Alone and in Combination. Antimicrobial Agents and Chemotherapie, Vol. 17, 4:
   591-594
4. PEELEN JG, REJDA BV, DE GROOT K (1978) Preparation and Properties of Sintered Hydroxylapatite. Ceramurgia Int Vol 4: 2
5. WAHLIG H, DINGELDEIN E, BERGMANN R, RUESS K (1978) The release of gentamycin from polymethylmethacrylate beads. J Bone
   Joint Surg 60B: 270-275

Dr. J. Eitenmüller, Abteilung für Unfallchirurgie der Chirurgischen Universitäts-Klinik zu Köln, Josef-Stelzmann-Str. 9,
D-5000 Köln 41

26. Experimentelle Untersuchungen zur Behandlung von Osteomyelitiden mit resorbierbaren biologischen antibioticagetränkten Arzneistoffträgern

Treatment of Osteomyelititis with Resorbable Antibiotic-Coated Drug Delivery Systems: An Experimental Report

A. Stemberger[1], R. Ascherl[1], W. Erhardt[1], W. Haller[1], K. Machka[2] und G. Blümel[1]

[1]Institut für Experimentelle Chirurgie (Direktor: Prof. Dr. med. G. Blümel)
[2]Institut für Medizinische Mikrobiologie und Hygiene (Direktor: Prof. Dr. med. H. Liebermeister) der Technischen Universität München

Die Osteomyelitis mit ihren verschiedenen Verlaufsformen und unberechenbaren Rezidiven ist noch heute ein chirurgisches Problem. Die Behandlung in der Praxis umfaßt die konsequente Sequestrotomie, Saug-Spül-Drainagen und/oder lokale Antibiotica-Behandlung unter teilweise flankierender systemischer Antibiotica-Therapie sowie weiter Stabilisierung nicht geheilter Knochensegmente und Defektfüllung mit autologer Spongiosa (2, 3). Ausgehend von der Verwendung antibioticahaltiger Knochenzemente wurde die Entwicklung der heute klinisch eingesetzten PMMA-Ketten stimuliert, die jedoch nach 10-14 Tagen wieder entfernt werden, verbunden mit einer weiteren Narkose sowie u.U. erneuten Störung des stabilisierten Knochenlagers (1, 4, 5). Dies gab Anlaß zur Entwicklung resorbierbarer antibioticagetränkter Arzneistoffträger auf der Basis von Kollagen.

Material und Methoden

Kombinationen von 1 bzw. 2 mg *Gentamycin* (Byk Essex, München) pro cm^2 *Kollagen** in Form von Fascien (Genta-Koll) konnten nach etablierten Verfahren hergestellt sowie stabilisiert werden. Die Freisetzung wurde mittels Elution im Reagenzglas von 12 Schritten à 2 ml und Gentamycinbestimmung mit dem TDX-Genta-Assay (Abbott) durchgeführt.

---

*In Zusammenarbeit mit Dr. Sorg, Fa. Dr. Ruhland Nachf. GmbH, Neustadt/Donau.

Chirurgisches Forum '83
f. experim. u. klinische Forschung
Hrsg.: H.W. Schreiber
© Springer, Berlin Heidelberg 1983

Zur Ermittlung der Bioverfügbarkeit wurde 5 bzw. 10 cm^2 Genta-Koll (5/10 mg Genta.sulfat) pro kg KG unter aseptischen Bedingungen in den Markraum narkotisierter Kaninchen (n=12) appliziert und den in Stoffwechselkäfigen gehaltenen Tieren Blut nach 2, 6, 24, 48 h über einen Jugulariskatheter entnommen bei gleichzeitiger Sammlung des 24-Stunden-Urins bis zum 10. Tag. Die Entnahme der Femora bis zum 27. Tag p.op. erfolgte unter sterilen Kautelen mit getrennter Aufarbeitung von Compacta sowie Knochenmark durch Zermösern und 24-stündiger Elution mit isotoner NaCl-Lösung bzw. 0,01 N-Schwefelsäure (Neutralisation vor TDX-Assay). Zusätzlich wurde an korrespondierenden Proben Gentamycin mikrobiologisch bestimmt und generell die Ergebnisse auf Gramm-Einwage bezogen.

Die Induktion einer Knocheninfektion wurde an 31 Kaninchen, wie in der Abbildung 1 angegeben, mit je 2 x 10^7 *S. aureus* (ATTC 6538) erreicht, mit Genta-Koll (5 mg/kg KG)-Therapie nach vierwöchiger Keimphase an 16 Tieren unter Verzicht auf die chirurgische Herdsanierung.

Die Befundung der Femora erfolgte in den Abständen 2, 4, 6, 8, 10, 12 Wochen nach Genta-Koll-Therapie.

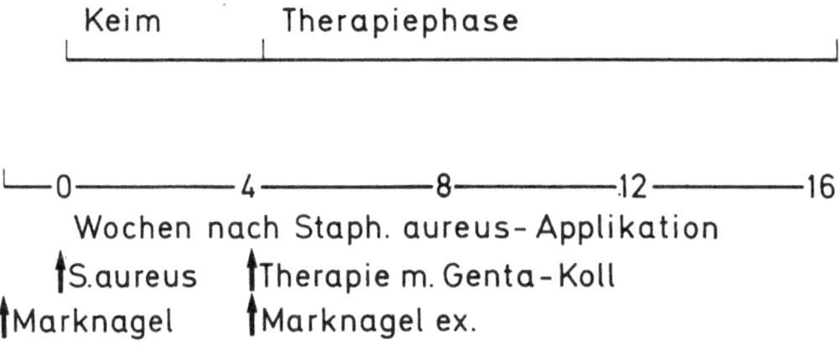

Abb. 1. Schema zur Induktion und Therapie der Knocheninfektion

Ergebnisse

Die Affinität von Gentamycin zu Kollagen konnte durch die verzögerte in vitro-Freigabe nach chromatographischer Elution gezeigt und im Tierversuch durch die Bioverfügbarkeit bestätigt werden. Aus dem Sammelurin errechnete sich am 10. Tag eine Ausscheidung von bis zu 50-60% des eingebrachten Gentamycins. Die Gentamycin-Konzentration im Serum erreichte 2 h postoperativ Maximalwerte und stieg auch nach Applikation der doppelten Tageshöchstdosis nicht über 7 µg/ml an. In Compacta und Knochenmark war Gentamycin noch bis zum 28. Tag nachweisbar mit einem von der Compacta ausgehenden Hemmhof von bis zu 8 µg Gentamycin pro Gramm Knochengewebe. Eine klinisch manifeste Osteomyelitis konnte durch *S. aureus*-Infektion erreicht werden. Bei 15 therapierten Tieren waren ab der 2. Woche die Keimabstriche negativ und nur bei einem Tier konnte *S. aureus* im angereicherten Test nachgewiesen werden. Die unbehandelten Kontrolltiere wiesen makroskopisch, radiologisch und histologisch eine fortschreitende Osteomyelitis auf, die Keimabstriche waren ausnahmslos positiv.

Diskussion

Die Verfügbarkeit von Gentamycin aus Genta-Koll konnte durch die initial hohe Konzentration im Knochen belegt werden, bei nur kurzzeitig meßbaren Serumspiegeln. Die Wirksamkeit ließ sich nach Therapie eines infizierten Marknagels mit Genta-Koll unter Verzicht auf chirurgisches Debridement bestätigen - die chirurgische Herdsanierung in praxi bleibt unbestritten. Die Genta-Koll-Applikation im Tierversuch wurde durch die genaue Aminoglykosid-Dosierung pro Kollagenoberfläche erleichtert. Die Arbeitsgruppe sieht sich aufgrund dieser Resultate veranlaßt, das Problem der Knochenzerstörung bei Knocheninfektion und die Knochenregeneration nach gestoppter Osteomyelitis auf breiterer Ebene zu verfolgen, insbesondere unter Berücksichtigung von Histologie, 99mTc-Szintigraphie und polychromer Sequenzmarkierung.

Zusammenfassung

Mit der vorliegenden Untersuchung wurde die Verfügbarkeit von Gentamycin aus *Gentamycin*-getränkten *Kollagenfascien* in vitro und nach Implantation in den Kaninchenfemur belegt. Die Wirksamkeit von Genta-Koll konnte durch Therapie infizierter Marknägel am Kaninchen bestätigt werden.

Summary

This report revealed that gentamicin-coated collagen sheets (genta-coll) are suitable devices. Gentamicin release could be demonstrated by in vitro chromatography and bioavailability following implantation of genta-coll in the femur of rabbits. In further series of experiments, infected i.m. rods were successfully treated with genta-coll.

Literatur

1. BUCHHOLZ HW, ENGELBRECHT H (1970) Über die Depotwirkung einiger Antibiotika bei Vermischung mit dem Kunstharz Palacos. Chirurg 41: 511-515
2. BURRI C, RÜTGER A (Hrsg) (1980) Lokalbehandlung chirurgischer Infektionen. Huber, Bern Stuttgart Wien
3. FRIEDRICHS B (1971) Biochemische Stabilität und posttraumatische Osteitis. Unfallheilkunde 122: 7
4. WAHLIG H, DINGELDEIN E, BERGMANN R, REUSS K (1978) The Release of Gentamycin from Polymethylmethacrylate Beads. An Experimental and Pharmacokinetic Study. J Bone Joint Surg (Br) 60: 270-274

5. WEISE K, WELLER S (1980) Indikationsstellung und Anwendung
   der PMMA-Kugelkette bei der chronischen Osteitis. Akt Trau-
   matol 10: 57-64

Diese Studie wurde aus Mitteln der Wilhelm-Sander-Stiftung fi-
nanziert.

Dr. rer. nat. A. Stemberger, Institut für Experimentelle Chirurgie der Technischen Universität München, Ismaninger Straße 22,
D-8000 München 80

27. Stabilitätsuntersuchungen mit verschiedenen Implantaten bei medialer Schenkelhalsfraktur Typ Pauwels I

Examinations of Stability of Pauwels Type I Medial Femoral Neck Fractures with Different Types of Osteosynthesis

M. Wagner, W. Schult, J. Niedhammer und T. Mischkowsky

Abteilung für Allgemeinchirurgie, Unfallchirurgie und Poliklinik, Chirurgische Universitäts-Klinik Heidelberg (Leiter: Prof. Dr. Ch. Herfarth)

Einleitung

Für die Osteosynthese der medialen Schenkelhalsfraktur nach Pauwels I (1) gibt es viele Möglichkeiten. Entscheidet man sich für eine kopferhaltende Maßnahme, so bleiben neben anderen die Platten- oder die Schraubenosteosynthese. Die letztgenannte Form hat in den letzten Jahren wegen ihrer Einfachheit und Komplikationsarmut zunehmend Verbreitung gefunden (2). Als praktisch günstig hat sich die Zugschraubenosteosynthese mit mehr als 2 Spongiosaschrauben in paralleler Lage erwiesen (3).

Ziel der Untersuchungen war es, Wechsellastverhalten und Bruchlast an einer standardisierten medialen Schenkelhalsfraktur Typ Pauwels I zu prüfen, welche mit 4 verschiedenen Verfahren der Osteosynthese versorgt wurde.

Methode

Insgesamt wurden 38 Leichenfemura untersucht, darunter 16 Paarknochen. Alle Patienten waren in einem Alter unter 60 Jahren verstorben, das Durchschnittsalter lag bei 46,8 Jahren. Durch die Todesursache war keine Minderung der Stabilität des Femurs zu erwarten; Femura von Patienten mit malignen Grunderkrankungen wurden nicht aufgenommen. Sämtliche Knochen wurden vor und nach der Osteotomie sowie nach der Wechseldruckbelastung geröntgt und vor der Osteosynthese standardisiert mittels Säge mit einem Bruckwinkel von 30° zur Horizontalen osteotomiert.

Gruppe 1: Osteosynthese mit 3 Schrauben parallel zur Horizontalen (Abb. 1). 9 Femura wurden getestet, darunter 2 "Zwillingsknochen" (die kontralateralen Femura finden sich in Gruppe 2). Der horizontalen Anordnung der Schrauben ist durch die anatomischen Gegebenheiten eine Grenze gesetzt. Bei geringem Schenkelhalsdurchmesser und großem CCD-Winkel ist die Querschnittsfläche des Schenkel-

Chirurgisches Forum '83
f. experim. u. klinische Forschung
Hrsg.: H.W. Schreiber
© Springer, Berlin Heidelberg 1983

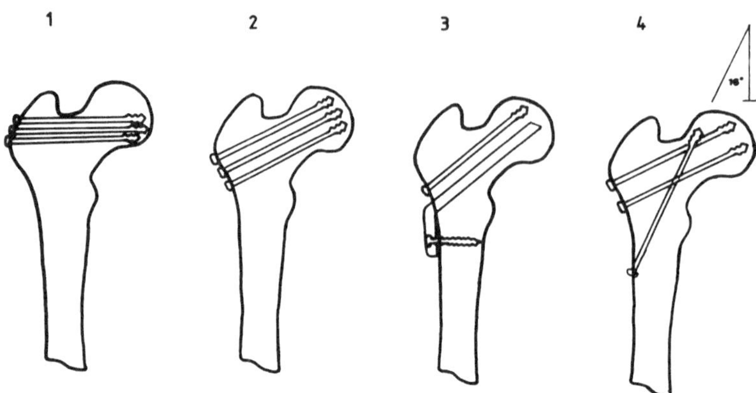

Abb. 1. Schematische Darstellung der 4 Formen der Osteosynthese bei einer medialen Schenkelhalsfraktur Typ Pauwels I

halses zu klein, um 3 Schrauben in einer Ebene aufzunehmen. Deswegen wurden bei einem Femur die Schrauben seitlich versetzt angeordnet.

Gruppe 2: Osteosynthese mit 3 Schrauben parallel zum Schenkelhals (Abb. 1). 10 Femura wurden untersucht, darunter 2 "Zwillingsknochen" aus Gruppe 1. Probleme hinsichtlich des Platzbedarfs der Schrauben gab es nicht.

Gruppe 3: Osteosynthese mit Einloch-130°-Platte und Zugschraube (Abb. 1). 9 Femura wurden belastet, einschließlich 2 Paarknochen (Die kontralateralen Knochen finden sich in Gruppe 4). Bezüglich der Osteotomie bildet diese Gruppe insofern eine Ausnahme, als die Osteotomie erst nach der Osteosynthese durchgeführt wurde, da sonst eine exakte Reposition des Femurkopfes nicht möglich gewesen wäre.

Gruppe 4: Osteosynthese mit 2 Schrauben parallel zum Schenkelhals und eine Schraube in Richtung der Hüftresultierenden (Abb. 1). 10 Femura wurden getestet, darunter 2 Paarknochen aus Gruppe 3. Die Schraube in Richtung der Hüftresultierenden wurde zuerst plaziert. Diese begrenzt den Anwendungsbereich dieser Osteosyntheseform bei Femura mit kleinem CCD-Winkel.

Die Untersuchungen zur Wechsel- und Bruchlast wurden an einer Werkstoffprüfmaschine durchgeführt. Der Femur wurde in einer besonderen Halterung eingespannt, der Winkel zwischen der Vertikalen und der Femurachse betrug 16°. Die Krafteinwirkung verlief damit in Richtung der Hüftresultierenden. Der Antetorsionswinkel wurde ausgeglichen. An den Condylen bestand ein punktförmiger Kontakt zur Bodenplatte. Die Position des Femurs wurde mittels festsitzender Metallmanschette gegen Verschieben gesichert, wobei darauf geachtet wurde, daß die Manschette den Femur stets im gleichen Verhältnis zur Länge teilte. Unterschiedliche Längen wurden ausgeglichen. Der Belastungskopf der Traverse wurde der Krümmung des Femurkopfes mittels Hartgips angepaßt.

Die Instabilitätsgrenze für Wechsel- und Bruchlast wurde auf 25mm
Verformung festgelegt. Die Belastungsfolge sollte den Verhält-
nissen entsprechen, wie sie nach der Versorgung eines Patienten
auftreten, d.h. eine stufenweise Erhöhung der Belastung. Dem
Gehen angenähert, wurden hierzu insgesamt 4 mal 1000 Lastwechsel
zwischen einer vorgegebenen oberen und unteren Kraftgrenze durchgeführt. Das Verformungs-Kraft-Diagramm wurde durch einen Schreiber aufgezeichnet.

Die Bestimmung der Bruchlast, d.h. der Kraft, bei der die fest-
gelegte Instabilitätsgrenze überschritten wurde, erfolgte durch
zeitabhängige Steigerung der belastenden Kraft. Bis zu einer
Last von 2000 N wurde die Kraft alle 50 s um 500 N erhöht, danach alle 50 s um 100 N, bis der Bruch eintrat. Das Verformungs-
Kraft-Verhalten wurde wiederum aufgezeichnet.

Ergebnisse

a) Wechsellast: Alle 4 Formen der Osteosynthese hielten der physiologischen Wechseldruckbelastung stand. Eine Instabilität trat
in keinem Fall auf. Die Differenzen von Obergrenze zu Untergrenze
der Verformung bei 2000 N war in der Gruppe 3 mit 1,00 mm am
größten, gefolgt von Gruppe 2 mit 0,71 mm, Gruppe 1 mit 0,65 mm
und Gruppe 4 mit 0,52 mm (Tabelle 1). Dies ist schlüssig, da die
anfängliche Verformung eine Verformung im Sinne der Stauchung
darstellt. Diese war naturgemäß bei den "gleitenden Osteosynthesen der Gruppen 2 und 3 größer, als bei den Gruppen 1 und 4. Es

Tabelle 1. Mittlere Verformungsgrenzen und mittlere Bruchlast
der einzelnen Osteosynthesegruppen in Abhängigkeit von der Belastung. Obergr. = Obergrenze der Verformung; Untergr. = Untergrenze der Verformung; S = Standardabweichung der jeweiligen
Bruchlast

Gruppe	Mittlere Verformungs-Grenzen	BELASTUNGSINTERVALLE				Mittlere Bruchlast [N]
		80-500 N	80-1000 N	160-1500 N	160-2000 N	
1	Obergr. [mm]	0,99	1,47	2,20	2,95	6400
	Untergr.	0,77	1,18	1,76	2,30	S: 1782
2	Obergr. [mm]	1,15	2,17	3,03	3,96	6290
	Untergr.	0,92	1,79	2,58	3,25	S: 1973
3	Obergr. [mm]	1,25	2,24	3,51	4,74	5711
	Untergr.	0,96	1,58	2,76	3,74	S: 1283
4	Obergr. [mm]	1,39	2,03	2,79	3,27	5610
	Untergr.	1,17	1,65	2,20	2,75	S: 1401

ist deshalb nicht möglich, aus der Größe der Verformung auf die
Stabilität der Osteosynthese zu schließen. Aus den Verformungs-
Kraft-Diagrammen war ersichtlich, daß nur die obere Last (500,
1000 N usw.) entscheidend für die Verformung war, nicht hingegen
die darunterliegenden Teillasten. Die Frequenz der Krafteinwirkung spielte nur eine zu vernachlässigende Rolle. Sie bewirkte
eine Materialermüdung; die diesbezügliche Grenze wurde in den
Versuchen nicht erreicht, deshalb traten keine Implantatbrüche
auf.

b) Bruchlast: Alle Femura erreichten die geforderte (1) Mindest-
belastung von 2000 N. In den meisten Fällen war ein plötzlicher
Stabilitätsverlust weit über der physiologischen Belastungsgrenze
zu verzeichnen. Zunächst verformte sich der Femur mit geringer
Steigung im Verformungs-Kraft-Diagramm, um schließlich schnell
die Instabilitätsgrenze zu erreichen (Abb. 2). Die mittlere Bruchlast der Gruppe 1 war mit 6400 N am größten, gefolgt von Gruppe 2
mit 6290 N, Gruppe 3 mit 5711 N und Gruppe 4 mit 5610 N (Tabelle
1). Wenn sich auch keine Signifikanzen ergaben, so ist ein Trend
zum besseren Stabilitätsverhalten der Operationsverfahren mit
3 parallelen Schrauben in den Ergebnissen eindeutig.

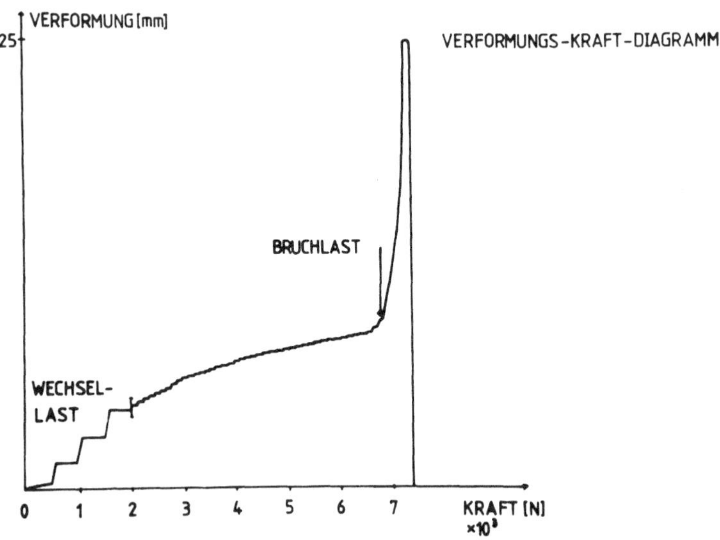

*Abb. 2. Schematische Darstellung des Verlaufes des Verformungs-Kraft-Dia-
grammes bei der Wechsellast (bis 2000 N) und bis zur Bruchlast*

Schlußfolgerung

Alle von uns untersuchten Osteosynthesen eignen sich zur Versorgung der medialen Schenkelhalsfraktur nach Pauwels I. Bei den
Untersuchungen des Wechsellastverhaltens bis 2000 N und der
Bruchlast zeigten sich alle 4 Formen der Osteosynthese der physiologischen Belastung gewachsen. Da die Bruchlast in den Gruppen

am größten war, in welchen 3 parallele Schrauben Verwendung fanden, sind diese Operationsverfahren, zumal wegen ihres geringen technischen Aufwandes, zu empfehlen. Rotationsstabilität ist gegeben. Bei der Versorgung der medialen Schenkelhalsfraktur hat sich das Prinzip der Gleitosteosynthese (4) bewährt. Durch das Gleiten der Bruchflächen gegeneinander können Komplikationen wie die Pseudarthrose (5) oder Wanderung der Implantate in das Gelenk vermieden werden. Diese Forderung erfüllt besonders die Zugschraubenosteosynthese mit 3 parallelen Schrauben in Richtung des Schenkelhalses, während bei horizontaler Anordnung dreier paralleler Schrauben ein Gleiten unmöglich ist. Für diese Osteosyntheseform ist es somit denkbar, daß bei sehr guter Stabilität die Pseudarthrosengefahr größer ist. Ein Wandern der Implantate in das Gelenk ist bei beiden Formen so gut wie ausgeschlossen.

Zusammenfassung

An 38 Leichenfemura wurden 4 Formen der Osteosynthese einer medialen Schenkelhalsfraktur nach Pauwels I bezüglich ihres Wechsellastverhaltens und der Bruchlast untersucht. Alle Osteosynthesen hielten der physiologischen Belastung stand. Die Bruchlast bei den Operationsverfahren mit 3 parallel angeordneten Schrauben war mit 6400 bzw. 6290 N am größten, ein signifikanter Unterschied zu den beiden anderen Osteosynthesearten wurde nicht gefunden. Nach unseren Untersuchungen stellt die Osteosynthese mittels 3 Schrauben parallel zum Schenkelhals eine stabile und einfache Operationsart dar, die uneingeschränkt empfohlen werden kann.

Summary

In 38 anatomical specimens, involving four different types of osteosynthesis of a Pauwels type I medial femoral neck fracture, the alternating load behavior and the ultimate load were examined. All osteosyntheses withstood a physiological load. The ultimate load was greatest with 6400 and 6290 N respectively in the two kinds of osteosynthesis with three parallel screws. No significant difference from the other two forms of osteosynthesis was found. Our examinations showed that the osteosynthesis with three screws parallel to the femur neck is a stable and simple operation which can be unreservedly recommended.

Literatur

1. PAUWELS F (1973) Atlas zur Biomechanik der gesunden und kranken Hüfte. Springer, Berlin Heidelberg New York
2. ZILCH H (1976) Verbessert die Kompressionsverschraubung die Prognose des medialen Schenkelhalsbruches? Unfallheilkd 79: 263
3. SCHWARZ N (1981) Die Behandlung des medialen Schenkelhalsbruches mit Zugschrauben. Arch Orthop Traumat Surg 98: 127
4. ZÖCH G, HIEBLER W, STAMPFEL O, FERLIC P (1975) Die Versorgung des medialen Schenkelhalsbruches mit langen AO-Spongiosaschrauben. Acta Chir Austriaca 6: 128

5. GARDEN RS (1971) Malreduction and avascular necrosis in
   subcapital fractures of the femur. J Bone Joint Surg (Br) 53:
   183

Dr. M. Wagner, Abteilung für Allgemeinchirurgie der Chirurgischen Universitäts-Klinik Heidelberg, Im Neuenheimer Feld 110,
D-6900 Heidelberg

28. Verteilungsmuster und Kinetik cytotoxischer T-Lymphocyten bei florider und supprimierter GVHR nach Dünndarmtransplantation[*]

Distribution Pattern and Kinetics of Cytotoxic T-Lymphocytes During GVHR Following Small Bowel Transplantation

E. Deltz[1], K. Ulrichs[2], Th. Schack[1], B. Friedrichs[1] und A. Thiede[1]

Abteilung für Allgemeine Chirurgie[1] (Direktor: Prof. Dr. H. Hamelmann) und Abteilung für Immunologie[2] (Direktor: Prof. Dr. Dr. W. Müller-Ruchholtz) der Universität Kiel

Einleitung und Fragestellung

Nach Transplantation des an immunokompetenten Zellen reichen Dünndarmes ist neben der Abstoßungsreaktion auch eine Reaktion dieser Zellen gegen den Empfängerorganismus, also eine "graft-versus-host-Reaktion" (GVHR) zu erwarten (1). Kommt sie zu voller Ausprägung, d.h. wird sie nicht durch eine gleichzeitig ablau-fende Abstoßungsreaktion an ihrer Manifestation gehindert (1) oder durch Spender- oder Empfängerbehandlung (3) unterdrückt, so führt sie bei großer immunogenetischer Distanz zum Tode des Empfängers unter dem Bilde der GVHR-Krankheit (2). Zum Zwecke der Manipulation ist deshalb die nähere Charakterisierung dieser Reaktion durch direkte Messung der die GVHR bewirkenden cyto-toxischen Eigenschaften von T-Lymphocyten erforderlich. Es ergeben sich folgende Fragen: 1. Repräsentiert die in vitro gefundene Anti-Wirt-Reaktivität von T-Lymphocyten die klinisch in Erschei-nung tretende GVHR? 2. Welches sind die Ursprungs- und Wirkorte der die GVHR auslösenden T-Lymphocyten? 3. Welche Änderungen der GVHR-Aktivität ergeben sich durch Immunmanipulation des Spenders und des Empfängers? 4. Kann eine dauernde Ausschaltung der GVHR durch Inhibition der cytotoxischen T-Lymphocyten erreicht werden?

Material und Methoden

Nach semiallogener heterotoper Dünndarmtransplantation (BN→BN x LEW) F$_1$) wurden in verschiedenen lymphatischen Kompartimenten des Transplantates (Peyersche Plaques (PP) und Mesenteriallymph-knoten (MLK)) und des Empfängers (PP, MLK, periphere Lymphknoten

---

[*]Mit Unterstützung durch die DFG, SFB 111

Chirurgisches Forum '83
f. experim. u. klinische Forschung
Hrsg.: H.W. Schreiber
© Springer, Berlin Heidelberg 1983

(pLK), Milz (M)) sowie im Empfängerblut die die GVHR repräsentie-
rende, gegen Empfängerantigen gerichtete cytotoxische T-Lympho-
cytenaktivität im Mikrolymphocytotoxizitätstest gemessen.

Neben einer unbehandelten Kontrollgruppe (Gruppe 1, n=26) wurden
diese Untersuchungen nach Empfängerbehandlung mit Cyclosporin A
(CsA) (15 mg/kg KG oral, 1.-14. Tag p.op.) (Gruppe 2, n=28),
nach Spendertierbestrahlung mit 950 rad (Gruppe 3, n=26) sowie
nach mikrochirurgischer Entfernung der Transplantat-MLK (Gruppe
4, n=26) nach 14-30 Tagen und 82-120 Tagen p.op. durchgeführt.

Ergebnisse

Alle Tiere der Gruppe 1 starben an GVHR-Krankheit innerhalb von
22 Tagen p.op. (Überlebensquote 0%). Dabei fand sich in allen
lymphatischen Kompartimenten, mit Ausnahme der PP, zum Zeitpunkt
der klinisch maximal ausgeprägten GVHR eine deutliche Aktivität,
einhergehend mit hoher Aktivität im Blut (Abb. 1).

Nach Empfängerbehandlung mit CsA (Gr. 2) überlebten 20 von 28
Tieren (71%) ohne klinische Zeichen der GVHR. Die zunächst nach
21 Tagen noch nachweisbare Aktivität in Milz und peripheren
Lymphknoten ließ sich nach 110 Tagen nicht mehr zeigen (Abb. 1).

Nach Spenderbestrahlung (Gr. 3) überlebten 20 von 26 Tieren
(77%) bis zu 150 Tagen p.op. Auch hier verschwand die 30 Tage
p.op. in Milz und Peyerschen Plaques des Empfängers nachweisbare
Aktivität vollständig nach 120 Tagen p.op. (Abb. 2). Wurden die
Mesenteriallymphknoten des Transplantates mikrochirurgisch entfernt (Gr. 4), so überlebten 23 von 26 Tieren (89%) langfristig,
ohne daß eine klinisch faßbare GVHR auftrat. Dementsprechend
fand sich 28 Tage p.op. eine gegenüber der Kontrollgruppe hoch-
signifikante ($\alpha=0,002$, Rangsummentest nach WILCOXON) Verminderung
der Reaktivität in allen Kompartimenten, die auch 82 Tage p.op.
noch nachweisbar war (Abb. 2).

In allen Versuchsgruppen (Gr. 2-4) war zu allen Untersuchungs-
zeitpunkten die Blutreaktivität, die in der Kontrollgruppe die
aller lymphatischer Kompartimente übersteigt, völlig aufgehoben.

Diskussion

Die voll ausgeprägte GVHR nach heterotoper Dünndarmtransplantation führt durch eine Attacke der immunokompetenten Zellen des
Transplantates gegen den Empfänger, die sich am Empfängerdünndarm
als schwere erosive Enteritis äußert, zum Marasmus und Exitus le-
talis des Empfängers (2). Das hierbei gefundene Reaktionsmuster
der gegen Empfängerantigen gerichteten T-Lymphocyten (Abb. 1) ist
durch eine hohe Aktivität in den lymphatischen Kompartimenten
und sehr hohe Aktivität im Blut charakterisiert. Nach CsA-Behandlung, Spenderbestrahlung und chirurgischer Entfernung der MLK
läßt sich diese Reaktivität vermindern, was sich in der Unterdrückung einer klinisch in Erscheinung tretenden GVHR mit einer
Verbesserung der Überlebensraten von 0 auf 70-90% widerspiegelt.

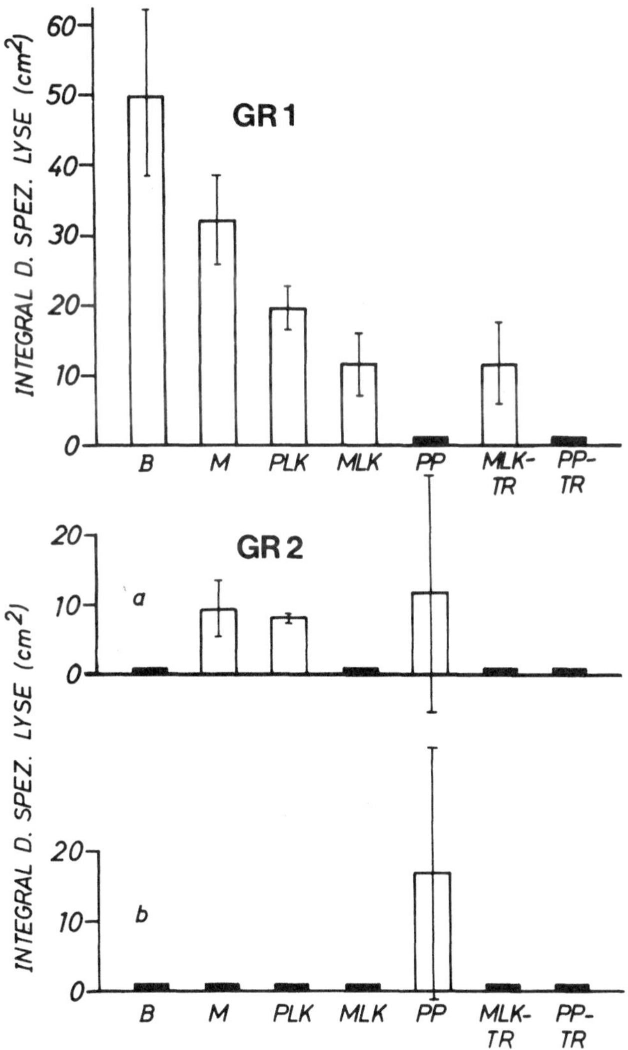

*Abb. 1. GVHR-Cytotoxizität in Transplantat- und Empfängerkompartimenten.
B = Blut, M = Milz, pLK = periphere Lymphknoten, MLK = Mesenteriallymphknoten, PP = Peyersche Plaques, MLKTR, PPTR = Mesenteriallymphknoten und PP
des Transplantates. Gruppe 1: n=11; 14,0 ± 2,4 Tage p.op; Gruppe 2: a: n=10;
20,9 ± 7,2 Tage p.op.; b: n=6; 110 ± 18,7 Tage p.op.*

Die in den Gruppen 2-4 in einigen Kompartimenten noch nachweisbare Restreaktivität beeinträchtigt jedoch nicht das Überleben
der Empfänger. Entscheidend hierfür scheint die fehlende GVHR-
Reaktivität im peripheren Blut zu sein. Fehlt die Blutreaktivität
und ist die Restreaktivität im Sinne eines "locking in"-Phäno-
mens auf einige lymphatische Kompartimente begrenzt, so ist eine
GVHR klinisch nicht relevant. Durch selektive Entfernung der
Transplantat-MLK läßt sich, wie durch eine Ganzkörperbestrahlung
des Spenders und eine systemische immunsuppressive Empfängerbehandlung mit CsA, die GVHR ausschalten. Alle drei Behandlungsprin-
zipien führen zu einer dauernden Ausschaltung der GVHR, wie die

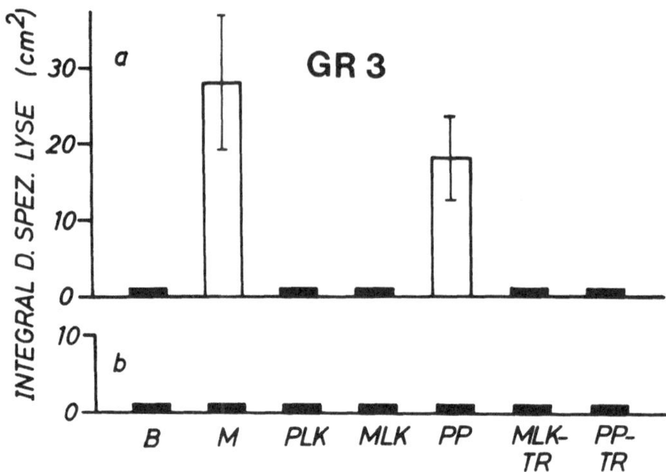

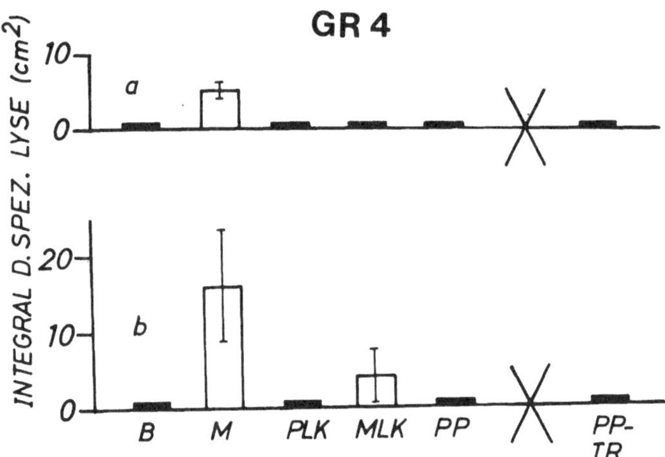

Abb. 2. Gruppe 3: a: n=7; 30,1 ± 0,9 Tage p.op.; b: n=10; 120 ± 34,4 Tage p.op. Gruppe 4: a: n=7; 28,7 ± 2,2 Tage p.op.; b: n=9; 82,2 ± 31,3 Tage p.op.

Kinetik der GVHR-Aktivität innerhalb von 120 Tagen zeigt. Die Fragen 1-4 lassen sich demnach wie folgt beantworten:

1. Die in vitro gemessene cytotoxische Anti-Wirt-Reaktivität repräsentiert die klinisch in Erscheinung tretende GVHR.

2. Die MLK des Transplantates sind für die Auslösung der GVHR im wesentlichen verantwortlich.

3. Spender- und Empfängerbehandlung bieten Möglichkeiten zur Suppression der GVHR durch Inhibition der cytotoxischen T-Zellreaktivität.

4. Temporäre Behandlung führt zu einer dauernden Ausschaltung der GVHR.

Zusammenfassung

Die GVHR nach semiallogener Dünndarmtransplantation kann durch CsA-Behandlung des Empfängers, durch Spenderbestrahlung oder durch chirurgische Entfernung der Mesenteriallymphknoten des Transplantates unterdrückt werden. Die Effektivität dieser Maßnahmen zeigt sich in der Reduktion der Anti-Wirt-Reaktivität cytotoxischer T-Lymphocyten. Die Analyse ihres Verteilungsmusters zeigt, daß dabei die Unterdrückung der Blutreaktivität der wesentliche Faktor ist. Die Mesenteriallymphknoten des Transplantates sind entscheidend für die Auslösung der GVHR. Die Kinetik der GVHR-Aktivität zeigt, daß durch gezielte temporäre Spender- oder Empfängerbehandlung eine dauerhafte Ausschaltung der GVHR möglich ist.

Summary

Graft-versus-host reaction (GVHR) following semiallogeneic small bowel transplantation can be suppressed by treatment of the recipient with CsA, irradiation of the donor, or by surgical removal of the mesenteric lymph nodes of the graft. The effectiveness of these methods is shown by the reduction in the antihost reactivity of cytotoxic T-lymphocytes. The analysis of the distribution patterns reveals the suppression of blood reactivity to be decisive for the avoidance of GVHR. Mesenteric lymph nodes of the graft are essential for starting the GVHR. The kinetics of GVHR activity shows that a permanent elimination of GVHR can be accomplished by temporary donor or recipient treatment.

Literatur

1. MONCHIK GJ, RUSSEL PS (1971) Transplantation of small bowel in the rat: Technical and immunological considerations. Surgery 70: 5 693-702
2. DELTZ E, MÜLLER-HERMELINK HK, ULRICHS K, THIEDE A (1981) Development of graft-versus-host-reaction in various organs after small intestine transplantation. Transplant Proc 13: 1215-1216
3. DELTZ E, ULRICHS K, SCHACK T, FRIEDRICHS B, THIEDE A (1982) Immunological Evaluation of Different Methods for Prevention of Graft-versus-Host-Disease in Small Bowel Transplantation. Eur Surg Res 14: 2, 105

Priv.-Doz. Dr. med. E. Deltz, Chirurgische Universitätsklinik, Abteilung für Allgemeine Chirurgie, Hospitalstr. 40, D-2300 Kiel 1

29. Fötale Pankreasinseltransplantation beim Hund

Transplantation of Fetal Pancreatic Islets in the Dog

E. Kolb, G. Grundner und F. Largiadèr

Chirurgische Klinik A des Universitätsspitals Zürich (Direktor: Prof. Dr. Å. Senning)

Eines der Hauptprobleme der Pankreasinseltransplantation bei verschiedenen Tierspecies, aber auch beim Menschen, ist die frühe und heftige Abstoßung, die häufig irreversibel ist. Beim Hund führen die Berücksichtigung der Histokompatibilität am DR-Locus und eine intensive perioperative medikamentöse Immunsuppression zu einer Verzögerung und Abschwächung der Abstoßung, so daß sie auf Corticosteroide anspricht (eigene Beobachtungen, nicht publiziert). Häufig bleibt jedoch ein partieller Funktionsverlust zurück. Das Ziel der vorliegenden Experimente war die Untersuchung der Frage, ob beim Hund nach Transplantation noch teilungsfähiger Inselpräparate ein abstoßungsbedingter Funktionsverlust durch Zellteilung kompensiert werden kann.

Versuchstiere und Methodik

Als Transplantatempfänger wurden 10 gemischtrassige Hunde männlichen oder weiblichen Geschlechts mit einem Gewicht von 11 - 30 kg verwendet. Die geburtsreifen Pankreasspender wurden durch Sectio caesarea gewonnen. Die fötalen Pancreata wurden sofort nach Entnahme einzeln in Hanks-Puffer gekühlt, mit der Schere zerkleinert und anschließend während 3 min in einer sterilen Collagenaselösung (5 mg/ml, Worthington Typ IV, in Hanks-Puffer) bei 37° geschüttelt und verdaut (1). Nach mehrmaligem Waschen wurden die Präparate von 38 Föten gefroren und in flüssigem Stickstoff aufbewahrt (2). Die Fragmentpräparate von 15 Föten wurden frisch verwendet. Aus den Thymusdrüsen der Spender wurden Zellsuspensionen hergestellt, die als stimulierende Zellen für gemischte Lymphocytenkulturen (MLC) dienten (3). Für 4 Empfänger konnten je 4 - 6 Spender mit negativer MLC-Reaktivität gefunden werden. Bei den Empfängerhunden wurden nach totaler Pankreatektomie die Pankreasfragmentsuspensionen intraportal infundiert. Nur 2 Hunde erhielten Inselpräparate aus den Pancreata eigener Föten.

Die immunsuppressive Behandlung der Empfänger bestand aus Cyclosporin A per os, 20 mg/kg (Tage -3 bis -1), Cyclophosphamid 4

Chirurgisches Forum '83
f. experim. u. klinische Forschung
Hrsg.: H.W. Schreiber
© Springer, Berlin Heidelberg 1983

mg/kg i.v. (Tage -1, O), ATG 10 - 30 mg/kg (Tage +1, +3, +5),
Azathioprin 2,5 mg/kg und Prednison 2,O mg/kg an den übrigen
postoperativen Tagen. Die Dosierung der beiden letzteren Medikamente richtete sich nach allfälligen Komplikationen, wurde aber
spätestens nach 1 Monat reduziert. Abstoßungsreaktionen (Anstieg
des Blutzuckerspiegels auf 14 mmol/l oder mehr) wurden mit Prednison per os (15 mg/kg an 3 aufeinanderfolgenden Tagen) behandelt.
Insulin (Lente, Novo) wurde täglich nach Bedarf gegeben und zur
exokrinen Substitution wurde Pankrotanon (Hausmann), 50 g/Tag,
dem Futter zugesetzt.

Resultate

Alle Hunde benötigen nach der Transplantation Insulin während
mehrerer Monate. Die Dosis konnte jedoch bei 7/10 Hunden um 40 -
60% der maximalen Initialdosis reduziert werden und 1 Hund wurde
völlig insulinfrei (Tabelle 1). Komplikationen, besonders Infektionen der Operationswunde waren häufig, sie konnten aber durch
lokale Behandlung und Reduktion der Immunsuppression beherrscht
werden. In den meisten Fällen kam es nach der 15.-20. postoperativen Woche zu einer Nivellierung des Insulinbedarfs, worauf die
immunsuppressive Behandlung abgebrochen wurde. In den meisten
Fällen trat dann eine terminale Abstoßung auf, die eine rasche
Erhöhung der Insulindosen notwendig machte. In 3 Fällen war der
terminale Insulinbedarf höher als der frühpostoperative, was möglicherweise z.T. auf die Bildung von Anti-Insulin-Antikörpern
zurückzuführen war. In 2 Fällen persistierte aber wahrscheinlich
eine partielle Transplantatfunktion (Hunde 5 und 6 der Tabelle 1)
mehrere Wochen nach Absetzen der Immunsuppression.

Es konnten keine Korrelationen zwischen Transplantatfunktion und
Histokompatibilität, Zahl der Spenderpancreata oder Kryokonser-
vierung festgestellt werden.

Diskussion

Trotz der Heterogenität der Gruppe in bezug auf Dosierung der
Immunsuppression und Komplikationen konnte die Insulinbehandlung
in den meisten Fällen langsam reduziert werden, bis 4 - 6 Monate
postoperativ ein Plateau mit minimalem Insulinbedarf bzw. in
1 Fall Insulinfreiheit erreicht wurde. Dies war erstaunlich, da
sich Abstoßungsreaktionen frühpostoperativ wegen des regelmäßig
hohen Insulinbedarfs oft nicht feststellen und daher nicht behandeln ließen. Alle Hunde machten aber im Spätverlauf mindestens
eine oder mehrere Abstoßungen durch. Trotzdem wurde später häufig eine weitere Verbesserung der Transplantatfunktion beobachtet.

Daraus läßt sich schließen, daß unreife Inselzellen unter medikamentöser Immunsuppression während mehrerer Monate teilungsfähig
bleiben können und daß sie, im Gegensatz zu reifen B-Zellen nach
Pankreasfragment-Allotransplantation, abstoßungsbedingte Funk-
tionsverluste wahrscheinlich durch Zellteilung kompensieren können.

Tabelle 1. Resultate der fötalen Pankreasfragmenttransplantation

Hund Nr.	Ges.	Gew. (kg)	Alt. (J.)	Transplantat (eig. Föten)	MLC	1.Abst.- beh.(Tage postop.)	Min.Insulin- bedarf, % (Wochen p.o.)	Insulin ohne Im- munsupp.,%	Bemerkungen
1	w	25	3	4, gefroren	neg.	16	42 (22)	96	Multiple Fadengranulome. Dermatitis 4 Mt. postop., Schwanzabsceß 5-7 Mt. postop.
2	w	23	2	4 (4), gefr.	neg.	21	60 (14)	110	Reop. 4 Tage nach Transplantation wegen Ileus: Dünndarmvolvulus. Fadengranulome
3	w	16	1 1/2	4, gefroren	neg.	42	85 (14)	120	Zehenabscesse. Ösophagusperforation durch Hundebiß 3 Mt. postop.
4	w	30	2 1/2	6 (5), gefr.	neg.	43	84 (14)	120	Dermatitis 3-4 Mt. postop.
5	w	16	1 1/2	4, gefroren	pos. 3x + 1x ++	63	46 (14)	72	Fadengranulome. Zehenabscesse 2 1/2 und 5 Mt. postop., Dermatitis 3 Mt. postop.
6	m	30	2	4, gefroren	pos. 1x ++ 3x +++	10	38 (16)	70	Fadengranulome. Stomatitis und Dermatitis 3-4 Mt., subcut. Abscesse 4-6 Mt. postop.
7	w	11	2	6 (1), gefr.	pos. 6x +	43	43 (22)	110	Keine Komplikationen
8	w	21	1 1/2	6, gefroren	pos. 3x ++++ 3x NG	21	O (25)	NG	Paraparese 1 Woche postop. nach Transfusion, Dermatitis, Zehenabsceß, akute Enteritis terminal.

Fortsetzung Tabelle 1

Hund Nr.	Ges.	Gew. (kg)	Alt. (J.)	Transplantat (eig. Föten)	MLC	1.Abst.-beh.(Tage postop.)	Min.Insulin-bedarf, % (Wochen p.o.)	Insulin ohne Im-munsupp.,%)	Bemerkungen
9	m	18	1 1/2	6, frisch	pos. 3x + 1x ++ 2x +++	7	64 (15)	160	Bronchitis und Enteritis während erster 4 postop. Wochen, deshalb früh minimale Immunsuppression
10	w	22	.2 1/2	9, frisch	pos. 6x + 2x ++ 1x +++	7	43 (20)		Keine Komplikationen. Versuch noch nicht abgeschlossen

Ges., Gew., Alt.: Geschlecht, Gewicht, Alter (approximativ).

Transplantat (eig. Föten): Totale Zahl der für das Transplantat verwendeten Spenderpancreata. In Klammer Zahl der Pancreata von eigenen Föten.

MLC: Gemischte Lymphocytenkultur. Neg.: Stimulationsindex (SI) bis 1,5; +: SI 1,6 - 10,0; ++: SI 10,1 - 20,0; +++: SI 20,1 - 50,0; ++++: SI > 50. NG: nicht getestet.

1. Abst.beh.: Erste Abstoßungsbehandlung.

Min. Insulinbedarf, % (Wochen p.o.): Minimaler Insulinbedarf, in % der maximalen initialen Werte (Wochendurchschnittswerte für Berechnung verwendet). Wochen p.o.: Wochen postoperativ, d.h. Zeitpunkt zu dem minimaler Insulinbedarf registriert wurde.

Insulin ohne Immunsupp., %: Terminaler Insulinbedarf, nach Absetzen der Immunsuppression und terminaler Abstoßung, in % der maximalen initialen Werte

Zusammenfassung

Nach intraportaler Transplantation von fötalen Pankreasfragment-
präparaten trat unter medikamentöser Immunsuppression und trotz
Abstoßungsreaktionen bei 7/10 pankreatektomierten Hunden eine
Verbesserung des diabetischen Stoffwechsels auf und ein Hund wurde 6 Monate nach Transplantation insulinfrei.

Summary

After intraportal transplantation of fetal pancreatic fragments
in pancreatectomized dogs, the diabetic condition improved under
immunosuppressive treatment despite rejections in seven of ten
cases. Six months after operation, one dog was off insulin.

Literatur

1. KOLB E, RUCKERT R, LARGIADÈR F (1977) Intraportal and intra-
   splenic autotransplantation of pancreatic islets in the dog.
   Europ Surg Res 9: 419
2. BANK HL, REICHARD L (1980) Preservation of rat and canine
   islets of Langerhans. Cryobiology 17: 618
3. VAN DEN TWEEL JG, VRIESENDORP HM, TERMIJTELEN A et al (1974)
   Genetic aspects of canine mixed leukocyte cultures. J Exper
   Med 140: 825

Dr. Edith Kolb, Chirurgische Klinik A, Universitätsspital, Rämi-
straße 100, CH-8091 Zürich

30. Behandlung des akuten Leberversagens durch Hepatocytentransplantation an der Ratte

Hepatocyte Transplantation as a Treatment for Acute Hepatic Failure in the Rat

P. Thul, R. Grundmann und B. Kajahn

Chirurgische Universitätsklinik Köln-Lindenthal (Direktor: Prof. Dr. Dr. H. Pichlmaier)

Es war das Ziel unserer Versuche, das akute Leberversagen durch die Transplantation von Hepatocyten zu behandeln. Voraussetzung für diese Transplantationsversuche war es, ein Modell zu schaffen, mit dem ein reproduzierbares, akutes Leberversagen mit einer definierten Letalitätsrate erzeugt werden kann. In diesem Modell sollte die Leber soweit geschädigt werden, daß nach der Transplantation von Hepatocyten eine Regeneration und damit ein Überleben der Tiere möglich war. Das bedeutet, die Letalitätsrate müßte weniger als 100% betragen.

Material und Methodik

Als Versuchstiere dienten Lewis-Ratten. Sechs Tage vor der Induktion des Leberversagens wurde ein Katheter intraperitoneal plaziert und in der Nackenregion ausgeleitet. Durch die Gabe von 1,6 g/kg KG Galaktosamin über den Katheter wurde das Leberversagen induziert. 48 h später wurden frisch isolierte Hepatocyten über den Katheter in die freie Bauchhöhle transplantiert. Zur Hepatocytenisolierung wurde die Leber des Spendertieres ex vivo mit einer 0,05%igen Kollagenaselösung für 8 min perfundiert. Das zerfließliche Gewebe wurde durch ein Netz gegeben, wiederholt gewaschen und zur Transplantation bereitgehalten. Die Vitalität der Hepatocyten wurde mit Trypanblaulösung geprüft.

Gruppeneinteilung:

Gruppe 1 (n=15): Kontrollgruppe (Galaktosamingabe)

Gruppe 2 (n=15): Scheinoperation nach Galaktosamingabe (Applikation von Hanks-Lösung)

Gruppe 3 (n=20): Diesen Tieren wurden ca. 40 x 10^6 vitale Hepatocyten intraperitoneal transplantiert.

Chirurgisches Forum '83
f. experim. u. klinische Forschung
Hrsg.: H.W. Schreiber
© Springer, Berlin Heidelberg 1983

Ergebnisse

Kontrollgruppen 1 und 2: Innerhalb von 48 h nach der ersten
Galaktosamingabe kam es zu einem massiven Anstieg der Transaminasen und des Bilirubins im Serum. Für die GOT wurden Werte von
5300 (3950 - 6850) U/l gemessen, die GPT lag bei 6200 (4800 -
8800) U/l. Die Bilirubinwerte betrugen 3,6 (3,1 - 5,2) mg%
(Abb. 1). Die Cholinesterase fiel auf nicht meßbare Werte ab. In
der Gruppe 1 verendeten in den ersten 72 h nach Galaktosamingabe
53% der Ratten, weitere 27% verstarben während der folgenden
72 h. In der Gruppe 2 starben 80% der Ratten in den ersten 90 h
nach Galaktosamingabe (Abb. 2).

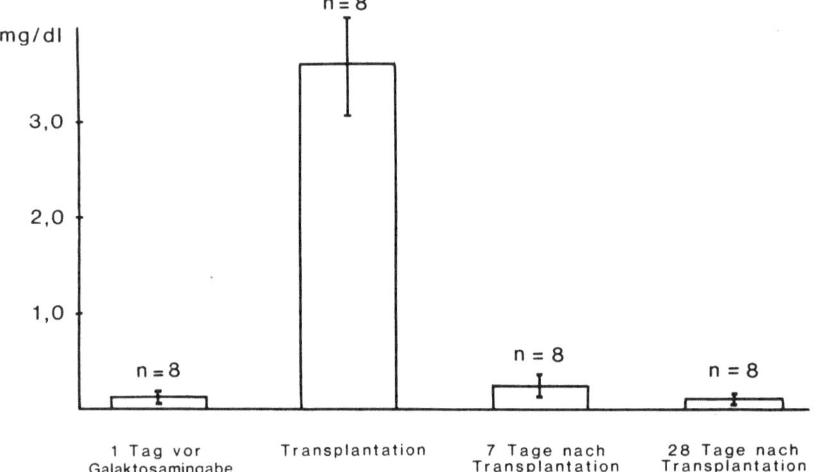

*Abb. 1. Bilirubin nach Hepatocytentransplantation. Diese Messung wurde bei
8 der 13 überlebenden Tiere durchgeführt*

Hepatocytentransplantation: Aus einer Rattenleber ließen sich
50 - 70 Millionen Hepatocyten isolieren. Von diesen waren im
Trypanblau-Vitalitätstest zwischen 60 und 90% vital.

Gruppe 3: In den ersten 72 h nach Induktion des Leberversagens
starben 7 von 20 Ratten, die restlichen Tiere überlebten. Sieben
Tage nach der Transplantation hatten sich die Transaminasen und
das Bilirubin weitgehend normalisiert (Abb. 1). Die Cholinesterase lag im Normbereich. 28 Tage nach der Transplantation war
eine vollständige Normalisierung aller Werte eingetreten.

Diskussion

Durch die intraperitoneale Transplantation von vitalen Hepatocyten konnte die Überlebensrate des mit Galaktosamin induzierten akuten Leberversagens der Ratte signifikant von 20 auf 65%
verbessert werden. Da über den Verbleib der intraperitoneal

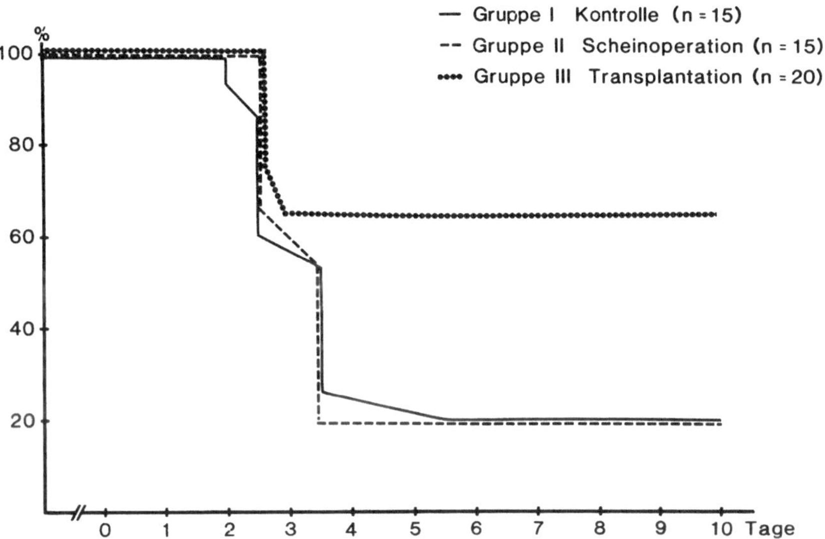

Abb. 2. Überlebensraten in den Gruppen I – III

transplantierten Hepatocyten im Moment noch keine Aussage gemacht werden kann, muß offen bleiben, ob diese Zellen tatsächlich Stoffwechselleistungen der Leber übernommen hatten. Eine
andere Möglichkeit wäre die, daß die transplantierten Zellen lediglich die Regeneration der nicht vollständig geschädigten Leber - was Grundbedingung für dieses Versuchsmodell war - stimuliert haben (1).

Zusammenfassung

Durch die fraktionierte Gabe von 1,6 g/kg KG Galaktosamin läßt
sich an Lewis-Ratten ein akutes Leberversagen mit einer Letalitätsrate von 80% erzielen. Die intraperitoneale Transplantation
von 50-70 Millionen Hepatocyten erhöht die Überlebensrate von
20 auf 65%. Nach der Transplantation kommt es innerhalb einer
Woche zu einer Normalisierung der Serumtransaminasen und des
Bilirubins.

Summary

Acute hepatic failure was induced in Lewis rats by intraperitoneal administration of 1.6 g/kg body w. D-galactosamine. The
survival in the control group was 20%. Intraperitoneal transplantation of 50-70 million hepatocytes increased the survival
rate significantly to 65%. In the surviving animals, blood concentrations of GOT, GPT, and bilirubin normalized 1 week after
transplantation.

Literatur

1. MITO M et al (1979) Studies on ectopic liver utilizing hepatocyte transplantation into the rat spleen. Transplant Proc 11: 585

Dr. med. P. Thul, Chirurgische Universitätsklinik Köln-Lindenthal, Joseph-Stelzmann-Str. 9, D-5000 Köln 41

31. Kontrolle der Abstoßungsreaktion voll allogener Rattenleber-transplantate mit Hilfe der Feinnadel-Aspirations-Cytologie

Control of Rejection of Allogenic Rat Liver Grafts by Fine-Needle Aspiration Cytology

F. A. Zimmermann[1], T. Schmid[2], T. Siegel[3], U. Vossenkuhl[2], M. J. Gokel[4] und C. Hammer[3]

[1]Chirurgische Klinik der Universität des Saarlandes, Abtl. für Allgemeine Chirurgie und Abdominalchirurgie (Dir.: Prof. Dr. G. Feifel), Homburg/Saar
[2]Kinderchirurgische Klinik der Universität München (Dir.: Prof. Dr. W.Ch. Hecker)
[3]Institut für Chirurgische Forschung, Klinikum Großhadern, der Universität München (Dir.: Prof. Dr. Dr. h.c. W. Brendel)
[4]Pathologisches Institut der Universität München (Dir.: Prof. Dr. M. Eder)

Leberfunktionsstörungen nach Lebertransplantationen sind oft schwer zu differenzieren und nicht eindeutig einer bestimmten Ursache zuzuordnen. Die Kenntnisse über typische Abstoßungs-muster sind noch unzureichend, und morphologische Zeichen sind selten pathognomonisch (1).

Bei der orthotopen Lebertransplantation an der Ratte konnten drei verschiedene Abstoßungsmuster gefunden werden (2). Akute oder chronische Abstoßungsverläufe können mit zeitlich begrenz-ten Gaben von Cyclosporin A verhindert werden (3). Beeinträchti-gungen des histologischen Bildes durch Komplikationen bei der Gallengangsrekonstruktion konnten mit einer neu entwickelten Technik weitgehend ausgeschlossen werden (4). Damit steht ein Tiermodell zur Verfügung, mit dessen Hilfe versucht werden kann, morphologische Veränderungen im Lebertransplantat zu beschrei-ben und sie ausschließlich auf Abstoßungsreaktionen zurückzu-führen. Ziel dieser Arbeit ist es, aspirationscytologische Be-funde mit dem histologischen Bild zu vergleichen, um die Wer-tigkeit der Feinnadel-Aspirations-Cytologie zur Überwachung der Organabstoßung zu beurteilen.

Methodik

Orthotope Lebertransplantationen bei Ratten wurden in einem iso-genen Modell (BN/BN) bzw. einem allogenen Modell (DA/BN) mit bzw. ohne immunsuppressiver Therapie (Cyclosporin A) durchge-

Chirurgisches Forum '83
f. experim. u. klinische Forschung
Hrsg.: H.W. Schreiber
© Springer, Berlin Heidelberg 1983

führt. Um ein möglichst lückenloses Bild der Abstoßungsreaktionen zu erfassen, wurden die Aspirationscytologien (Punktionen)
in 1-3 tägigem Abstand und die Biopsien (über Laparotomien) in
6 tägigen Abständen in sich überlappenden Zeitintervallen durchgeführt. Punktionen wurden entweder percutan mit einer Spinal-
kanüle für Säuglinge (Fa. Becton Dickinson, 25G), als auch während der konsekutiven Laparotomien durchgeführt. Als Kontrollen
dienten nicht operierte Tiere. An Hand dieser Punktate wurden
die verschiedenen Zellen definiert. Ebenso wurde das periphere
Blutbild geprüft. In einer weiteren Kontrollserie wurde das
Blutbild unter Cyclosporin A Therapie beobachtet. Die Biopsien
wurden mit histologischen Standardverfahren bearbeitet, die
Aspirate nach Cytozentrifugation nach MAY-GIEMSA-GRÜNWALD gefärbt. Die parenchymatösen bzw. infiltrierten Zellen wurden von
zwei Untersuchern unabhängig voneinander differenziert. Unter
Berücksichtigung des peripheren Blutbildes wurde der Unterschied
der Zellpopulation zwischen peripherem Blut und dem transplantierten Organ berechnet (Inkrement). Eine Punktion wurde als erfolgreich angesehen, wenn Hepatocyten im Punktat vorhanden waren.

Ergebnisse

Sowohl die häufigen Laparotomien mit Biopsien als auch die per-
cutanen Punktionen wurden von den Tieren gut toleriert. Allerdings wurden diese Eingriffe unter sterilen Kautelen durchgeführt und die Tiere antibiotisch (Claforan) behandelt. Insgesamt
wurden 258 Punktionen an 22 Tieren vorgenommen; ein Tier, welches täglich punktiert wurde, verstarb nach der 16. Punktion.
Todesursache waren multiple Leberabscesse. In 6,2% der Fälle
(16 aus 258) konnte kein auswertbares Material gewonnen werden.

Kontrollpunktionen

Das typische Zellbild eines unbehandelten Kontrolltieres zeigte
bei der Erstpunktion folgende Verteilung: 66% Lymphocyten, 25%
neutrophile Granulocyten, 6% granulierte Lymphocyten, 1% stab-
kernige Zellen und 2% Monocyten. Diese Verteilung entsprach
dem Differentialblutbild, das Inkrement war Null. Hepatocyten
und Sternzellen gingen nicht in das Inkrement ein. Bei einem gesunden Tier sind keine Zellinfiltrationen zu erwarten und waren
auch nicht demonstrierbar. Selbst nach 18 Punktionen konnte keine Zunahme von Entzündungszellen nachgewiesen werden.

Isogene Transplantationen

Durchgeführt wurden 5 Transplantationen innerhalb des BN Stammes. Histologische Veränderungen traten in Form von geringen
entzündlichen Infiltrationen mit Granulocyten und Lymphocyten
bereits wenige Tage nach der Transplantation auf. Solche Zellen
waren auch in späteren Biopsien unverändert vorhanden. Histologisch kam es desweiteren zu einer geringen Fibrosierung und sep-
tenartigen Verlängerung der Portalfelder. Die beschriebenen Veränderungen waren allerdings diskret. Die laborchemischen Parameter waren im Normbereich, die Gewichtsentwicklung der Tiere
unauffällig. Aspirationscytologisch kam es zu einer geringen
persistierenden Granulocytose und Lymphocytose.

Allogene Transplantationen (ohne Cyclosporin A)

Durchgeführt wurden 8 allogene Transplantationen. Die mittlere
Überlebenszeit betrug 12 (8-15) Tage. In diesem Zeitraum konnten
pro Tier im Durchschnitt 5 Punktionen und 3 Biopsien durchge-
führt werden. Das histologische Bild zeigte mit zunehmendem Ab-
stand zur Transplantation eine immer stärker werdende celluläre
Infiltration sowohl der Portalfelder als auch der Sinusoide. Die
Zellpopulation bestand aus Lymphocyten, reichlich Granulocyten,
Lymphoblasten, Histiocyten und plasmacytoiden Zellen. Neben einer
Proliferation der Gallengänge kam es außerdem zu einer lockeren
Fibrose der Portalfelder, die deutlich verbreitert und septen-
artig ausgezogen waren. Regelmäßig sah man Einzelzellnekrosen,
sowie Gruppenzellnekrosen, welche auch konfluieren konnten. Das
cytologische Bild begann sich mit dem 3. Tag nach der Transplantation zu verändern. Auffallend war, daß Granulocyten abnahmen,
Monocyten dagegen zunahmen. Gegen Ende der Abstoßungsphase machten Makrophagen und Monocyten je circa 10% der Gesamtpopulation
an infiltrierenden Zellen aus.

Allogene Transplantationen (mit Cyclosporin A)

Die vier mit Cyclosporin A behandelten Tiere überlebten alle
den Versuchszeitraum. Bei der gewählten Dosierung von Cyclosporin A (3 mg/kg/Tag) zeigten die Leberfunktionsparameter (GOT,
GPT, gamma-GT, AP und Bilirubin) keine pathologischen Veränderungen. Makroskopisch konnten an den transplantierten Lebern
bis zum 6. Tag keine Veränderungen gesehen werden, die Lappen-
ränder waren glatt. Im weiteren Verlauf kam es zu einer mäßigen
Schwellung der Leber, die Ränder wurden stumpf. Das cytologische Bild zeigte, bei immer normalem peripheren Blutbild, eine
Granulocytose in der Leber während der ersten 12 Tage. Im weiteren Verlauf wurde das Inkrement annähernd Null, vereinzelt waren
jedoch Makrophagen und eosinophile Granulocyten zu sehen. Auffallend war jedoch, daß in der Leber vermehrt große, vacuoli-
sierte lymphocytäre Zellen vorhanden waren. Dieser Zelltyp fand
sich im peripheren Blutbild nicht. Histologisch sah man bei allen Tieren jeweils gleichartige und insgesamt nur geringgradige
Veränderungen, wobei in den Portalfeldern ein Ödem und geringe
entzündliche Infiltrationen, vorwiegend durch Granulocyten, im
verminderten Unfang auch durch Lymphocyten bzw. durch lymphoide
Zellen vorlagen. Nur vereinzelt war eine unbedeutende Proliferation der Gallengänge festzustellen. Eine Progredienz der Veränderungen zu späteren Versuchszeitpunkten konnte nicht beobachtet werden.

Diskussion

Die Aspirationscytologie kann nur Ergebnisse liefern, wenn es
sich um celluläre Vorgänge und um deren Fluktuationen handelt.
Im Falle einer schnell verlaufenden humoralen Reaktion scheidet
diese Methode aus. Methodische Probleme waren in unseren Experimenten zunächst durch die relative Dicke der Punktionskanüle
und durch das kleine Areal, das zur Punktion zur Verfügung stand,
zu erwarten. Die Punktionsstelle lag zwischen dem Xiphoid und dem

Rippenbogen und machte nur wenige Quadratmillimeter aus. Die Gefahr bei den sehr häufigen Punktionen,im bereits traumatisierten Gewebe zu punktieren, war groß, konnte aber durch Veränderung der Punktionsrichtung nach Perforation der Bauchdecken beherrscht werden. Bei der Einordnung der zu beurteilenden Zellen machte die Unterscheidung von Monocyten und den großen Formen der Lymphocyten zunächst Schwierigkeiten. Als Monocyt wurde schließlich eine Zelle angesprochen, welche einen gelappten, zum Teil zerfließenden, großen Zellkern besaß, der 2/3 des Zellvolumens einnahm und dessen Cytoplasma blaß und grau-blau war. Die Kernstruktur war grob, wabig oder flockig. Als großer Lymphocyt wurde eine Zelle eingeordnet, deren ei- oder bohnenförmiger Zellkern bis zu 3/4 des Zellvolumens einnahm. Die Zellstruktur war dicht, schollig und klumpig. Der Cytoplasmasaum war häufig granuliert, Vacuolen im Kern als auch im Cytoplasma waren variabel.

Bei isogenen Transplantationen waren als vorherrschende Zellen neutrophile Granulocyten und im geringeren Maße auch Monocyten gleichförmig über den gesamten Zeitraum hinweg vorhanden. Einzelne eosinophile Granulocyten wurden gesehen. Das cytologische Bild immunsuppressiv behandelter Allotransplantate war ähnlich gleichförmig. Unterschiedlich jedoch und sicher typisch war das Überwiegen großer vacuolisierter lymphocytärer Zellen. Eine morphologische oder funktionelle Zuordnung dieses Zelltyps konnte noch nicht erfolgen. Bei den nicht immunsuppressiv behandelten Tieren war das Zellbild bunt und gegen Ende vorwiegend von Monocyten und Makrophagen beherrscht.

In unseren Untersuchungen war es möglich, celluläre Infiltrationen im Ablauf der Abstoßung durch die Aspirationscytologie zu verfolgen. Das Zellbild unterschied sich in charakteristischer Weise vom Zellbild der Kontrolltiere, der isogenen, als auch der immunsuppressiv behandelten allogenen Transplantate. Es erscheint auf Grund unserer vorläufigen Ergebnisse durchaus berechtigt, die Aspirationscytologie auch in der Lebertransplantation als mögliche Entscheidungshilfe bei der Diagnose der Abstoßung weiter zu verfolgen.

Summary

Consecutive fine-needle aspiration biopsies were employed to monitor the course of cellular infiltration into isogeneic and allogeneic rat liver grafts. Cellular changes correlated well with histological findings. If rejection was prevented by Cyclosporin A, large infiltrating lymphocytes with vacuoles were found within the liver which were otherwise not seen. Aspiration cytology may become a helpful tool for monitoring organ graft rejection.

Literatur

1. CALNE RY, BOCKHORN H, PICHLMAYR R (1981) Lebertransplantation. In: Pichlmayr R (Hrsg) Transplantationschirurgie. Springer, Berlin Heidelberg New York

2. ZIMMERMANN FA, DAVIES HffS, KNOLL PP, GOKEL JM, SCHMID T
   (1983) The fate of orthotopic allogeneic liver grafts performed in different combinations of inbred strains of rats.
   Transplantation Proc (in press)
3. ZIMMERMANN FA, WHITE DJG, GOKEL JM, CALNE RY (1979) Orthotope Lebertransplantation bei der Ratte. Verlängerung der
   Überlebenszeit von Allotransplantaten durch Cyclosporin A
   in einem starken Abstoßungsmodell. In: Langenbecks Arch Chir
   (Suppl). Springer, Berlin Heidelberg New York, S 339
4. ZIMMERMANN FA, OBERMÜLLER K, GOKEL JM, DORN-KLING S (1981)
   Die Gallengangsrekonstruktion bei der Ratte durch Choledocho-
   Choledochostomie über einen "verlorenen Drain". Untersuchungen bei einem autologen Modell und bei der orthotopen Lebertransplantation. Z Exp Chir 14: 241

Priv.Doz.Dr.med.Dr.habil. Franz A. Zimmermann, Chirurgische
Klinik der Universität des Saarlandes, Abteilung für Allgemeine
Chirurgie und Abdominalchirurgie, D-6650 Homburg/Saar

32. Sind Lebertransplantate weniger immunogen als Herz- oder Nierentransplantate?

Are Liver Transplants Less Immunogenic than Heart or Kidney Transplants?

G. H. Müller, U. T. Hopt und H. Bockhorn

Chirurgische Universitätsklinik Tübingen (Direktor: Prof. Dr. L. Koslowski)

Die Tatsache, daß Lebertransplantate in orthotoper Position in verschiedenen Species im Gegensatz zu Nieren- oder Herztransplantationen häufig spontan akzeptiert werden ([1], [2], [3]), hat zu dem Schluß geführt, daß das Lebergewebe weniger immunogen ist als Nieren- oder Herzgewebe. Dies steht jedoch im Widerspruch dazu, daß die Leber reich an Zellen ist, die eine starke Abstoßungsreaktion verursachen, wie z.B. Ia-tragende Zellen, Makrophagen (Kupffer-Zell-System), interstitielle, dentritische Zellen- oder Passengerleukocyten.

Methodik

Um die Immunogenität von Herz-, Nieren- und Lebertransplantaten experimentell zu vergleichen, wurden diese Organe in genetisch definierten Rattenmodellen transplantiert, wobei für die drei verschiedenen Organe jeweils die gleiche Implantationsart verwendet wurde (Abb. 1):

Die Perfusion der Spenderorgane erfolgte über die A. renalis und V. renalis des Empfängers.
Die Rattenkombination DA (Rt-1^a) zu Lewis (Rt-1^b) und DA (Rt-1^a) zu PVG (Rt-1^c) wurde benützt, die letztere Kombination DA zu PVG ist bekannt für eine Toleranz zu orthotopen Lebertransplantaten ([2], [3]).

Nierentransplantate wurden durchgeführt in der linken orthotopen Position mittels End-zu-End-Anastomosen: Nierenarterie zu Nierenarterie, Nierenvene zu Nierenvene und - ebenfalls End-zu-End - Ureter zu Ureter. Am 7. Tage wurde eine kontralaterale Nephrektomie durchgeführt und Tag der Abstoßung war der Tag, an dem das Tier in der Urämie verstarb.

Herztransplantate wurden durchgeführt unter Verwendung der Nierengefäße des Empfängers: Die Organe wurden präpariert unter Erhaltung der rechten Pulmonalarterie und der Carotis communis für

Chirurgisches Forum '83
f. experim. u. klinische Forschung
Hrsg.: H.W. Schreiber
© Springer, Berlin Heidelberg 1983

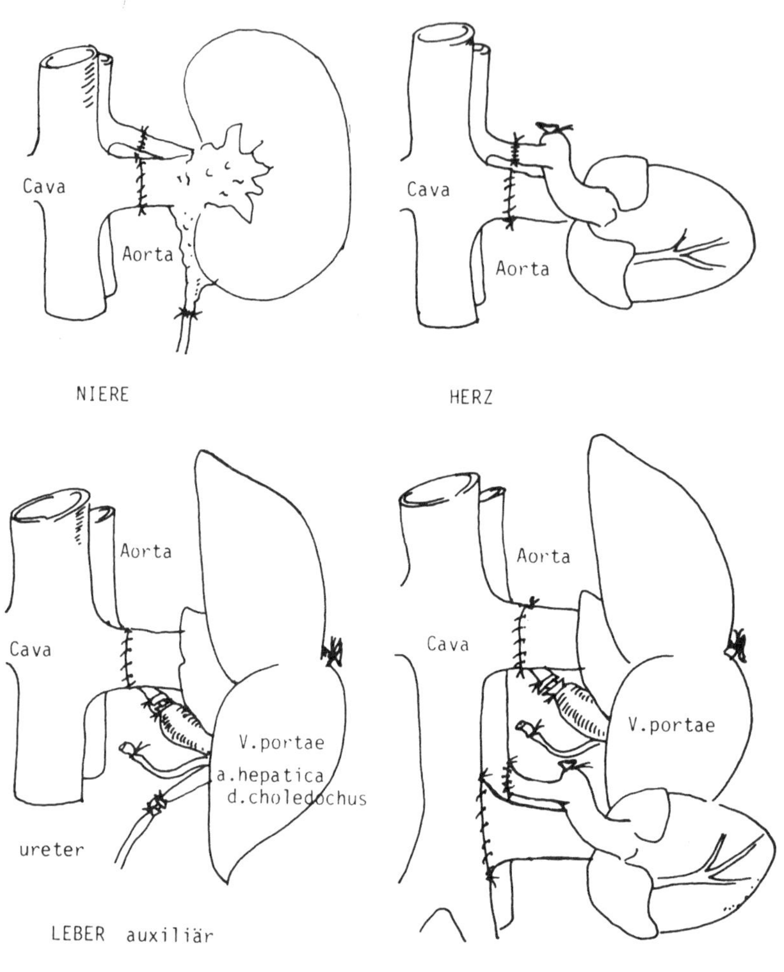

Abb. 1. Transplantationsmodelle in der Ratte

End-zu-End-Anastomosen mit der Nierenarterie bzw. der Nierenvene. Tag der Abstoßung wurde der Tag benannt, an dem das Organ
keine Kontraktion mehr zeigte.

Lebertransplantate wurden erneut unter Benutzung der linken Nierengefäße des Empfängers durchgeführt. Die Perfusion des Organs
erfolgte arteriell nach Anastomosierung der Nierenarterie mit
der Portalvene und Anastomosierung der infrahepatischen V. cava
End-zu-End mit der Nierenvene des Empfängers (4). Die von der
Leber produzierte Galle wurde durch Anastomosierung mit dem Ureter in den Harntrakt abgeleitet. Alle Lebertransplantate wurden
14 Tage nach Transplantation biopsiert. Die Toleranztestung
nach Lebertransplantation wurde durch ein Zweittransplantat 30
Tage nach Lebertransplantation durchgeführt. Es wurde ein Herz-
transplantat End-zu-Seit zu Aorta und V. cava unterhalb der Leber implantiert.

Ergebnisse

DA-Nieren in Lewis-Empfängern werden frühzeitig abgestoßen. Die Abstoßung erfolgt zwischen 9. und 11. Tag nach Transplantation, wenn eine Nephrektomie am 7. postoperativen Tag durchgeführt wurde.

DA-Herzen werden von Lewis-Ratten in 7 - 8 Tagen akut abgestoßen.

DA-Lebertransplantate werden ebenfalls abgestoßen: nach enormer Größenzunahme in den ersten 10 Tagen findet sich am Tag 14, dem Tag der Probeexcision, histologisch kaum noch erkennbares Leberparenchym.

DA-Nieren werden von PVG-Ratten in 9 - 14 Tagen abgestoßen.

DA-Herzen werden von PVG-Ratten 7 - 9 Tage toleriert.

DA-Lebertransplantate werden von PVG-Ratten ebenfalls bis zum Tag 14 histologisch zerstört.

DA-Herztransplantate, 30 Tage nach DA-Lebertransplantaten, werden von PVG-Ratten ebenfalls nicht toleriert. Die Zweittransplantate werden akut im Rahmen einer "second set"-Reaktion in 4 - 6 Tagen abgestoßen.

Diskussion

Diese Ergebnisse zeigen, daß in den genetisch definierten Modellen DA zu Lewis und DA zu PVG Nieren- und Herztransplantate frühzeitig abgestoßen werden. Auxiliäre Lebertransplantate werden im Gegensatz zu orthotopen Transplantaten (2, 3) ebenfalls akut cellulär abgestoßen. Eine Toleranz, wie sie bei PVG-Ratten nach Lebertransplantation gesehen wurde, konnte sich in unserem Modell nicht entwickeln, alle PVG-Ratten verhielten sich im Gegensatz zu orthotop transplantierten Ratten wie sensibilisierte Tiere und stießen die zweiten Transplantate hyperakut ab. Diese Resultate mit den publizierten zu vergleichen bedeutet, non-auxiliäre Transplantate mit auxiliären zu vergleichen, d.h. Empfänger mit eigener gesunder Leber und intaktem Immunsystem und Empfänger mit einer transplantierten Leber, die ihre Funktion erst wieder aufnehmen muß, eine Funktion, die sicherlich notwendige Voraussetzungen für eine "normale" Immunantwort ist. Ein weiterer wichtiger Unterschied ist, daß im auxiliären Modell ein wichtiger Anteil des Immunsystems noch vorhanden ist - das Kupffer-Zell-System. Obwohl auxiliäre Lebertransplantate keine Toleranz erzeugen, konnten vorausgegangene Studien zeigen, daß sie einen positiven verlängernden Effekt auf gleichzeitige Organtransplantate haben (5). Es ist bekannt, daß die Leber Antigene in einer löslichen Form abgibt - eine Opsonisation von allo-antigenen-reaktiven Zellen durch Antigenexzeß könnte die Folge sein und zu einer Toleranzentwicklung führen.

Wir schließen daraus, daß zwei verschiedene Effekte in Kombination verantwortlich sein dürften für die berichtete Toleranz nach Lebertransplantation.

1. Ein leber-spezifischer Effekt, der sowohl auxiliären als
   auch non-auxiliären Transplantaten eigen ist und
2. eine Veränderung im Immunsystem des Empfängers nach Entfernung
   der eigenen Leber.

Zusammenfassend läßt sich sagen, daß die Leber als isoliertes
Organ so immunogen ist wie Nieren oder Herzen, daß allerdings
die Leber als non-auxiliäres Transplantat die Immunreaktion des
Empfängers verändert. Diese experimentellen Ergebnisse bestätigen damit die klinischen Erfahrungen der Transplantationschirurgie.

Zusammenfassung

Lebertransplantate in orthotoper Position werden in verschiedenen Species häufig nicht abgestoßen, obwohl Nieren- und Herztransplantate in der gleichen Kombination akut abgestoßen werden. Um dieses Phänomen weiter zu erörtern, transplantierten wir
Nieren-, Herz- und auxiliäre Lebertransplantate unter Verwendung
der Kombination DA zu Lewis und DA zu PVG. Die letztere Kombination ist bekannt für eine Toleranz zu orthotopen Lebertransplantaten. Alle auxiliären Lebertransplantate wurden akut abgestoßen, genauso Nieren- und Herztransplantate. Zweittransplantate, DA-Herztransplantate 30 Tage nach Lebertransplantation,
wurden in einer "second set"-Weise abgestoßen, eine Toleranz
wurde nicht entwickelt. Diese Resultate weisen darauf hin, daß
die geringe Immunogenität der orthotopen Lebertransplantate im
Zusammenhang mit der Entfernung der Empfängerleber steht.

Summary

Liver allografts in the orthotopic position in several different species are often not rejected, but equivalent kidney and
heart grafts are rejected. To evaluate this phenomenon we trans-
planted kidney, heart, and auxiliary liver allografts from DA
(Rt-1[a]) rats to Lewis (Rt-1[b]) and PVG (Rt-1[c]) rats, the latter
being known to accept orthotopic liver grafts. All auxiliary
liver grafts were rejected, as were kidney and heart grafts. DA
heart allografts 30 days after liver transplantation were rejected in a second-set fashion: no tolerance could be seen. These
results suggest that the apparent lack of immunogenicity of
orthotopic liver allografts may be related in some as yet unex-
plained ways to the removal of the host liver.

Literatur

1. CALNE RY et al (1969)   Nature 223: 472-476
2. ZIMMERMANN et al (1979)   Trans Proc 11: 571-577
3. DAVIES HFS et al (1982)   Trans Proc (in press)
4. MÜLLER GH (1983)   Transplantation (in press)
5. MÜLLER GH, MORRIS PJ (1983)   Langenbecks Arch (in press)

Dr. G.H. Müller, Chirurgische Universitäts-Klinik Tübingen,
Calwer Straße 7, D-7400 Tübingen

33. Analyse von Lymphocytensubpopulationen bei der Nierentransplantatabstoßung

Analysis of Lymphocyte Subpopulations During Kidney Allograft Rejection

C. Hammer, W. Land, C. Koller, J. Stadler und B. Schneider

Institut für Chirurgische Forschung und Transplantationszentrum der Chirurgischen Klinik der Universität, Klinikum Großhadern, München

Die Kombination von Feinnadelbiopsie (FNB) und Transplantataspirationscytologie (TAC) gibt dem Transplanteur eine Methode in die Hand, die es erlaubt, eine celluläre, akute Nierentransplantatabstoßung zuverlässig zu erkennen. Außer der Differenz von mono- und polymorphnucleären Zellen aus dem Transplantatinterstitium kann der Aktivitätszustand der immunologischen Effektorzellen sowie die pathologische Veränderung auch der Parenchymzellen bewertet werden.

Der zusätzliche Einsatz von monoklonalen Antikörpern (MCAb) macht es nun möglich, die Subpopulationen der Lymphocyten weiter zu trennen und sie gemäß ihrer Funktion als T- und B-Zellen bzw. als Helfer/Inducer- und Suppressor/cytotoxische Zellen einzuordnen. Damit scheint es möglich zu sein, in situ Befunde mit dem klinischen Verlauf und dem Therapieerfolg direkt zu vergleichen.

Material und Methoden

Gewinnung des Aspirats

Von 38 Patienten wurden 112 FNBs gewonnen ($\underline{3}$), die genügend Zellen enthielten, um sämtliche geplanten Teste durchzuführen. 46 Aspirate stammten aus nierentransplantierten Patienten mit reiner Azathioprin-Therapie, 18 aus Patienten mit kombinierter Immunsuppression während Abstoßungsreaktionen (Azathioprin, Cortison und ALG). 31 Aspirate wurden bei Patienten entnommen, die Cyclosporin A (CyA) erhielten. In 17 Fällen hatten die Patienten eine Virusinfektion (VI).

Präparation der Ausstriche

200 µl Aspirat und peripheres Blut wurden nach May-Grünwald-Giemsa gefärbt, nachdem es über eine Cytozentrifuge auf einen Ob-

Chirurgisches Forum '83
f. experim. u. klinische Forschung
Hrsg.: H.W. Schreiber
© Springer, Berlin Heidelberg 1983

jektträger aufgetragen worden war (3). Der Rest der Zellen wurde mit MCAb, die gegen PAN-T-Lymphocyten (OKT3), Helfer/Inducer T-Zellen (OKT4) und Suppressor/cytotoxische T-Lymphocyten (OKT8) gerichtet waren, inkubiert und in Phosphat gepufferter Kochsalzlösung (PBS) gewaschen, danach mit FITC-konjugierten FAB_2 Kaninchen-Antimaus-IgG markiert und unter Epiluminescenz ausgewertet. Zweimal 100 Zellen wurden ausgezählt und die Immunfluorescenz-positiven Anteile in % berechnet. Peripheres Blut (pB) wurde auf die gleiche Weise behandelt.

Ergebnisse

(TAC) stellt eine sichere, rasche und reproduzierbare Methode dar, um Beginn, Heftigkeit und Verlauf von akuten cellulären Abstoßungsreaktionen (AR) zu diagnostizieren. Die Berechnung des Unterschieds zwischen pB und Aspirat erlaubt sogar, die AR in drei Grade zu unterteilen. Im Falle von Grad I, der frühen AR, treten vor allem aktivierte Lymphocyten und Lymphoblasten im Präparat auf. Grad II, volle AR, wird durch Lymphocyten und Monocyten charakterisiert und Grad III, späte, häufig irreversible AR, weist vor allem Monocyten und Makrophagen im Präparat auf.

Ebenso wie die infiltrativen mononucleären Zellen können Parenchymzellen ausgezählt und auf pathologische Veränderungen untersucht werden. Unterteilt man die Patienten in Gruppen, gemäß ihrer immunsuppressiven Therapie, so fällt auf, daß Azathioprin allein zwar die peripheren Lymphocyten (pLy) reduziert, jedoch keinen Einfluß auf die infiltrativen Zellen zu haben scheint. Nur zusätzliche Behandlung mit Methylprednisolon und ALG ist in der Lage, eine Infiltration während der akuten AR zu unterdrükken. CyA beeinflußt die Zahl der pLy überhaupt nicht. Die Zahlen infiltrierender Lymphocyten sind mit solchen unter Azathioprin-Behandlung vergleichbar. AR Grad III wird unter CyA-Therapie niemals beobachtet. AR Grad I bzw. II bei CyA behandelten Patienten kann mit Methylprednisolon (2 mg/kg Körpergewicht) kontrolliert werden.

In Nieren, ohne Zeichen einer AR, können die Lymphocyten fast ausnahmslos mit MCAb OKT3 markiert werden, ein Hinweis, daß alle Lymphocyten der T-Zellpopulation angehören.

Im Gegensatz zu den Beobachtungen im pB, wo 24% der Zellen OKT8+ und 40% OKT4+ sind, treten im Transplantat 50% OKT4+ und 55% OKT8+ Zellen auf. Mit zunehmender Heftigkeit der AR nehmen die Helfer-Inducer-Zellen in ihren Zahlen ab und werden durch OKT8+ Lymphocyten ersetzt.

Unter Abstoßungstherapie (ALG + Cortison) treten immer mehr OKT8+ Zellen auf, so daß das Verhältnis OKT3:8=1 beträgt. CyA hat keinen signifikanten Einfluß auf die T-Zellpopulationen im Vergleich zu gut funktionierenden Transplantaten. Während ALG-Therapie scheinbar OKT4+ (Helferzellen) stärker reduziert, hat CyA keinen besonderen Einfluß auf die Anzahl dieser Lymphocytenuntergruppe (Abb. 1).

Auffällige Fluktuationen werden in Patienten beobachtet, die an schweren generalisierten VI erkrankt waren. Hier ist das Verhält-

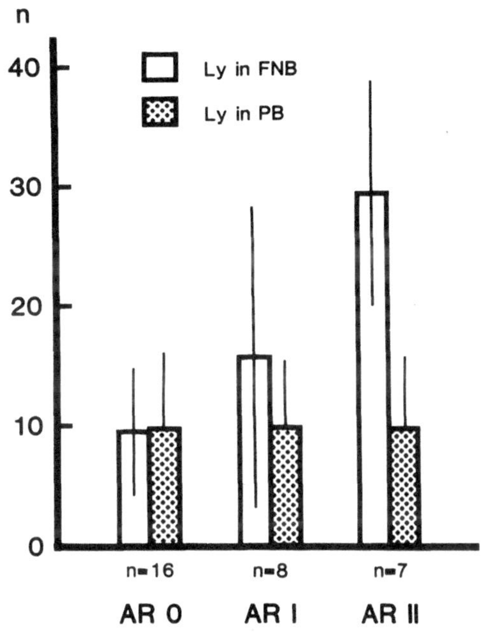

Abb. 1. Zunahme von Lymphocyten in Nierentransplantaten, während Abstoßungsreaktion AR Grad 0,I und II, im Vergleich zu peripherem Blut unter Cyclosporin A Therapie. AR Grad III wurde nicht beobachtet

nis zwischen OKT4+ und OKT8+ Zellen umgekehrt. Zum Zeitpunkt der akuten VI werden fast keine OKT4+ Zellen im Transplantat beobachtet. Auch hier gehören alle infiltrativen Lymphocyten der Suppressor/cytotoxischen Subklasse an. Behandlung mit Cortison und ALG beeinflußt diese in situ Situation insofern, als das Verhältnis OKT3:8 in Einzelfällen bis zu 33 erreicht. Im Gegensatz zur AR nehmen hier OKT8+ Zellen auch im peripheren Blut zu, während OKT4+ Zellen um diese Zeit fast vollständig verschwinden. Nach Abklingen der VI gehen die Zellzahlen auf Normalwerte zurück (Tabelle 1). Der Vergleich der Zellzahlen in normalen Nieren (AR 0) oder Nieren unter AR II unterscheidet sich typisch von VI. 16 andere Fälle von Cytomegalie und Epstein-Barr Virusinfektionen können zeigen, daß diese Zellzahlen und die Verhältnisse in FNB + TAC und pB für OKT4+ und OKT8+ Zellen typisch sind. Die Fluktuationen scheinen daher ein pathognomonisches Zeichen für VI zu sein.

Diskussion

TAC stellt einen neuen Schritt in Richtung Identifizierung von cellulären Mechanismen während der AR dar. Aufgrund der Analyse von Oberflächenphenotypen mononucleärer Zellen, die an der Nierentransplantatabstoßung beteiligt sind, darf angenommen werden, daß vor allem Suppressor/cytotoxische T-Lymphocyten für die Transplantatzerstörung verantwortlich sind. Helfer/Inducerzellen, die die Hälfte der infiltrativen Zellen in Transplan-

Tabelle 1. Vergleich von Lymphocytensubklassen und ihrer Verhältnisse untereinander in störungsfreien Nieren, solchen unter AR
II und bei generalisierter Virusinfektion

	AR O	AR II	Virusinfekt
Ly in FNB	8,50	23,90	31,70
Ly in pB	7,70	6,30	18,30
OKT 3	9,80	18,30	29,20
OKT 4	4,80	8,20	4,50
OKT 8	4,90	13,30	25,60
OKT 4/OKT 8	1,20	0,70	0,20
pB 4/8	2,60	2,40	0,45

taten ohne AR ausmachen, werden unter AR fast vollständig durch
OKT8+ Zellen ersetzt. Während die Heftigkeit der AR gemäß den
verschiedenen Subklassen mononucleärer Zellen und deren aktivierten Formen, wie z.B. Lymphoblasten oder Makrophagen unterteilt werden können, treten keine Unterschiede in den infiltrierenden Subpopulationen, abgesehen von der zunehmenden Anzahl cytotoxischer Zellen, auf. Diese Beobachtung läßt den
Schluß zu, daß cytotoxische T-Zellen während der AR entstehen
und aus der Peripherie vor allem in das Transplantat wandern.
Unterschiedliche immunsuppressive Maßnahmen haben entsprechend
unterschiedlichen Einfluß auf diese Entwicklung. Unter Azathioprin mit niedrigdosiertem Cortison erreichen OKT8+ Zellen die
Höchstwerte. Diese führen häufig zu Grad III AR, die nur noch
in 50% reversibel sind, wenn früh genug Methylprednisolon und
ALG in hohen Dosen appliziert wird. Im Falle von Reversibilität
reduzieren ALG und Methylprednisolon die cytotoxischen Zellen
zwischen 5. - 12. Tag der Therapie. Dabei werden vor allem die
aktivierten mononucleären Zellen und die Blasten getroffen. Die
im pB zirkulierenden Lymphocyten werden dabei viel eher eliminiert als die infiltrativen Zellen im Transplantat.

Unter CyA können im pB keine Fluktuationen der T-Zell Subpopulationen beobachtet werden. Auch die im Transplantat infiltrierten Lymphocytensubpopulationen sind denen unter konventioneller Therapie ohne AR ähnlich. Im Falle von cellulären AR,
die niemals Grad II überschritten, können niedrige Dosen von
Cortison die Zellinfiltration korrigieren.

Ein neuer Aspekt tritt auf, wenn Fluktuationen beobachtet werden, bei denen OKT4+ Zellen vollständig sowohl im Transplantat
als auch im pB verschwinden. Diese Beobachtungen treten vor
allem während schwerer systemischer VI auf. Ähnlich wie bei AR
gehören fast alle T-Zellen den Suppressor/cytotoxischen Zell-
populationen an. Dieses Verhältnis von 1,1 OKT3:8 beweist, daß
nahezu alle Zellen im Transplantat dem Suppressor/cytotoxischen

Typ angehören. Gleichzeitig wird das Verhältnis zwischen OKT4
und OKT8, das normalerweise 1,2 beträgt, auf 0,2 und im pB auf
0,4 reduziert.

Damit kann gezeigt werden, daß die Kombination von TAC und MCAb
es möglich macht, nicht nur zwischen inflammatorischen und nicht-
inflammatorischen Reaktionen im Transplantat zu unterscheiden,
sondern auch Zustände, welche eine akute AR vortäuschen können,
zu erfassen.

Summary

Preliminary conclusions from these date suggest that transplant
aspiration cytology combined with the monoclonal antibody technique and immunofluorescence, not only enables us to differentiate
between inflammatory and noninflammatory reactions in the graft,
but also provides evidence for virus infections that mimic acute
rejections in the graft; they are typically accompanied by an
inverted ratio of OKT4/8 in the peripheral bloodstream.

Literatur

1. HÄYRY P, VOM WILLEBRAND E (1981) Practical Guidelines for
   Fine Needle Aspiration Biopsy of Human Renal Allografts.
   Ann Clin Res 13: 288
2. HÄYRY P, VOM WILLEBRAND E (1981) Monitoring of Human Renal
   Allografts Rejection with Fine Needle Aspiration Cytology.
   Scand J Immunol 13: 87
3. HAMMER C (1982) Kontrolle von Nierentransplantatabstoßungen.
   MMW 124: 929

Prof. Dr. Dr. C. Hammer, Institut für Chirurgische Forschung der
Universität München, Klinikum Großhadern, Marchioninistraße 15,
D-8000 München 70

34. Verbesserte Transplantatüberlebenszeit nach Nierentransplantation unter Behandlung mit Cyclosporin-A in Kombination mit kleinen Steroid-Dosen

Improved Kidney Graft Survival with Cyclosporin A in Combination with Small Doses of Steroids

W.-D. Illner, W. Siebert, L. A., Castro, R. A. Zink und W. Land

Transplantationszentrum (Leiter: Prof. Dr. W. Land) der Chir.
Klinik und Poliklinik (Dir.: Prof. Dr. G. Heberer), Med. Klinik
I (Dir.: Prof. Dr. G. Riecker), Urolog. Klinik und Poliklinik
(Dir.: Prof. Dr. E. Schmiedt),Klinikum Großhadern der Universität
München

Auf dem Gebiet der Organtransplantation hat das cyclische Polypeptid Cyclosporin A, hergestellt aus zwei Pilzspecies, als das
wohl derzeit wirksamste Immunsuppressivum einen festen Platz
eingenommen. Es wurde von BOREL et al. (1976) entdeckt (1) und
von CALNE et al. (1981) (2) nach experimentellen Studien in die
Klinik der Organtransplantation eingeführt. Wenn auch eine deutlich verbesserte Transplantatüberlebenszeit mit Hilfe dieses
neuen Medikamentes erzielt werden kann, so gibt es weiterhin of-
fene Fragen bei der Anwendung dieses Präparates. Unser Zentrum
befaßt sich u.a. mit der Fragestellung, ob Cyclosporin A in Kombination mit kleinen Steroid-Dosen eine nochmalige Verbesserung
der Lebenszeit allogener Nierentransplantate (Leichennieren) er-
bringt oder nicht. Während in einer europäischen multizentrischen
Studie, an der auch unser Zentrum mitwirkte, Cyclosporin A in
Form einer Monotherapie verabreicht wurde (5), haben wir in
einer endgültig noch auszuwertenden Studie derzeit die immunsuppressive Basistherapie mit Cyclosporin A und kleinen Dosen von
Methylprednisolon durchgeführt, wobei wir im Gegensatz zur multizentrischen Studie keine Auswahlkriterien (Patienten mit primä-
rer Anurie, Patienten mit chronischer Hepatopathie u.a.) berücksichtigt haben. Nach einem ersten vorläufigen Bericht (4) sollen
im folgenden die neueren Ergebnisse präsentiert werden.

Patienten und Methoden

Patienten unter Behandlung mit Cyclosporin A (CyA) und kleinen
Dosen von Methylprednisolon (MP) (Gruppe I).

In der Zeit vom Februar 1982 bis Dezember 1982 haben wir 111 Patienten im Alter von 9 bis 63 Jahren nach allogener Nierentransplantation mit Cyclosporin A und Methylprednisolon behandelt.

Chirurgisches Forum '83
f. experim. u. klinische Forschung
Hrsg.: H.W. Schreiber
© Springer, Berlin Heidelberg 1983

Basis-Immunsuppression

Intraoperativ: 500 mg Methylprednisolon i.v., Cyclosporin A
entweder präoperativ in der Dosis von 17/15 mg/kg KG oral oder
intraoperativ in der Dosis von 5 mg/kg KG i.v.

Nach der Transplantation: Methylprednisolon in der Dosis von
8 mg/die oral, Cyclosporin A oral in der Dosis von 17/15 mg/kg
KG über den 1. Monat, 13 mg/kg KG während des 2. Monats. Danach
Reduktion der Dosis monatlich um 2 mg/kg KG bis auf die Erhaltungsdosis von 6-8 mg/kg KG.

Bei evidenter Nephro- bzw. Hepatotoxizität wurde die Cyclosporin
A-Dosis um 30% oder mehr reduziert.

Abstoßungskrisen-Behandlung

1. Abstoßungskrise: 3 x 500 mg Methylprednisolon i.v.[*] als Bolus-
Injektion über 3 Tage.

2., 3. oder 4. Abstoßungskrise: Verabreichung von Antilymphocyten-
bzw. Antithymocytenglobulin über 7 Tage plus 120 mg Methylprednisolon täglich, wobei die Totaldosis pro Patient von 3,5 g nicht
überschritten wurde.

Patienten unter Behandlung mit konventioneller Therapie

Azathioprin und Methylprednisolon (Gruppe II).

In der Zeit vom November 1979 bis Dezember 1980 haben wir 54
Patienten im Alter von 9 - 60 Jahren nach allogener Nierentransplantation mit Methylprednisolon und Azathioprin[**] behandelt. Die
Patienten wurden von insgesamt 73 konsekutiv transplantierten Patienten zufällig ausgewählt.

Basis-Immunsuppression

Methylprednisolon: 500 mg i.v. intraoperativ, 100 mg/die i.v.
am 1. Tag mit langsamer Reduktion auf 30 mg/die innerhalb des
1. Monates.

Azathioprin: beginnend mit 5 mg/kg KG, reduzierend auf 2 - 2,5
mg/kg KG je nach Leukocytenwerten.

Behandlung der Abstoßungskrisen

Pferde-Antilymphocytenglobulin[***] in der Dosis von 40 mg/kg KG
über 10 Tage in Kombination mit 500 bis 250 mg Methylprednisolon
i.v./die als Bolus-Injektion (totale Methylprednisolon-Dosis pro
Patient: 6 g).

---

[*]Urbason solubile forte, Hoechst AG
[**]Imurek^R, Fa. Wellcome
[***]Pferde-ALG, Behringwerke AG

Patienten unter Behandlung mit Cyclosporin A als Monotherapie
(Gruppe III).

Es handelt sich dabei um 15 selektierte Patienten, die im Rahmen
der multizentrischen europäischen Studie an unserem Zentrum allein mit Cyclosporin A behandelt wurden.

Basis-Immunsuppression

Intraoperativ: 500 mg Methylprednisolon i.v.,

Cyclosporin A: Anfangsdosis: 17 mg/kg KG, Reduktion nach 2 Wochen auf 15 mg/kg KG. Danach monatliche Reduktion um 2 mg/kg KG
bis zur Erhaltungsdosis von 6 - 8 mg/kg KG.

Behandlung der Abstoßungskrisen

Gabe von Methylprednisolon bis zu einer Gesamtdosis von 6 g pro
Patient.

Ergebnisse

Beim Vergleich aller drei Gruppen bezüglich der Patienten- bzw.
Transplantatüberlebenszeit ist zu berücksichtigen, daß nur die
ersten 6 Monate nach der Transplantation beobachtet wurden, da
die Anzahl von Patienten aus der Gruppe I (CyA/MP), die länger
als 6 Monate beobachtet wurden, noch zu gering ist. In der Gruppe I (CyA/MP) betrug die 6-Monate-Transplantatüberlebenszeit
87% im Vergleich zu 60% in der konventionell behandelten Gruppe
II (MP/Azathioprin). In der Gruppe III (CyA allein) betrug die
6-Monate-Transplantatüberlebenszeit hingegen wiederum 80%. Die
Patientenüberlebensrate ist 98,2% in der Gruppe I (CyA/MP) verglichen mit 94,5% in der Kontrollgruppe (II).

Betrachtet man die Gruppe I (CyA/MP) isoliert, so sind von den
111 Patienten, die bis Jahresende an unserem Zentrum transplantiert wurden, 2 Patienten an akutem Herzversagen verstorben. 10
Patienten verloren ihr Transplantat infolge irreversibler Abstoßungsreaktionen, 2 Patienten verloren ihr Transplantat aufgrund einer primären Nierenvenenthrombose. Bei 1 Patienten
mußte wegen eines medikamentös nicht beeinflußbaren Hypertonus
mit Sehstörungen und Encephalopathie das Transplantat entfernt
werden (kindliche Niere mit langstreckiger, intrarenal verlaufen-
der Nierenarterienstenose).

Schlußfolgerung

Übereinstimmend mit neuesten Berichten anderer Arbeitsgruppen
(u.a. 3) scheint die Verabreichung von Cyclosporin A in Kombination mit kleinen Dosen von Steroiden die Transplantatüber-
lebenszeitrate zumindest in der Frühphase nach Nierentransplantation weiterhin zu verbessern. Die weitere Beobachtung der Pa-

tienten im Sinne von Langzeitstudien soll zeigen, ob die Cyclosporin A/Steroid-Therapie bei Organtransplantation der Cyclosporin A-Monotherapie überlegen ist. Unsere Ergebnisse zeigen weiter, daß auch ohne Berücksichtigung von Ausschlußkriterien unter CyA/MP-Therapie signifikant bessere Ergebnisse nach Nierentransplantation erzielt werden können.

Zusammenfassung

Im Jahre 1982 wurden am Transplantationszentrum München 111 Patienten nach Leichennierentransplantation mit Cyclosporin A in Kombination mit kleinen Dosen Methylprednisolon behandelt. Die 6-Monate-Transplantatüberlebensrate beträgt 87%, die Patientenüberlebensrate 98,2%.

Die Verabreichung von Cyclosporin A in Kombination mit kleinen Dosen Methylprednisolon scheint zu einer weiteren Verbesserung der Transplantationsergebnisse zumindest in der Frühphase zu führen, Langzeitergebnisse bleiben abzuwarten.

Summary

In 1982, 111 patients undergoing cadaveric renal transplantation were treated with Cyclosporin A in combination with small doses of steroids. The current 6-month graft survival rate is 87%, the patient survival rate 98.2%.

There is evidence suggesting that the combination of Cyclosporin A and small doses of steroids leads to further improvement of the results in cadaveric renal transplantation, at least in the early phase. Long-term results have to be assessed properly in the near future.

Literatur

1. BOREL JF, FEURER G, GUBLER HU, STÄHELIN H (1976) Biological effects of Cyclosporin A: A new antilymphocytic agent. Agents & Actions 6: 468
2. CALNE RY, WHITE DJG, BEVANS DB, THIRU S, HENDERSON RG, HAMILTON DV, ROLLES K, McMASTER P (1981) Cyclosporin A in cadaveric organ transplantation. Brit Med J 282: 934
3. HAKALA TR, STARZL TE, ROSENTHAL JT, SHAW BW, IWATSUKI S (1982) Cadaveric renal transplantation with Cyclosporin A and steroids. IX. Int Congr Transplant Soc Brighton UK. Abstract 4: 6
4. LAND W, CASTRO LA, HILLEBRAND G, ILLNER W-D, SCHNEIDER B, SIEBERT W, ZINK R, ALBERT E (1982) Immunsuppressive Basistherapie nach Nierentransplantation. Cyclosporin A in Kombination mit kleinen Dosen von Methylprednisolon, ohne Berücksichtigung von Ausschlußkriterien. Vorläufige Mitteilung. Fortschr Medizin 100: 1912-1916

5. SANDOZ Ltd and participating centres (1982) Cyclosporin A
   as a sole immunosuppressuve agent in recipients of kidney
   allografts from cadaver donors (Preliminary results of a European multicentre trial). Lancet II: 57

Prof. Dr. med. W. Land, Transplantationszentrum München, Chirurgische Klinik und Poliklinik der Universität München, Klinikum
Großhadern, Marchioninistraße 15, D-8000 München 70

35. Immunsuppressiver und nephrotoxischer Effekt von Cyclosporin A und ALG bei Nierenallotransplantationen

Immunsuppressive and Nephrotoxic Effect of Cyclosporin A and ALG in Renal Allotransplantation

H. U. Jarck, T. Block, C. Hammer und C. Bernheim

Institut für Chirurgische Forschung, Klinikum Großhadern der Universität München

Einleitung

Die Möglichkeit der immunsuppressiven Therapie wurde durch Cyclosporin A (CyA) erheblich erweitert. Die Frage, ob CyA auch mit anderen potenten Immunsuppressiva, wie z.B. Antilymphocytenglobulin (ALG) kombiniert werden kann, wurde am Hund noch nicht bearbeitet. Ebenso fehlen Hinweise über den Einfluß von CyA auf bereits ablaufende Abstoßungsreaktionen. Da sowohl bei ALG-Therapie wie auch bei Therapie mit CyA ein Anstieg von harnpflichtigen Substanzen beschrieben wurde, sollte untersucht werden, ob

1) die Kombination von CyA und ALG in zeitlichem Abstand
2) eine zusätzliche Abstoßungsreaktion

auf die Harnstoffretention Einfluß nehmen. Der immunsuppressive Effekt einerseits und die nephrotoxische Wirkung der Medikamente andererseits sollte mit Feinnadelaspirationscytologie (FNAC) kontrolliert werden.

Methode (Abb. 1)

Bastardhunde beiderlei Geschlechts (n=10) erhielten nach beidseitiger Nephrektomie Nierenallotransplantate von nichtverwandten Spendern. Das Empfängergewicht betrug 14 - 25 kg, das der jeweiligen Spender war um 20% höher. Den Hunden wurde während der ersten 14 Tage 20 mg/kg Körpergewicht CyA einmal täglich oral appliziert. Dazu wurde das als weißes Pulver vorliegende Medikament in Olivenöl gelöst (20 mg/ml 3 Stunden bei 60° gerührt und für jeweils 3 Tage im voraus angesetzt).

Beginn der Behandlung war 2 h vor der Transplantation, letzter Behandlungstag war der 13. Tag posttransplantationem.

Während der ganzen Versuchszeit wurden täglich vor Applikation der Immunsuppressiva Feinnadelaspirationsbiopsien der Nieren

Chirurgisches Forum '83
f. experim. u. klinische Forschung
Hrsg.: H.W. Schreiber
© Springer, Berlin Heidelberg 1983

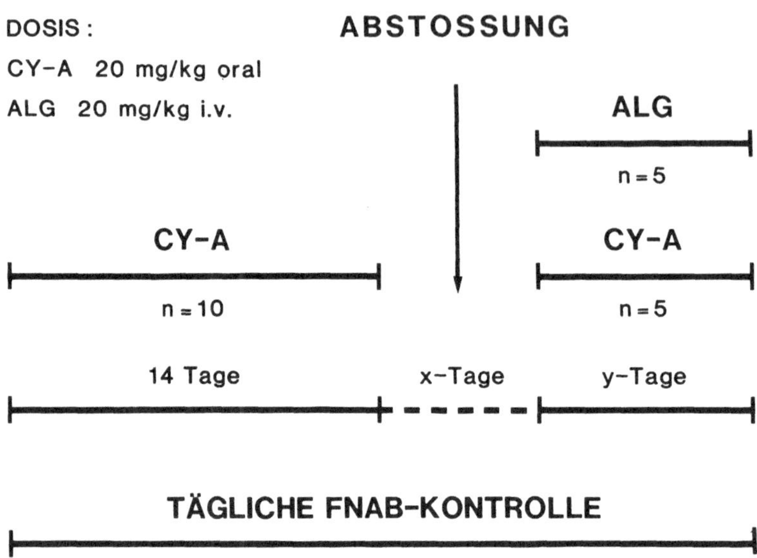

Abb. 1. Versuchsaufbau der CyA-Studie

durchgeführt und Blutproben entnommen, die sofort ausgewertet
wurden (1, 2). Die Blutproben dienten für die allgemeine klinische Verlaufskontrolle, speziell der harnpflichtigen Substanzen,
und als "background" für die FNAC Resultate. Nach den ersten
14 Tagen wurde die CyA Therapie so lange unterbrochen, bis mit
der FNAC eine mononucleäre Inflammation in der Art einer akuten
cellulären Abstoßung festgestellt wurde. Sobald das korrigierte
Inkrement (KI=Maß für die mononucleäre Inflammation) (3) den
Wert 10 erreichte, wurde die Gruppe randomisiert. Bei 5 Hunden
wurden die auftretenden Abstoßungen mit ALG (20 mg/kg Körpergewicht einmal täglich i.v., Titer 1:256-512) therapiert, die 5
anderen Tiere erhielten ab diesem Zeitpunkt CyA in der ursprünglichen Dosierung. Diese randomisierte Abstoßungstherapie wurde
eingehalten, bis die cellulären Zeichen der Inflammation aus den
FNAC Resultaten verschwanden. Ab einem KI 3 wurde die Therapie
wieder abgesetzt und im Falle einer erneuten Abstoßungsreaktion
wiederholt.

Ergebnisse (Basistherapie)

Lymphocyten: Am 3. Tag erreichte in unbehandelten Kontrollen das
Inkrement (Differenz des Prozentsatzes der jeweiligen Zellart
zwischen Aspirat und peripherem Blut) der Lymphocyten mit 14%
den höchsten Wert, um dann wieder abzufallen. Unter CyA schwankte
das Inkrement dieser Zellen um 4%, während ALG sie am besten
kontrollierte, sie lagen hier bei 2,5%.

Monocyten: In unbehandelten Kontrollen erreichte das Monocyten-
Inkrement am 5. Tag ein Maximum von 16%. ALG hatte auf diese
Zellpopulation keinen suppressiven Einfluß. Hier stiegen die
Monocyten über Zahlen der unbehandelten Kontrollen hinaus und

erreichten ihren höchsten Wert von 24% am 7. Tag. CyA hatte auch
auf Monocyten einen positiven Einfluß, sie schwankten hier um
5,5%.

Harnstoffentwicklung: Kontrollen und ALG-behandelte Tiere lagen
bis Tag 4 unter 100 mg%. Danach stiegen die Werte dieser beiden
Gruppen an. Die Kontrollen mit steilem Harnstoffanstieg erreichten Überlebenszeiten von 8,5 $\pm$ 2,1 Tagen. Der Anstieg bei ALG-
behandelten Tieren war dagegen verzögert. Hier betrug die Überlebenszeit 13 $\pm$ 2 Tage. Unter CyA Basistherapie erreichte der
Harnstoff bis zum 16. Tag nie Werte über 100 mg%. Erst danach kam
es im Rahmen der nun beginnenden Abstoßungen zu einem allmählichen Anstieg.

Abstoßungstherapie (Abb. 2)

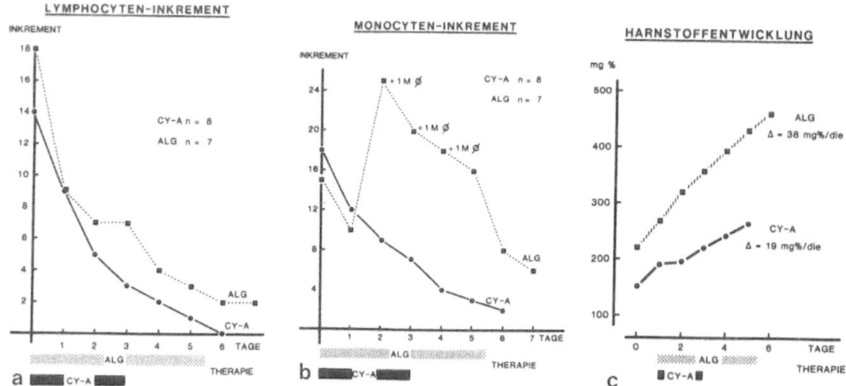

*Abb. 2. Verhalten des (a) Lymphocyten-Inkrements, des (b) Monocyten-Inkre-
ments und des (c) Harnstoffs während Therapie der Abstoßungskrisen mit ALG
und CyA nach der 14-tägigen CyA-Basistherapie*

Außer CyA behandelten Tieren überlebten die Tiere keiner Gruppe
den 14. Tag. Bei beiden randomisierten Gruppen veranlaßte zwischen dem 17. und 21. Tag ein KI < 9 zu erneuter immunsuppressiver Therapie. Das Lymphocyteninkrement, das zu diesem Zeitpunkt
im Schnitt bei 16% lag, wurde sowohl durch CyA als auch durch
ALG gut beherrscht. Nach 6 Tagen waren die Werte nahezu normal.
Hierzu wurde ALG jedoch im Durchschnitt 5,5 Tage gegeben, CyA nur
3 Tage. Die Monocyten zeigten ein ähnliches Verhalten wie unter
Basistherapie. Während dreitägige CyA Therapie die durchschnittlich 18% Monocyten kontinuierlich auf 2% am Tag 6 senkte, kam
es unter ALG am 2. Tag zu einem massiven Monocyteninflux bis 50%
über den Wert zu Therapiebeginn. Gleichzeitig traten hier vor
allem am 2.-4. Tag Makrophagen auf, die als Abräumzellen er-
fahrungsgemäß einen massiven Nierenschaden belegen. Erst am
7.-8. Tag nach Beginn der Therapie lagen die Monocytenwerte wie-

der im Normalbereich. Die dazugehörige Harnstoffentwicklung
zeigte, daß es unter CyA Therapie in Abstoßungskrisen durchschnittlich zu einem Anstieg von 19 mg% und unter ALG von 38 mg%
pro Tag kam. Dieser stärkere Anstieg unter ALG muß auf nicht ausreichende ALG Dosierung zurückgeführt werden.

Tabelle 1. Zusammenfassung der Ergebnisse aus den verschiedenen
Versuchsgruppen

Therapie	n	ÜZ (Tage)	Krisen	Biopsien	Behandlung (Tage)
∅	6	8,5	1,0	8	∅
Cy-A KO	2	27,0	1,0	27	14,0 CyA
ALG KO	5	13,0	1,0	12	13,5 ALG
Cy-A + ALG	5	31,0	1,6	31	14,0 + 8,2
Cy-A + Cy-A	5	36,0	1,8	27	14,0 + 5,2

Diskussion

Obwohl CyA in den Experimenten die beste Immunsuppression darstellte, stiegen die Harnstoffwerte unter CyA Basistherapie auf
ein Plateau von 100 mg% an (Tag 4 - 16). Dies stellte einen erhöhten Wert dar. Bei einem korrigierten Inkrement, welches zu
dieser Zeit um 3 schwankte, konnte man nicht von einer Beeinträchtigung der Nieren durch celluläre Abstoßung ausgehen. Damit lag eine gewisse Nephrotoxizität des CyA nahe. Eventuell
war dies bei einigen Hunden der Grund für eine leichte toxische
Granulation der Tubuluszellen oder eine vorübergehende Vacuolisation einzelner Tubuluszellen im Ausstrich. Eine Korrelation dieser cytologischen Befunde mit der Höhe der CyA Konzentration im
Serum war nicht möglich. Jedenfalls verschwanden diese Zellver-
änderungen um den 15. Tag. Die sehr kurzen Behandlungsintervalle
von 3 Tagen mit CyA während Abstoßungskrisen führten zu einem
schnellen Rückgang der Inflammation bei einem vergleichsweise
niedrigen Harnstoffanstieg von 19 mg%/Tag der Behandlung. Dabei
galt, daß es bei Ausgangswerten unter 100 mg% kaum zu einem weiteren Anstieg des Harnstoffes kam, während dieser bei Harnstoff-
werten über 150 mg% entsprechend stärker ausfiel. Für diesen
stärkeren Anstieg bei höheren Ausgangswerten können zwei Ursachen
diskutiert werden:

1. insuffiziente Monotherapie bei zu weit fortgeschrittener Abstoßung,
2. verstärkte Nephrotoxizität des CyA bei Vorschädigung der Niere.

In diesen Fällen, Vorschädigung und CyA Therapie, waren an den
Tubuluszellen Vacuolisation und/oder schaumige Degeneration erkennbar, während bei noch gut funktionierenden Nieren es unter
der dreitägigen Abstoßungstherapie zu keinerlei Veränderungen
an den Parenchymzellen kam.

Zusammenfassung

CyA wirkt im Modell der Nierenallotransplantation beim Hund zuverlässig als Basisimmunsuppressivum, wobei manchmal eine leichte, vorübergehende nephrotoxische Komponente festgestellt wurde. In cellulären Abstoßungskrisen führt ein dreitägiges CyA Behandlungsintervall zu einem schnellen Rückgang der Inflammation. Bei nichteingeschränkter Nierenfunktion ist dabei eine nephrotoxische Komponente cytologisch auszuschließen.

Summary

In dog renal allotransplantation, Cyclosporin A acts as a reliable immunosuppressive agent. In some cases nephrotoxicity was detected. When used in order to reduce cellular rejection episodes, a 3-day course of treatment was sufficient. In wellfunctioning kidneys no nephrotoxic effect would be found on cells aspirated by fine-needle biopsy.

Literatur

1. HÄYRY P, VON WILLEBRAND E (1981) Practical Guidelines for Fine Needle Aspiration Biopsy of Human Renal Allografts. Ann Clin Res 13: 288
2. HÄYRY P, VON WILLEBRAND E (1981) Monitoring of Human Renal Allografts Rejection with Fine Needle Aspiration Cytology. Scand J Immunol 13: 87
3. HAMMER C (1982) Kontrolle von Nierentransplantatabstoßungen. MMW 124: 929

Dr. H.U. Jarck, Institut für Chirurgische Forschung, Klinikum Großhadern der Universität München, Marchioninistr. 15, D-8000 München 70

36. Möglichkeiten zur Klassifizierung von Verletzungen beim Polytraumatisierten

Classification of Severity in Cases of Multiple Injury

H.-J. Oestern, J. Sturm, H. P. Lobenhoffer, M. Nerlich, M. Schiemann und H. Tscherne

Unfallchirurgische Klinik der Medizinischen Hochschule Hannover
(Direktor: Prof. Dr. H. Tscherne)

Das Ziel in der klinischen Graduierung von Schwerverletzten besteht darin, eine Aussage über die Prognose zu ermöglichen und darüber hinaus aufgrund einer exakten Analyse der Einzelverletzungen eine Basis für die Vergleichbarkeit verschiedener Schwerverletzter zu schaffen. Die bisher zur Verfügung stehenden Einteilungen sind teilweise sehr umfangreich (1, 4) und deshalb wenig praktikabel, zum anderen sind die physiologischen Kriterien (2, 5) zu global und erlauben deshalb keine exakte Aussage. Ziel einer eigenen Untersuchung war es deshalb, die Wertigkeit verschiedener Indices zu analysieren und einen einfachen praktikablen Index zu entwickeln.

Material und Methodik

696 schwerverletzte Patienten aus den Jahren 1970 - 1981 wurden analysiert. Die Daten der untersuchten Patienten wurden als Datenbank organisiert und mit dem Statistik-Programmpaket SPSS (Statistical Package for the Social Sciences) ausgewertet. Als Datenbanksystem wurde das System SIR (Scientific Information Retrieval) verwendet. Zur Beurteilung, ob und welche Größen sich zur Prognose des Sterberisikos eignen, wurde das Verfahren der Diskriminanzanalyse angewendet. Die folgenden Parameter wurden untersucht: Verletzungsmuster (1, 4, 6), Alter, Blutdruck (P-syst, P-diast), Herzfrequenz (HF), arterieller pO_2 (P_aO_2) sowie Hämoglobin (Hb), Leukocyten, Gerinnungsfaktoren II und V. Von den physiologischen Parametern wurden jeweils die Aufnahmewerte herangezogen.

Ergebnisse

Der maximale AIS-Wert (4) als prognostisches Kriterium zeigte keinerlei Relevanz. Die 3 höchsten AIS-Werte erlaubten eine korrekte Vorhersage bei 73% der überlebenden gegenüber 63% bei den später verstorbenen Verletzten. Insgesamt wurden die Verläufe von 69,8% der Patienten richtig vorhergesagt.

Chirurgisches Forum '83
f. experim. u. klinische Forschung
Hrsg.: H.W. Schreiber

Der ISS (1) führte zu einer korrekten Prognose bei 73,4% der
Patienten (83,0% Überlebende, 52,2% Verstorbene) (Abb. 1a).

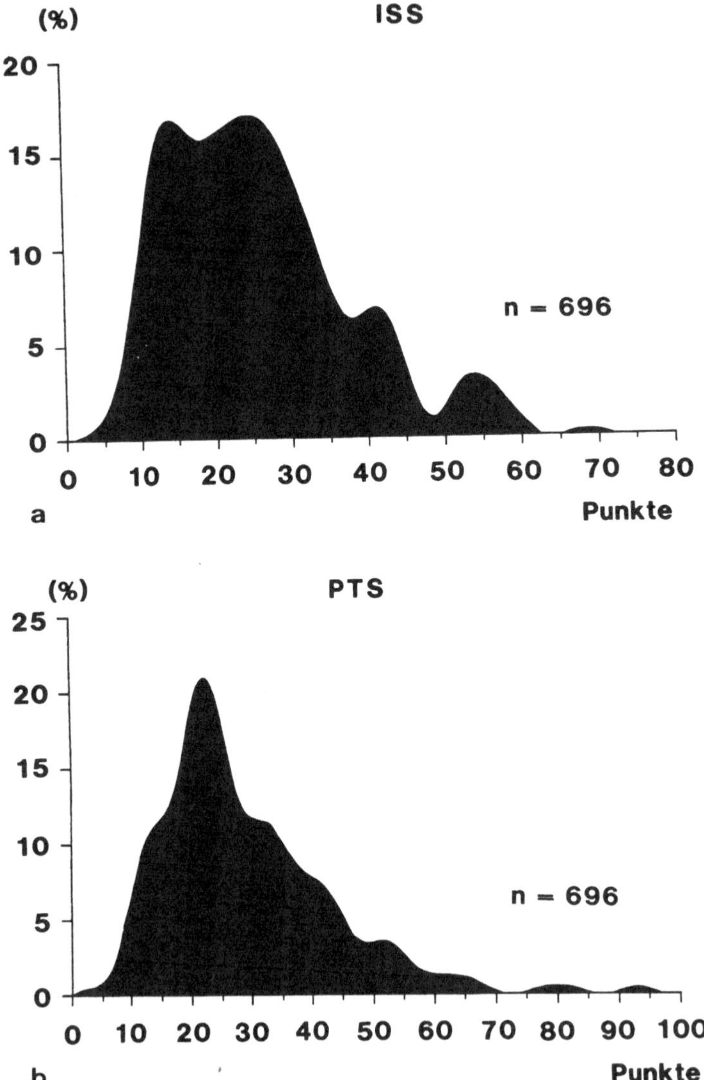

*Abb. 1a,b. Verteilungsmuster des Injury Severity Score (ISS) (1a) und des
Polytraumaschlüssels (PTS) (1b) bei 696 schwerverletzten Patienten*

Die Analyse der Verletzten entsprechend dem arteriellen systoli-
schen und diastolischen Aufnahmedruck sowie der Herzfrequenz erbrachte eine richtige Prognose bei 52,2% der Überlebenden und
61,1% der später Verstorbenen (insgesamt 55,03%). Durch die primären Werte der Gerinnungsfaktoren, der Leukocyten, des Hämoglo-
bins wurden 65% der später Überlebenden und 53,3% der später Verstorbenen korrekt prognostiziert (insgesamt 60,91%).

Wurde das Verletzungsmuster entsprechend den Ergebnissen der
Diskriminanzanalyse neu gewichtet und das Alter als e-Funktion
hinzugefügt (Abb. 1b, Tabelle 1), erlaubten die dadurch gewonnenen Punktezahlen des Polytraumaschlüssels (PTS) eine richtige
Zuordnung bei 78,5% der später Überlebenden und 67,2% der später
Verstorbenen. Insgesamt war die Prognose bei 74% der Patienten
richtig. Eine gute Vorhersage wurde bei einer Kombination von
PTS, AIS und ISS sowie dem Alter erzielt. Wurde dieser Schlüssel
kombiniert angewandt, wurden 74,7% als später überlebend und
74,5% als später verstorben korrekt vorhergesagt. Insgesamt war
die Prognose bei 74,6% exakt.

Tabelle 1. Alterseinfluß (Summand) und Quantifizierung der Verletzungen (PTS) am Beispiel der Thoraxtraumen

Alter (Jahre)	Einfluß
0 - 9	O
10 - 19	O
20 - 29	O
30 - 39	O
40 - 49	1
50 - 54	2
55 - 59	3
60 - 64	5
65 - 69	8
70 - 74	13
$\geq$ 75	21
Sternum, Rippenfrakturen (1 - 3)	2
Rippenserienfrakturen	5
Rippenserienfrakturen beidseitig	10
Hämato-, Pneumothorax	2
Lungenkontusion	7
Lungenkontusion beidseitig	9
Instabiler Thorax zusätzlich	3
Aortenruptur	7
Errechnete Punktzahl	

Das beste Ergebnis ließ sich erzielen bei einer Kombination von
Alter, PTS, den beiden höchsten AIS-Werten sowie dem Horrowitz-
Quotienten (P_aO_2/F_iO_2). Mit dieser Kombination wurden 90,9% der
später Überlebenden, 92,3% der später Verstorbenen, insgesamt
91,67% richtig eingestuft.

Diskussion

Der Wert eines jeden Index orientiert sich letztlich an seiner
tatsächlichen prognostischen Wertigkeit. Das Problem der verschiedenen Indexformen liegt vor allem darin begründet, daß die Verletzung allein nur zu einem bestimmten Prozentsatz die Prognose
bestimmt. Ebenso entscheidend ist das therapiefreie Intervall
sowie Art und Umfang der Primärtherapie, das Alter und vorbe-

stehende Erkrankungen. Indexformen, die die physiologischen
Veränderungen in den Vordergrund stellen (2, 5) sind aufgrund
kurzer Rettungszeiten und eher globaler Parameter weniger exakt
zur Prognose und vergleichenden Beurteilung Schwerverletzter geeignet. Dies wird bestätigt durch die geringe Aussagekraft der
Parameter in unserem Patientengut. Der Trauma Score (2) als Summe
cardiovasculärer, respiratorischer und cerebraler Funktionen hat
eine sehr gute Vorhersage bei 99,34% der später Überlebenden,
bei den später Verstorbenen ist die Prognose in 46,87% nicht
korrekt. In der Unterschätzung des Schweregrades liegt auch die
Schwäche des ISS. In einer Untersuchung von CHAMPION (3) lag die
falsch-negative Vorhersage bei 51,4%, in der eigenen Analyse bei
47,8%. Neben der Genauigkeit eines Index ist die Praktikabilität
von entscheidender Bedeutung, die mit dem PTS erreicht werden
kann. Auf der anderen Seite ist ein derartiger Schlüssel sicher
nie als endgültig zu betrachten, da sich mit der Verbesserung
der Therapieformen auch die Prognose der Einzelverletzungen än-
dern muß. Dies wird bestätigt durch die bisher 3 mal erfolgte
Änderung des AIS.

Zusammenfassung

Mit Hilfe einer Diskriminanzanalyse wurde das Verletzungsspektrum
und die physiologischen Eingangswerte von 696 schwerverletzten
Patienten analysiert. Dadurch konnte ein Verletzungsschlüssel
(PTS) erstellt werden, der die Verletzungen der verschiedenen
Körperabschnitte (Schädel, Thorax, Becken, Wirbelsäule, Extremitäten) entsprechend graduiert und zusätzlich das Alter des Patienten als e-Funktion beinhaltet. Mit diesem Schlüssel ist eine
korrekte prognostische Vorhersage bei 75% der Patienten möglich.
Werden zu diesem Schlüssel der Horrowitz-Quotient (P_aO_2/F_iO_2) so-
wie die 2 maximalen AIS-Werte hinzugezogen, kann eine korrekte
Vorhersage in 91,67% getroffen werden.

Summary

On the basis of discriminant functions, the injuries and physiological data on admission of 696 multiple injured patients were
analyzed. These data give a polytrauma score (PTS) which includes
injuries to the six regions (skull, thorax, abdomen, pelvis,
spine, extremities) and the age of the patient according to an
e-function. The PTS gave a correct analysis of outcome in 75%
of cases. The, PTS, P_aO_2/F_iO_2, and the two most severe AIS grades
used together gave a correct prediction in 91.67% of cases.

Literatur

1. BAKER SP, O'NEILL B, HADDON W, LONG WB (1974) The injury severity score: a method of describing patients with multiple
   injuries and evaluating emergency care. J Trauma 14: 187-196
2. CHAMPION HR, SACCO WJ, LEPPER RL, ATZINGER EM, COPES W, PRALL
   R (1980) An anatomic index of injury severity. J Trauma 20:
   197-202

3. CHAMPION HR, SACCO WJ, CARAZZO AJ, COPES W, FOUTY WJ (1981) Trauma Score, Crit Care Med 9: 672-676
4. Committee on Injury Scaling (1980) The Abbreviated Injury Scale 1980 Revision. American Association for Automotive Medicine
5.. COWLEY RA, SACCO WJ, GILL W, LONG WB, COPES WS, GOLDFARB MA, SPERRAZZA J (1974) A prognostic index for severe trauma. J Trauma 14: 1029-1035
6. WEISS H Persönliche Mitteilung (modifiziert)

Priv.Doz. Dr. med. H.-J. Oestern, Unfallchirurgische Klinik der Medizinischen Hochschule Hannover, Konstanty-Gutschow-Straße 8, D-3000 Hannover 61

37. Die Rolle des plasmacolloidosmotischen Druckes im hämorrhagischen Schock und bei der pulmonalen und systemischen Ödembildung

The Role of the Plasma Colloid Osmotic Pressure in Hemorrhagic Schock and in Pulmonary and Systemic Edema Formation

M. L. Nerlich, G. C. Kramer, J. A. Sturm, H.-J. Oestern und R. H. Demling

Unfallchirurgische Klinik der Medizinischen Hochschule Hannover, Department of Surgery University of California, Davis, USA

Einleitung

Ein wesentlicher Nebeneffekt der Volumentherapie des hämorrhagischen Schocks mit bilanzierten Elektrolytlösungen ist der Abfall des colloidosmotischen Druckes (KOD) im Plasma. Nach Überlegungen zur Starling-Gleichung, die die Ödemkinetik beschreibt, kann eine Erniedrigung des onkotischen Gradienten zwischen Intravasalraum und Interstitium eine Ödembildung verstärken. Andererseits kann nach Untersuchungen von DEMLING (1) eine Reduktion des onkotischen Gradienten jedoch durch Verminderung des interstiellen Proteingehaltes ausgeglichen werden.

Unser Ziel war es, die Auswirkungen der Hypoproteinämie nach Schocktherapie auf den interstitiellen Flüssigkeitsgehalt und die Kinetik der transvasculären Flüssigkeitsverschiebung in der pulmonalen und systemisch-peripheren Mikrozirkulation zu definieren. Dazu war es notwendig, den hämorrhagischen Schock durch gleichzeitige Entblutung und Therapie bei stabilen hämodynamischen Größen zu modifizieren, um die onkotischen Effekte gezielt untersuchen zu können.

Material und Methodik

Wir präparierten 7 Schafe mit chronischen Lymphfisteln der pulmonalen Strombahn und des systemischen Weichteilgewebes (2, 5). Wir verwendeten den Lymphfluß und den Lymphproteingehalt als Indikatoren für den transvasculären Flüssigkeitstransport und den interstitiellen Proteingehalt. Neben dem Lymphfluß, der Lymph- und Plasma-Protein-Konzentration, dem Lymph- und Plasma-KOD, sowie den hämodynamischen Parametern, wurde das extravasculäre Lungenwasser (EVLW) mit der Thermo-Green-Dye-Methode gemessen, sowie der Weichteilwassergehalt durch die Entnahme von 1 cm^2

Chirurgisches Forum '83
f. experim. u. klinische Forschung
Hrsg.: H.W. Schreiber
© Springer, Berlin Heidelberg 1983

großen epifascialen Weichteilbiopsien in Kurznarkose bestimmt.
Nach Steady-State-Basismessungen wurde durch Blutentnahme im
Blutbeutel bei gleichzeitiger Transfusion von Erythrocytenkon-
zentraten und Ringer-Lactat der KOD innerhalb von 2 1/2 h um
40-50 % gesenkt. Durch diese Plasmapherese konnten die hydrostatischen Drucke und das HZV konstant gehalten werden. Als einzige Starling-Größe wurde daher der onkotische Druck im Plasma
verändert. Die nichtanästhesierten Tiere wurden über 24 h beobachtet.

Die statistische Analyse erfolgte mittels t-Test, das Signifi-
kanzniveau betrug p $\leq$ 0,05.

Ergebnisse

Die hydrostatischen Größen waren während der ganzen Zeit konstant, der onkotische Druck wurde auf 50,5% im Mittel gesenkt
(Tabelle 1). Die Lymph-Proteinkonzentration während der Basis-
messung war im systemischen Strombett mit 48% der Plasma-Protein-
konzentration deutlich niedriger als in der pulmonalen Strombahn, wo die Lymph-Plasma-Protein-Ratio 0,71 betrug. Während der
Plasmapherese kam es durch die rasche intravasale Proteindeple-
tion zu einer signifikanten Reduktion des onkotischen Gradienten
(Abb. 1 und 2). Dieser normalisierte sich zunehmend durch Reduktion der Lymph-Proteinkonzentration, in der Lungenstrombahn innerhalb von 2 1/2 h, im systemischen Weichteilgewebe erst nach 24
h. Der Lymphfluß stieg während der Plasmapherese signifikant an,
in der Lunge auf maximal 311% des Ausgangswertes, in der Peripherie auf maximal 196%. Auch nach Wiederherstellung eines normalen onkotischen Gradienten blieb der Lymphfluß signifikant über
lange Zeit erhöht. Der interstitielle Flüssigkeitsgehalt der Lunge zeigte während der Hypoproteinämie keine Änderungen. Der relative Wassergehalt der Hautweichteilbiopsien stieg während und
nach Plasmapherese an und war auch nach 24 h noch signifikant
erhöht.

Tabelle 1. Pulmonalarteriendruck (PAP), pulmonaler mikrovasculärer
Druck (P_{MV}), Herzminutenvolumen (HZV), Plasma-Proteinkonzentration
und plasmacolloidosmotischer Druck (Plasma KOD) im Verlauf vor und
nach akuter Plaspapherese

	PAP mm Hg	P_{MV} mm Hg	HZV l/min	Plas.-Prot. Konz. mg/ml	Plasma KOD mm Hg
Basis	15,3±3,4	10,5±2,1	5,6+0,4	64,3±1,4	19,2+0,7
sofort n. Plasmapherese	17,1±3,0	11,3±2,8	5,3+0,5	36,1±2,4	9,7±1,2
2,5 Std	15,0+3,6	10,6±1,9	5,3±0,2	40,3±1,2	10,7+0,8
8 Std	15,2±2,2	10,3±2,2	4,9+0,7	44,8±1,1	11,8+0,9
24 Std	15,3±1,5	10,4±1,6	5,1+0,5	51,2+0,9	13,8±1,1

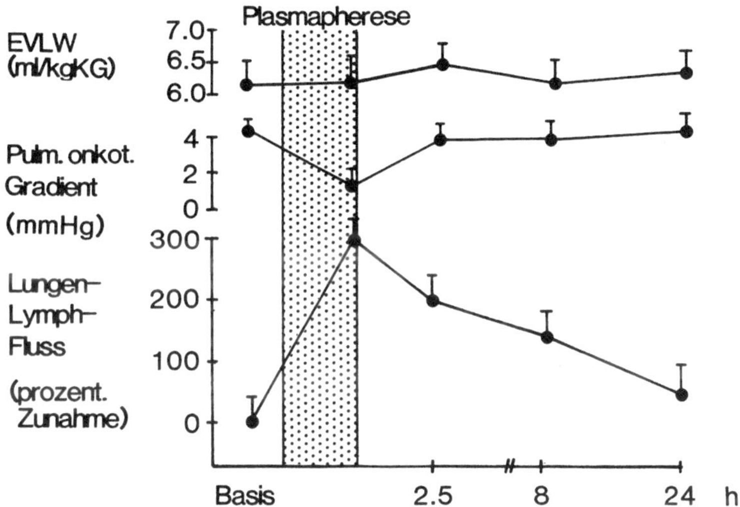

Abb. 1. Lungenlymphfluß, onkotischer Gradient der Lunge und extravasculäres Lungenwasser (EVLW) im Verlauf nach Plasmapherese

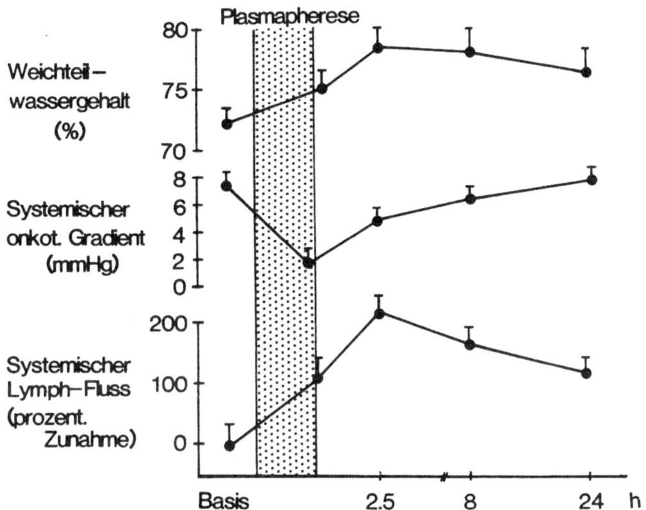

Abb. 2. Systemischer Lymphfluß, systemischer onkotischer Gradient und Weichteilwassergehalt im Verlauf nach Plasmapherese

Schlußfolgerungen

Die pulmonale und die periphere systemische Mikrozirkulation unterscheiden sich in ihrer Ödemkinetik nach akuter Hypoproteinämie deutlich. Dies läßt sich durch die differenten Membraneigenschaften mit unterschiedlichen interstitiellen Eiweißkonzentrationen erklären. Periphere Ödeme lassen daher bei Hypoproteinämie keinen

Schluß auf ein gleichzeitig vorliegendes Lungenödem zu. Entsprechend kann ein Lungenödem nach hämorrhagischem Schock nicht auf eine Reduktion des KOD zurückgeführt werden. Die signifikante Zunahme des Lymphflusses bei Hypoproteinämie führt zu einer Reduktion der interstitiellen Proteinkonzentration und zu einer Protein-Rückverteilung, die durch den allmählichen Anstieg der Plasma-Proteinkonzentration widergespiegelt wird. Die hohe interstitielle Proteinkonzentration in der Lunge ist ein wesentlicher Sicherheitsfaktor, da durch den Protein-Auswascheffekt der onkotische Gradient rasch wiederhergestellt werden kann. Zusätzlich fördert der erhöhte Durchfluß eiweißarmer Flüssigkeit die Mobilisierung der Sicherheitsreserven. Die resultierende niedrige Proteinkonzentration könnte sich bei sekundären Permeabilitätsstörungen kompensierend auswirken. Die Erhöhung des Lymphflusses nach Normalisierung des onkotischen Gradienten läßt sich am ehesten durch eine Änderung des Filtrationskoeffizienten, z.B. durch Alteration der interstitiellen Gelmatrix, erklären, was einen weiteren wesentlichen Sicherheitsfaktor gegenüber der Ödementstehung darstellen könnte (3, 4). Die Lunge ist deshalb durch die dargestellten Sicherheitsmechanismen gegenüber einer Ödembildung wesentlich besser geschützt.

Zusammenfassung

Die Auswirkungen der Hypoproteinämie nach Therapie des hämorrhagischen Schocks auf den interstitiellen Flüssigkeitsgehalt und die transvasculäre Flüssigkeitsverschiebung in der pulmonalen und systemischen Mikrozirkulation wurde durch akute Plasmapherese bei 7 nichtanästhesierten Schafen untersucht, die mit chronischen Lungen- und systemischen Weichteillymphfisteln präpariert waren. Nach Reduktion des colloidosmotischen Druckes um 50,5% ergab sich eine signifikante Lymphflußzunahme (Lunge 311% Zunahme über Ausgangswert, Weichteillymphe 196% Zunahme). Sequentielle Hautweichteilbiopsien zeigten eine signifikante Zunahme des Wassergehaltes, wohingegen das extravasculäre Lungenwasser konstant blieb. Die Lunge scheint vor Ödembildung durch Hypoproteinämie aufgrund größerer Sicherheitsreserven, wie höherer interstitieller Proteinkonzentration und höherem Lymphfluß, besser geschützt zu sein.

Summary

The effects of reduced colloid osmotic pressure (COP), as seen after resuscitation from hemorrhagic shock, on fluid filtration and water content in the pulmonary and systemic microcirculation were examined during acute plasmapheresis in seven nonanesthetized sheep prepared with chronic lung and systemic lymph fistulas. A 50.5% reduction of COP resulted in significant increases in lymph flow (pulmonary 311% of baseline, systemic 196%) and a significant increase in soft tissue water content, but there was no change in extravascular pulmonary water. The lung seems to be prevented by lymphatic safety factors against development of hypoproteinemic edema in moderate COP reductions. Pulmonary edema after hemorrhagic shock cannot be explained by reduced COP.

Literatur

1. DEMLING RH, MANOHAR M, WILL JA, BELZER FO (1979) The effect
   of plasma oncotic pressure on the pulmonary microcirculation
   after hemorrhagic shock. Surgery 86: 323-328
2. DEMLING RH, SMITH MD, GUNTHER R, WANDZILAK T, PEDERSON NC
   (1981) Use of a chronic pre-femoral lymphatic for monitoring
   systemic capillary integrity in unanesthetized sheep. J Surg
   Res 31: 136-144
3. KRAMER GC, HARMS BA, GUNTHER RA, RENKIN EM, DEMLING RH (1981)
   The effects of hypoproteinemia on blood-to-lymph fluid transport in sheep lung. Circ Res 49: 1173-1180
4. NERLICH ML, KRAMER GC, DEMLING RH (1982) Combined effects of
   hypoproteinemia and elevated vascular pressures on lung fluid
   balance. Langenbecks Arch Chir 357: 179-180
5. STAUB NC, BLAND RD, BRIGHAM KL, DEMLING RH, ERDMANN AJ,
   WOOLVERTON WC (1975) Preparation of chronic lung fistulas in
   sheep. J Surg Res 19: 315-320

Dr. M.L. Nerlich, Unfallchirurgische Klinik, Medizinische Hochschule Hannover, Konstanty-Gutschow-Straße 9, D-3000 Hannover 61

38. Beziehung zwischen colloidosmotischem Druck des Blutserums und respiratorischer Insuffizienz bei Intensivpflegepatienten mit Peritonitis*

Relationship Between Serum Colloid Osmotic Pressure and Respiratory Failure in Critically Ill Patients with Peritonitis

H.-U. Günther, L. Lehr und R. Pichlmayr

Klinik für Abdominal- und Transplantationschirurgie der Medizinischen Hochschule Hannover (Direktor: Prof. Dr. R. Pichlmayr)

Die respiratorische Insuffizienz als Folge eines interstitiellen Lungenödems zählt bei septischer Peritonitis zu den schwerwiegendsten Komplikationen mit hoher Letalität. Unter den verschiedenen Faktoren, die für eine vermehrte extravasculär-ödematöse Flüssigkeitsansammlung im Gewebe pathogenetisch verantwortlich sind, wirkt nach STARLING (3) der intravasale colloidosmotische Druck der Plasmaproteine dem Wasseraustritt ins Interstitium entgegen.

Ob diesem colloidosmotischen Druck auch tatsächlich unter klinischen Bedingungen ein solcher, die Ödembildung regulierender Einfluß zukommt, war die Fragestellung dieser Untersuchungen.

Material und Methodik

Das Krankengut bildet eine Gruppe von 40 Patienten (Alter 45 - 69 Jahre, Behandlungsdauer 6 - 28 Tage, Beatmungsdauer 1 - 18 Tage (0,25 - 0,75 Quantile)) mit operativ gesicherter, diffuseitriger Peritonitis, die ihrerseits ein Teil eines Gesamtkollektivs von insgesamt 157 untersuchten chirurgischen Intensivpflegepatienten sind.

Die Messung des colloidosmotischen Druckes (COP) venöser Blutserumproben erfolgte täglich über den gesamten Krankheitsverlauf (Gesamtzahl der Messungen m = 1985) mit einem IL 186 Onkometer nach WEIL (1) (Instrumentation Laboratory, Lexington, MA, USA) unter Verwendung einer Amicon PM-30 Membran.

---

*Mit Unterstützung der Deutschen Forschungsgemeinschaft (Projekt Pi 48/9).

Die mitgeteilten Ergebnisse sind Teil einer Dissertationsarbeit von cand. med. H.-U. Günther

Chirurgisches Forum '83
f. experim. u. klinische Forschung
Hrsg.: H.W. Schreiber
© Springer, Berlin Heidelberg 1983

Als hämodynamischer Routineparameter wurde stündlich der zentrale Venendruck (ZVD) und während kritischer Krankheitsphasen zusätzlich noch der Pulmonalarterienocclusionsdruck (PCWP) mit einem Swan-Ganz-Einschwemmkatheter registriert. Zur Beurteilung der respiratorischen Funktion diente die Höhe der inspiratorischen Sauerstoffkonzentration (FIO_2), die benötigt wurde, einer arteriellen Hypoxämie ($pO_2 < 80$ mm Hg) entgegenzuwirken.

Eine Verabreichung von Albuminlösung zu therapeutischen Zwecken wurde grundsätzlich vermieden, auch erhielt keiner der Patienten zu irgendeinem Zeitpunkt synthetische Plasmaexpander; war ein Volumenersatz nötig, so wurde er mittels Ringer-Lactat-Lösung vorgenommen.

Die statistische Auswertung erfolgte mit nicht-parametrischen Verfahren, dem Vorzeichen-Rangtest bzw. U-Test nach Wilcoxon, Mann, Whitney für Gruppenvergleiche, zur Korrelationsanalyse wurde der Spearmansche Rangkorrelationskoeffizient (r_s) berechnet.

Ergebnisse
___

Die Auswertung erfolgte getrennt für letale und nicht-letale Krankheitsverläufe:

Bereits am ersten Intensivbehandlungstag war der COP von Patienten mit später letalem Krankheitsverlauf signifikant ($p < 0,05$) niedriger als der von letztendlich überlebenden (12,9 vs 14,9 mm Hg). Weiters waren sowohl das im weiteren Krankheitsverlauf gemessene COP-Maximum als auch Minimum (18,1 vs 15,2 bzw. 13,0 vs 10,0 mm Hg), ebenso wie der am letzten Beatmungs- sowie Intensivbehandlungstag gemessene COP-Wert (15,9 vs 11,0 sowie 17,6 vs 11,0 mm Hg) bei den Überlebenden signifikant ($p < 0,001$) höher.

Andererseits fand sich am Tag des COP-Minimums das Urinvolumen signifikant niedriger, die Flüssigkeitsbilanz signifikant positiver, und es wurde ein signifikant höherer FIO_2 benötigt, als das an dem Krankheitstag der Fall war, an dem der höchste COP-Wert des Gesamtverlaufes gemessen wurde (Tabelle 1).

Bestätigend ergab die Korrelationsanalyse (Tabelle 2) signifikante Beziehungen, die zwischen COP und Flüssigkeitsbilanz negativ, zwischen COP und Urinvolumen positiv und zwischen COP und FIO_2 wieder negativ waren.

Der transcapilläre Flüssigkeitsstrom und damit die interstitielle Ödembildung wird aber nicht durch den Absolutwert des COP, sondern durch den Druckgradienten zwischen colloidosmotischer und hydrostatischer Druckkomponente bestimmt. Tatsächlich fanden sich entsprechend signifikante Korrelationen auch für die Differenz zwischen COP und ZVD bzw. COP und PCWP (Tabelle 2) mit den entsprechenden pathophysiologisch sinnvollen Zielgrößen Flüssigkeitsbilanz und Urinvolumen bzw. FIO_2. Schließlich wurde wiederholt die klinische Beobachtung gemacht, daß immer dann eine besonders rasante Verschlechterung der respiratorischen Situation eintrat, wenn die genannten Gradienten gegen Null gingen oder sich sogar umkehrten.

Tabelle 1

			COP Minimum	COP Maximum	p
Flüssigkeitsbilanz	Ü	$\tilde{x}$	1200	220	p < 0,05
(ml/24 h)		Q_1-Q_3	565-2640	-830-+650	
	V	$\tilde{x}$	3243	1268	p < 0,01
		Q_1-Q_3	2020-4825	-703-+2685	
Urinvolumen	Ü		2880	3725	p < 0,01
(ml/24 h)			2420-3490	2920-7520	
	V		1345	2410	p < 0,001
			240-2030	1465-3740	
FIO_2	Ü		0,45	0,35	p < 0,001
			0,40-0,50	0,30-0,40	
	V		0,60	0,40	p < 0,01
			0,40-0,85	0,35-0,50	

$\tilde{x}$ = Median   Ü = Überlebende

Q_1-Q_3 = 0,25 - 0,75 Quantile   V = Verstorbene

Tabelle 2

		r_S	p
COP versus Bilanz	Überlebende	-0,33	p < 0,01
	Verstorbene	-0,46	p < 0,001
COP versus Urinvolumen	Überlebende	0,38	p < 0,001
	Verstorbene	0,36	p < 0,01
COP versus FIO_2	Überlebende	-0,27	p < 0,05
	Verstorbene	-0,27	p < 0,05
COP-ZVS vs Bilanz	Überlebende	-0,24	p < 0,05
	Verstorbene	-0,19	p < 0,05
COP-ZVS vs Urinvolumen	Überlebende	0,26	p < 0,05
	Verstorbene	0,28	p < 0,001
COP-PCWP vs FIO_2	Gesamt	-0,19	p < 0,05

r_S = Rangkorrelationskoeffizient nach Spearman

Schlußfolgerung

Eine Verminderung des onkotisch-hydrostatischen Druckgradienten
ist als ein die Flüssigkeitsresorption aus dem Interstitium be-
hindernder und damit die Ödembildung fördernder Faktor anzusehen,

der sich im großen Kreislauf durch eine verstärkt positive Flüssigkeitsbilanz und verminderte Urinausscheidung, im Lungenkreislauf als zunehmende respiratorische Insuffizienz manifestiert.

Wohl sind der COP des Blutplasmas sowie der durch den ZVD oder PCWP repräsentierte hydrostatische Capillardruck nur zwei Komponenten in der Genese eines interstitiellen Ödems, insbesondere wird bei septischen Erkrankungen eine gesteigerte Capillarwandpermeabilität als eigentlicher pathogenetischer Hauptfaktor diskutiert (2). Nach den eigenen Untersuchungen bleiben aber offenbar auch in solchen Erkrankungssituationen die beiden anderen klassischen und meßbaren Komponenten der STARLING-Gleichung weiter wirksam. Daher erscheint es sinnvoll, den COP regelmäßig zu kontrollieren und innerhalb der Grenzen zu halten, die bei Intensivpflegepatienten als "normal" anzusehen sind; das ist nach eigenen Erfahrungen ein Bereich von 15 - 17 mm Hg, bzw. kann es nötig sein, ZVD und PCWP soweit zu senken, daß eine Druckgradientenumkehr nicht eintritt.

Zusammenfassung

Bei beatmeten Intensivpflegepatienten mit diffus-eitriger Peritonitis zeigte der colloidosmotische Druck des Blutserums signifikant unterschiedliche Verläufe bei letztendlich überlebenden und verstorbenen Patienten. Zwischen dem COP sowie seiner Differenz zu den entsprechenden hydrostatischen Druckgrößen und einer generalisierten Ödemneigung sowie der respiratorischen Situation fanden sich signifikante Korrelationen. Deshalb werden in einem solchen Krankengut therapeutische Maßnahmen zur Stabilisierung des COP in einem Bereich von 15 - 17 mm Hg empfohlen.

Summary

Colloid osmotic pressure (COP) measurements were performed in 40 cases of diffuse septic peritonitis from a total of 157 critically ill patients (total number of measurements m = 1985).

Significant COP differences were observed between survivors and nonsurvivors. Additionally, decreasing COP values were significantly correlated to increased retention of fluid, decreased urine volume, and the need for increasing FIO_2 levels.

In conclusion, even in those diseases where a capillary leak has been advocated as the main pathogenetic factor of fluid extravasation, the stabilization of COP values by therapeutic measures within a range of 15-17 mmHg is recommended.

Literatur

1. BISERA J, WEIL MH, MICHAELS S, BERNARDO A, STEIN B (1978) An "Onkometer" for clinical measurement of colloid osmotic pressure in plasma. Clin Chem 24: 1586-1589

2. BRIGHAM KL, BOWERS RE, HAYNES J (1979) Increased sheep lung
   vascular permeability caused by *Escherichia coli* endotoxin.
   Circ Res 45: 292-297
3. STARLING EH (1896) On the absorption of fluids from the
   connective tissue spaces. J Physiol 19: 312-326

Cand. med. H.-U. Günther, Klinik für Abdominal- und Transplantationschirurgie der Medizinischen Hochschule Hannover, Konstanty-
Gutschow-Str. 8, D-3000 Hannover 61

39. Zur Organmanifestation des septischen Schocks: Unterdrückung einer vermehrten Histaminbildung durch Glucocorticoide

Manifestation of Septic Shock in Specific Tissues: Suppression of Augmented Histamine Formation by Glucocorticoids

E. Neugebauer[1], G. Horeyseck[2], W. Dietz[2], U. Grömansberger[1] und W. Lorenz[1]

Zentrum für Operative Medizin I
[1]Abteilung für Theoretische Chirurgie (Leiter: Prof. Dr. W. Lorenz) und
[2]Chirurgische Klinik (Leiter: Prof. Dr. H.-D. Röher) , Klinikum der Philipps-Universität Marburg/Lahn

Unter den Mechanismen einer bis heute umstrittenen protektiven Wirkung von hochdosierten Glucocorticoiden im septischen Schock wird auch die Hemmung einer vermehrten Histaminneubildung durch Suppression des histaminbildenden Enzyms Histidindecarboxylase (HDC) diskutiert (1, 2).

Ziel der Studie war es, einen Zusammenhang zwischen Histaminneubildung im Endotoxinschock und deren Hemmung durch Methylprednisolon in einer frühen Phase der Schockentwicklung nachzuweisen.

Material und Methoden

80 Ratten (Sprague-Dawley, weiblich, 200-250 g) wurde nach randomisierter Zuteilung in 4 Versuchsgruppen 45 mg/kg KG Endotoxin (Lipopolysacc. E. coli 055:B5, Difco lab.) intraperitoneal appliziert. Darüberhinaus erhielten die Tiere der Gruppen A und B je 1 ml 0,9% NaCl-Lösung i.v. und der Gruppen C und D je 50 mg/kg KG Methylprednisolon (Urbason) i.v.. Die Tiere der Gruppen A und C wurden nach 4 h getötet und Gewebe zur Messung der Histidindecarboxylase-Aktivität (3) und des Histamingehaltes (4) entnommen. Die Tiere der Gruppen B und D wurden zur Bestimmung der Überlebensrate und damit zur Überprüfung des Schockmodells 96 h kontinuierlich überwacht.

Ergebnisse

4 h nach Schockauslösung war die Enzymaktivität der Histidindecarboxylase in den untersuchten Organen Leber und Lunge aus der Kontrollgruppe A gegenüber der mit Methylprednisolon behandelten

Chirurgisches Forum '83
f. experim. u. klinische Forschung
Hrsg.: H.W. Schreiber

Gruppe C erhöht. In der Milz konnte kein Unterschied festgestellt
werden. Im Magen zeigte sich ein Abfall der Aktivität gegenüber
der Behandlungsgruppe. Ein statistisch signifikanter Unterschied
($p < 0,05$, Mann-Whitney-Test) konnte jedoch zu diesem Zeitpunkt
nur für die Leber ermittelt werden (Abb. 1a). Gegenüber den bereits früher ermittelten Normalwerten (2) war die HDC-Aktivität
in der Leber zu diesem Zeitpunkt der Schockentwicklung bereits
6-fach erhöht. Dieser Anstieg entsprach einer Aktivität von etwa
80% des Wertes beim Tod der Tiere. Die Hemmung der Aktivität
durch Methylprednisolon betrug etwa 40% (Abb. 1a). Beim Vergleich
der HDC-Aktivität der Lunge aus der Gruppe A mit Normalwerten aus
früheren Untersuchungen war zum Zeitpunkt 4 h noch keine Steigerung der Enzymaktivität eingetreten. Im Magen dagegen war die
Enzymaktivität zu diesem Zeitpunkt bereits um 70% abgefallen.

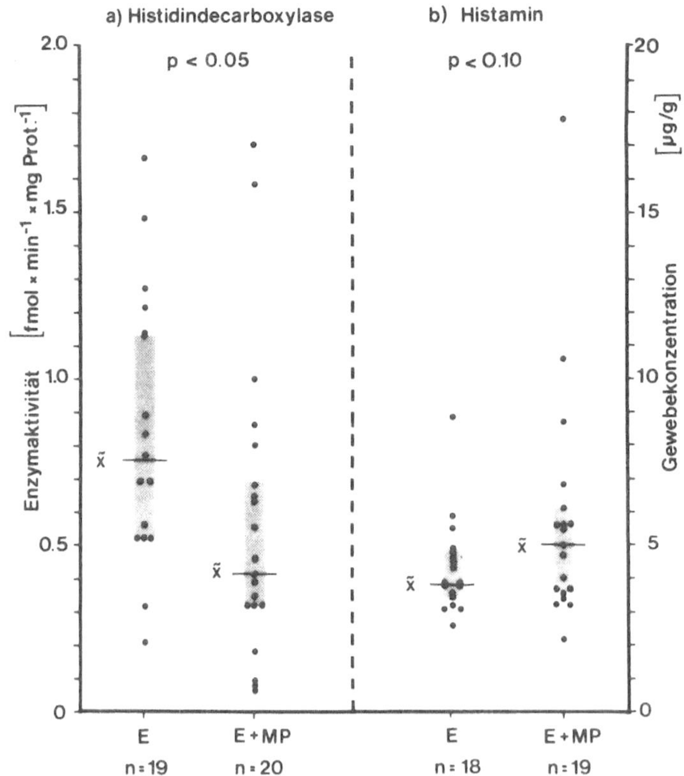

*Abb. 1. Einfluß von Methylprednisolon (MP) auf die Histidindecarboxylase-
Aktivität (a) und den Histamingehalt (b) der Rattenleber im Endotoxinschock
(E) zum Zeitpunkt 4 h nach Injektion. Median x (Quartil 1-3)*

Für die Histaminkonzentration ergab sich eim komplementäres
Bild. In der mit Methylprednisolon behandelten Gruppe C wurden
leicht erhöhte Histamingehalte in den Organen Leber und Milz
(Abb. 1b) gegenüber der Kontrollgruppe A gemessen. In der Lunge
konnte kein Unterschied und im Magen ein leichter Abfall festgestellt werden.

Die durch die Gruppen B und D ermittelten Überlebenskurven sind
in Abb. 2 dargestellt. Methylprednisolon (50 mg/kg KG) erhöhte
die Überlebensrate von 35% auf 95%. Das eine gestorbene Tier in
der Methylprednisolon-Gruppe hatte zusätzlich die längste Überlebenszeit. Der früheste Todeszeitpunkt lag bei 9, der mittlere
bei 12 ± 3 h.

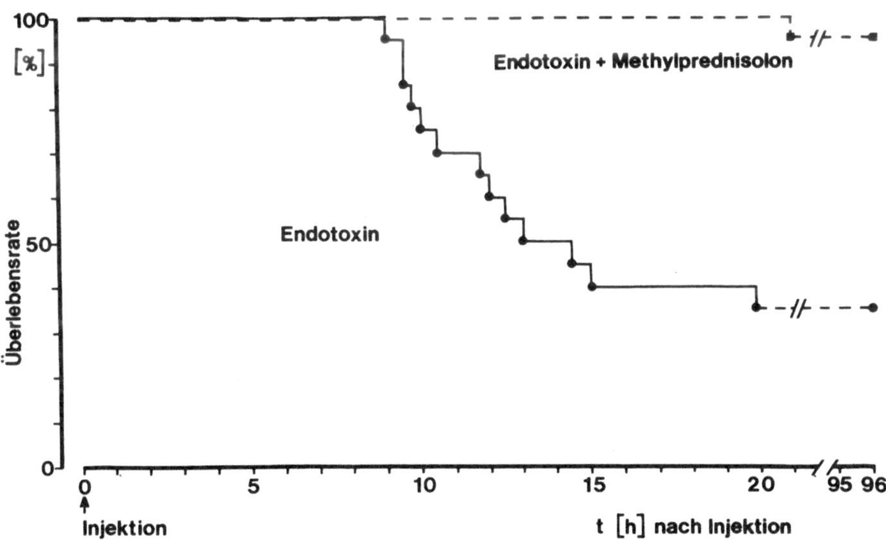

Abb. 2. Überlebenskurven von Ratten im Endotoxinschock ●——● *ohne Behandlung (n=20),* ■---■ *mit Methylprednisolon (50 mg/kg KG, n=20)*

Schlußfolgerung

Eine exakte Bewertung des 4 Stunden-Meßzeitpunktes in der Pathogenese des Endotoxinschocks der Ratte ist aufgrund des gewählten
Versuchskonzeptes gut möglich. Die Organmanifestation des "HDC-
Histaminsystems" ist vom Zeitpunkt der Schockentwicklung abhängig. Leber und Magen sind hierbei die beiden zuerst betroffenen
Organe. Jedoch nur in der Leber führt die hochdosierte Gabe von
Methylprednisolon bereits zu einem frühen Zeitpunkt der Schockentwicklung zu einer verminderten Histaminbildung und gleichzei-
tigen Hemmung der Histaminfreisetzung. Dies kann als ein Mechanismus für die protektive Wirkung des Methylprednisolons im Endotoxinschock angesehen werden.

Zusammenfassung

In einer randomisierten kontrollierten Studie am Endotoxinschock-
modell der Ratte wurde der Einfluß von Methylprednisolon (MP)
auf das histaminbildende Enzym Histidindecarboxylase (HDC) und
den Histamingehalt in den Organen Leber, Lunge, Milz und Magen
zu einem frühen Zeitpunkt der Schockentwicklung (4 h nach Auslösung) untersucht. Nur in der Leber konnte zu diesem Zeitpunkt

eine signifikante Hemmung der vermehrten Histaminbildung durch
Methylprednisolon nachgewiesen werden, während der Histamingehalt
parallel hierzu anstieg, was auf eine Hemmung der Freisetzung
zurückgeführt werden kann. Methylprednisolon erhöhte die Überlebensrate von 35 auf 95%.

Summary

A randomized controlled trial on the endotoxic shock model in
rats was conducted to investigate the influence of methylprednisolone on the histamin-forming enzyme histidinedecarboxylase
and the histamine concentration in the liver, lung, spleen, and
stomach in an early stage of shock development (4 h after induction). At this time, only in the liver could significant suppression of augmented histamine formation by methylprednisolone
be demonstrated, but the histamine content increased at the same
time through an inhibition of release. Methylprednisolone increased the survival rate from 35% to 95%. This is interpreted
as one mechanism for the protective effect of methylprednisolone
in endotoxic shock.

Literatur

1. SCHAYER RW (1964) Relationship of induced synthesis of histamine to some biological actions of endotoxin. In: Landy M,
   Braun W (eds) Bacterial Endotoxins. Rutgers Univ Press, Rugers
   pp 182-186
2. HOREYSECK G, NEUGEBAUER E, DIETZ W, SCHEID B, LORENZ W (1982)
   Histamine formation in endotoxic shock and the effect of methylprednisolone treatment. Europ Surg Res 14: 180
3. NEUGEBAUER E, LORENZ W (1982) A modified Schayer procedure
   for the estimation of histidine decarboxylase activity: Its
   application on tissue extracts from gastric mucosa of various
   animals. Agent Actions 12: 32-40
4. SHORE PA, BURKHALTER A, COHN VN (1959) A method for the
   fluormetric assay of histamine in tissues. J Pharmacol Exp
   Ther 127: 182-187

Dr. E. Neugebauer, Abteilung für Theoretische Chirurgie, Zentrum
für Operative Medizin I, Klinikum der Philipps-Universität Marburg, Robert-Koch-Str. 8, D-3550 Marburg/Lahn

40. Verminderte in vitro Freisetzung von Elastase aus Granulocyten bei Sepsis nach abdominal-chirurgischen Operationen

Diminished In Vitro Release of Granulocytic Elastase in Septicemia After Major Surgery

K. H. Duswald[1], M. Jochum[2], H. Fritz[2] und L. Schweiberer[2]

[1]Chirurgische Klinik und Poliklinik Innenstadt der Ludwig-Maximilians-Universität München (Direktor: Prof. Dr. med. L. Schweiberer)
[2]Institut für Klinische Chemie und Klinische Biochemie in der Chirurgischen Klinik Innenstadt (Leiter: Prof. Dr. rer. nat. H. Fritz)

Intraleukocytäre Enzyme sind für die Abtötung und den Abbau endotoxintragender Bakterien innerhalb der phagocytierenden Zellen von ausschlaggebender Bedeutung (1). Diese Enzyme werden aber sowohl durch Endotoxin, wie auch während gesteigerter Phagocytoseaktivität, aus den polymorphkernigen Granulocyten (PMN) in die Blutbahn freigesetzt (2) und verstärken auf diese Weise die oftmals lebensbedrohlichen pathobiochemischen Reaktionen während einer Sepsis. Am Beispiel der PMN-Elastase (E) konnten wir vor kurzem zeigen (3), daß bei Auftreten einer postoperativen Sepsis die Enzymkonzentration im Patientenplasma um das 20- bis 30-fache der Norm ansteigt. Parallel dazu war eine Verminderung zahlreicher Plasmaproteine wie Gerinnungsfaktoren, akut-Phase-Proteine, Proteinaseinhibitoren etc. nachzuweisen.

In der vorliegenden Untersuchung sollte geprüft werden, in wieweit diese endotoxininduzierte Enzymfreisetzung unter kontrollierten Bedingungen in vitro reproduzierbar ist. Wäre dies der Fall, dann müßten äquivalente Dosen von Endotoxin aus PMN gesunder Probanden größere Mengen von E freisetzen als aus Zellen von Sepsispatienten. Konkret stellten sich folgende Fragen:

1. Wie hoch ist die E-Konzentration im Plasma gesunder Probanden nach Reaktion der PMN mit Endotoxin in vitro?
2. Welche Reaktionsunterschiede bestehen zwischen den Zellen gesunder Probanden und Patienten nach abdominal-chirurgischen Operationen ohne Infektionszeichen bzw. mit Sepsis?
3. Ist ein Einfluß sogen. membranstabilisierender Medikamente auf die in vitro Freisetzung von E aus PMN zu messen?

Material und Methodik

Jeweils 20 gesunden Probanden (Gruppe A), 20 Patienten nach Colon- oder Rectumoperation ohne Infektionszeichen am 3. postoperativen Tag (Gruppe B) und 20 Patienten mit Sepsis nach gleich-

Chirurgisches Forum '83
f. experim. u. klinische Forschung
Hrsg.: H.W. Schreiber
© Springer, Berlin Heidelberg 1983

artigen Operationen (Gruppe C) wurden 18 ml Venenblut zusammen mit 2 ml 3,8% Natriumcitrat entnommen. Jede Blutprobe wurde sorgfältig durchmischt, sofort in 17 gleiche Teile à 1 ml aufgeteilt und anschließend nach dem in Tabelle 1 angegebenen Schema weiterverarbeitet. Das Endotoxin wurde aus E. coli O26 : K60(B) H11 (H311 b) nach den von O'NEILL und TODD (4) angegebenen Richtlinien hergestellt (Prof. Dr. Ruckdeschel, Max v. Pettenkofer-Institut der Univ. München). Alle Inkubationen wurden bei 37°C durchgeführt. Nach Zentrifugation wurde der Gehalt an Elastase im Citratplasma mittels des früher beschriebenen Enzym-Immuno-Assay (5) bestimmt. Die Teilproben Nr. 6 bis 17 wurden nur mit gesunden Probanden, also in Gruppe A, untersucht. In jeder Teilprobe wurde die Anzahl der PMN mittels Coulter-Counter und Differentialblutbild gemessen. Als Ergebnisse werden Mittelwerte und der mittlere Fehler des Mittelwertes angegeben. Gepaarte Mittelwertvergleiche erfolgten mit dem Student-t-Test.

Ergebnisse

1. Die mittlere Anzahl der PMN/µl betrug in Gruppe A 7420± 437, in Gruppe B 12430±843 und in Gruppe C 20692±1348.

2. Tabelle 2 zeigt die Ergebnisse der Messungen der Teilproben 1 mit 5 in den 3 Gruppen. Sofort nach Blutentnahme lag die E-Konzentration im Plasma bei den Probanden im oberen Normbereich (120,8 ng/ml; Norm = 86,5±25,5 ng/ml (5)), in Gruppe B bei 202,5 ng/ml, also um das Doppelte über der Norm, und in Gruppe C um das Vierfache über der Norm (434,5 ng/ml). Dies entsprach den früher beschriebenen in vivo Meßwerten (3). Durch 60-minütige Incubation ohne Endotoxin stiegen die Mittelwerte in allen Gruppen geringgradig an. 30-minütige Incubation mit Endotoxin steigerte die Elastase-Freisetzung bei den Probanden um das Zehnfache (1044%) auf 2120,1 ng/ml, bei Patienten ohne Infektionszeichen um das Achtfache (819%) auf 2053,2 ng/ml, bei Patienten mit Sepsis dagegen nur um das Dreifache (309%) auf 1851,1 ng/ml. Diese deutlich geringere Elastase-Freisetzungsrate der Sepsispatienten war sowohl gegenüber der Gruppe A (p < 0,001), wie auch der Gruppe B (p < 0,005) hochsignifikant, während sich die Gruppen A und B nicht unterschieden.

3. Die Gabe von Aprotinin bzw. 6-Methyl-Prednisolon in unterschiedlicher Dosierung führte generell zu keiner Verminderung der endotoxininduzierten Enzym-Freisetzung aus PMN gesunder Probanden. Die Werte entsprachen denen der ohne Zusatzmedikation gemessenen Konzentrationen. Nach Gabe von 40 mg 6-M-P pro ml, also einer unphysiologisch hohen Dosis, wurden sogar extrem hohe E-Konzentrationen zwischen 5600 und 164000 ng/ml gemessen, was zumindest in diesem System eine cytotoxische Wirkung vermuten läßt.

Zusammenfassung und Schlußfolgerung

Die endotoxininduzierte Freisetzung intraleukocytärer Enzyme in das Plasma ließ sich am Beispiel der PMN-Elastase in vitro nachvollziehen. 25 µg E. coli Endotoxin pro ml Citratblut führte im

Tabelle 1. Versuchsansatz nach Blutentnahme. Aufteilung jeder Blutprobe in 17 Teile à 1 ml.
A = Aprotinin (Trasylol), 6-M-P = 6-Methyl-Prednisolon (Urbason)

		Sofort nach Blutentnahme	Nach 30 min	nach 60 min
1	1 ml Citratblut	+ 300µl 0,9% NaCl Zentrifugation		
2	"	"		Zentrifugation
3	"	"		"
4	"	+ 250µl 0,9% NaCl	+ 25µg Endotoxin in 50µl aqua dest.	"
5	"	"	"	"
6	"	+ 300µl 0,9% NaCl + 100 KIE A.		"
7	"	" + 1000 KIE A.		"
8	"	" + 4000 KIE A.		"
9	"	" + 0,4 mg 6-M-P		"
10	"	" + 4 mg 6-M-P		"
11	"	" + 40 mg 6-M-P		"
12	"	+ 250µl 0,9% NaCl + 100 KIE A.	+ 25µg Endotoxin in 50µl aqua dest.	"
13	"	" + 1000 KIE A.	"	"
14	"	" + 4000 KIE A.	"	"
15	"	" + 0,4 mg 6-M-P	"	"
16	"	" + 4 mg 6-M-P	"	"
17	"	" + 40 mg 6-M-P	"	"

Tabelle 2. Plasmakonzentrationen von PMN-Elastase (ng/ml) vor und nach Endotoxinbehandlung von Citratblut. Gruppe A: gesunde Probanden, n = 20; Gruppe B: 3. Tag nach Operation ohne Infektion, n = 20; Gruppe C: Sepsis nach Operationen, n = 20

	PMN-Elastase (ng/ml)		
	nach Blutentn.	nach NaCl-Incub.	nach Endotoxin-Incub.
Gruppe A	120,8 $\pm$ 21,9	203,0 $\pm$ 31,5	2120,1 $\pm$ 334,7
Gruppe B	202,5 $\pm$ 42,5	250,5 $\pm$ 84,3	2053,2 $\pm$ 392,3
Gruppe C	434,5 $\pm$ 142	598,3 $\pm$ 188,7	1851,1 $\pm$ 441,9
	bezogen auf die Anzahl der PMNG der Gruppe A:		
Gruppe B	120,9	149,5	1225,6
Gruppe C	155,8	214,5	663,7

Experiment ebenso zu einem im Mittel 10-fachen, maximal bis zu 30-fachen Anstieg der E-Konzentration im Plasma gesunder Probanden, wie er früher in vivo bei Beginn einer Sepsis im postoperativen Verlauf gezeigt wurde. Da mit äquivalenten Dosen von Endotoxin aus PMN von Patienten mit protrahierter Sepsis nur 1/3 der Enzymmenge gesunder Probanden eliminiert wurde, muß gefolgert werden, daß bei diesen Patienten bereits ein erheblicher Verlust an intraleukocytären Enzymen eingetreten ist. Ein großes Operationstrauma alleine hatte dagegen nur eine geringe Abnahme der Enzym-Freisetzung zur Folge, was die Vermutung stützt, daß Endotoxin die wesentliche Rolle im Pathomechanismus der Elastaseausschüttung spielt. Die Phagocytose dürfte demgegenüber in den Hintergrund treten.

Membranstabilisierende Maßnahmen scheinen nach diesem Modell keinen Einfluß auf die Enzym-Freisetzung zu haben.

Da dem intracellulären Enzymgehalt eine wesentliche Rolle bei der Elimination der endotoxintragenden Bakterien zukommt, kann dieses relativ einfache Testsystem als Leukocytenfunktionstest Verwendung finden. Vorab müssen dazu Vergleichsuntersuchungen mit aufwendigeren Verfahren zur Prüfung der intracellulären Bactericidie durchgeführt werden.

Summary

Using a previously described enzyme-linked immunoassay we found an increase in plasma levels of PMN elastase after *Escherichia coli* endotoxin stimulation of citrated blood in vitro. The increase was more than tenfold compared to normal values from blood of healthy donors without infections. On the other hand, when blood from patients with postoperative septicemia was used, a significantly (P < 0.001) diminished release of PMN elastase could be detected after stimulation. The results indicate a reduced intracellular enzyme content of PMN during septicemia which may cause an intracellular killing defect. In vitro stimulation of elastase liberation may be a simple testing system for PMN defects in patients with septicemia.

Literatur

1. KLEBANOFF SJ, CLARK RA (eds) (1978) The Neutrophil: Function
   and Clinical Disorders. North-Holland, Amsterdam
2. SMOLEN JE, WEISSMANN G (1978) The Granulocyte: Metabolic Properties and Mechanisms of Lysosomal Enzyme Release. In: Have-
   mann K, Janoff A (eds) Neutral Proteases of Human Polymorpho-
   nuclear Leukocytes. Urban u. Schwarzenberg, Baltimore Munich,
   p 423
3. DUSWALD KH, JOCHUM M, FRITZ H (1982) Neue Erkenntnisse zur
   Pathobiochemie der Sepsis nach abdominal-chirurgischen Operationen. In: Langenbecks Arch Chir (Suppl), Springer, Berlin
   Heidelberg New York, S 171
4. O'NEILL GI, TODD JP (1961) Extraction of nucleic acid-free
   lipopolysaccharides from gram-negative bacteria. Nature (London) 190: 344
5. NEUMANN S, HENNRICH G, GUNZER H, LANG H (1982) Enzyme linked
   immunoassay for human granulocyte elastase-α_1-proteinase inhi-
   bitor complex. In: Goldberg DM, Werner M (eds) Progress in
   Clinical Enzymology II (in press)

Priv.-Doz. Dr. med. habil. K.H. Duswald, Chirurgische Klinik und
Poliklinik Innenstadt der Ludwig-Maximilians-Universität München,
Nußbaumstraße 20, D-8000 München 2

41. Verbesserte Möglichkeiten des temporären Leberersatzes durch ein neues Konzept der extracorporalen Leberperfusion

A New Concept of Extracorporal Liver Perfusion for Improved Temporary Replacement of Liver Function

P. Neuhaus[1], R. Neuhaus[1], F. Vonnahme[2] und R. Pichlmayr[1]

[1]Abteilung für Abdominal- und Transplantationschirurgie und
[2]Abteilung für Experimentelle Pathologie der Medizinischen Hochschule Hannover

Bei Versagen konservativ-medikamentöser Maßnahmen zur Therapie des akuten Leberausfallkomas kommen als Behandlungsverfahren Hämoperfusion, Plasmapherese und der temporäre Leberersatz durch extracorporale auxiliäre Leberperfusion in Betracht.

Ein theoretischer Vorteil der auxiliären Leberperfusion gegenüber den anderen Verfahren ist in der Möglichkeit einer aktiven Syntheseleistung zusätzlich zur Detoxifikation und Substitution biologisch aktiver Substanzen zu sehen. Schwere Beeinträchtigungen der Organqualität mit Einschränkung der Perfusionsdauer und der funktionellen Leistung des perfundierten Organs ließen aber die klinische Anwendung wie auch den experimentellen Wert der extracorporalen Leberperfusion bisher zweifelhaft erscheinen.

Ansatzpunkt für eine Verbesserung der Perfusionstechnik war die Überlegung, daß der Pfortaderkreislauf als Niederdrucksystem bei einfacher Lagerung der Leber auf einer festen Unterlage schon vom Eigengewicht des Organs her durch Kompression oder Abknicken der dünnwandigen Gefäße beeinträchtigt sein muß. Weiterhin war es unwahrscheinlich, daß eine effektive und homogene Durchblutung nur über einen geringen Druckgradienten zwischen Pfortader und Lebervenen aufrecht erhalten werden kann.

Ziel unserer Untersuchungen zur Verbesserung der Perfusionstechnik war es daher, das Eigengewicht der Leber durch eine Art "Schwebezustand" in einem warmen Wasserbad zu neutralisieren und durch rhythmische äußere Druckschwankungen eine alternierende Erweiterung und Kompression der Pfortaderäste mit Durchblutung auch der peripheren Parenchymbereiche zu erzielen.

Material und Methoden

Es wurden 48 extracorporale Leberperfusionen mit 20 - 25 kg schweren Schweinen durchgeführt, die Leberspender wogen 18 - 22 kg.

Chirurgisches Forum '83
f. experim. u. klinische Forschung
Hrsg.: H.W. Schreiber
© Springer, Berlin Heidelberg 1983

224

Die Isolierung der Leber erfolgte unter Durchtrennung ihrer
bindegewebigen Aufhängung und des Zwerchfellringes. Nach Präpa-
ration der Hilusstrukturen wurde die Leber in situ kanüliert und
ohne Ischämiephase an die Perfusion angeschlossen. Als Perfusionsapparatur diente eine allseits verschließbare Organkammer,
die durch eine großlumige Schlauchverbindung mit einem höhenver-
stellbaren Flüssigkeitsreservoir verbunden war (Abb. 1). An
dieses Reservoir wurde ein Beatmungsgerät angeschlossen, mit dem
rhythmisch negative und positive Druckschwankungen in der Perfusionskammer erzeugt werden konnten. Druckgesteuerte Rollerpum-
pen sorgten für einen konstanten arteriellen, portalen und venösen Druck ohne Verwendung von Blutreservoiren.

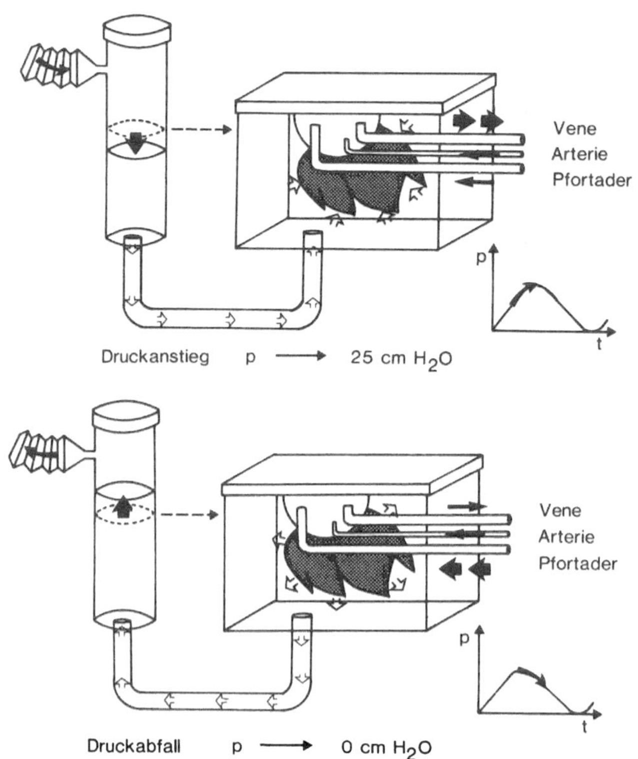

*Abb. 1. Schematische Darstellung der Perfusionsapparatur mit Neutralisierung
des Eigengewichtes der Leber und Nachahmung der physiologischen Pfortader-
durchblutung durch künstlich erzeugte äußere Druckschwankungen. Oben: Durch
Heben und Senken des seitlich angebrachten zylindrischen Flüssigkeitsreser-
voirs kann der Nullpunkt des Druckes in der Perfusionskammer beliebig gesenkt und erhöht werden. Dadurch wird eine vollständige passive Entfaltung
der Pfortaderäste möglich.*

*Bei Erhöhung des Druckes im seitlichen Reservoir (durch eine Beatmungsma-
schine) steigt nach dem Gesetz der kommunizierenden Röhren der Druck in der
Perfusionskammer, das Lebervolumen verkleinert sich durch Erhöhung des
venösen Abstromes und Verminderung des Pfortaderzuflusses. Unten: Bei Nach-
lassen des Druckes im seitlichen Reservoir (Ausatemphase der Beatmungsma-
schine) sinkt ebenfalls der Druck in der Perfusionskammer. Dadurch wird ein
"Sog" auf die Leber wirksam, der zu einem vermehrten Pfortaderzufluß bei
vermindertem venösen Abstrom führt*

Bei 16 Perfusionen wurde das an den Kreislauf angeschlossene
Tier hepatektomiert, um einerseits exakte biochemische Funktions-
untersuchungen der extracorporalen Leber zu ermöglichen und andererseits den lebensverlängernden Effekt einer therapeutisch-
auxiliären Leberperfusion nachzuweisen.

6 Tiere wurden als Kontrollen lediglich hepatektomiert. Registriert wurde das makroskopische Aussehen der perfundierten Leber, die stündliche Gallenreduktion und Bilirubinausscheidung
sowie der Anstieg der Serumenzyme GOT und GPT. Nach 3, 6, 12,
18 und 24 h Perfusionsdauer wurden BSP-Retentionsteste (5 mg
BSP/kg KG), nach 4 - 6, 9 - 11 und 16 - 17 h Versuchsdauer Galak-
toseeliminationsteste (350 mg Galaktose/kg KG) durchgeführt. Alle
Lebern wurden nach der Perfusion histologisch untersucht. Die
Homogenität der Durchblutung wurde an einigen Lebern durch Injektion von 5 ml Tusche als Bolus in die V. portae vor Beendigung der Perfusion überprüft.

Ergebnisse

Durch die intermittierenden negativen und positiven Druckände-
rungen in der Perfusionsapparatur ließ sich eine vollständige
Entfaltung der Pfortaderäste mit nachfolgender Kompression erreichen, die einen gegensinnigen Anstieg und Abfall des Pfort-
ader- und Lebervenenflusses bewirkte. Dadurch konnte über die
gesamte Perfusionsdauer bis zu 24 h eine homogene Organdurch-
blutung bis in die Peripherie mit rosigem Aussehen der Leber gewährleistet werden. Auch die Tuscheinjektion in die Pfortader
führte bei einmaliger Leberpassage zu makroskopisch homogener
Anfärbung der Leberoberfläche, während bei Aussetzen der intermittierenden äußeren Druckschwankungen die Leber fleckig aussah.

Mikroskopisch fanden sich auch nach 12 - 14 h Perfusionsdauer
nur geringe Schäden. Läppchenstruktur und Grenzplatten waren
intakt, der zonale Läppchenaufbau regelrecht. Gelegentlich wurde eine geringgradige Dilatation der Sinusoide und eine geringe
mitteltropfige Verfettung periportal beobachtet. Dagegen zeigten ohne intermittierende Druckanwendung perfundierte Lebern
deutliche histologische Schäden (hämorrhagische Gruppennekrosen,
hyperämische Stauung und Zerstörung der Läppchenstruktur).

Die Serumenzyme GOT und GPT zeigten keine wesentliche Zellschädigung während längerdauernder Perfusionen an, die GOT lag nach
18 h Perfusionsdauer bei 31,0 $\pm$ 3,2 U/l bzw. bei 33,5 $\pm$ 6,5 U/l
nach 24 h. Die GPT zeigte keinerlei Schwankungen und lag im
Normbereich.

Während die stündliche Galleproduktion bei 12 stündigen Perfusionen ohne Hepatektomie des Perfusortieres im Mittel bei 6,5 $\pm$ 1,6
ml/h lag, stieg sie bei auxiliären Perfusionen auf 11,9 $\pm$ 1,4
ml/h in dieser Zeit. Bei diesen Versuchen wurde auch eine wesentlich höhere Bilirubinausscheidung von 6 - 8 mg/h gegenüber 1 - 2
mg/h in der ersten Gruppe gefunden.

BSP-Retentions- und Galaktoseeliminationsuntersuchungen zeigten
eine nur geringfügig eingeschränkte funktionelle Kapazität der

perfundierten Leber, bei sequentiellen Untersuchungen über 24 h
waren die Werte nur unwesentlich gegenüber normalen Kontrolltieren erhöht (Abb. 2).

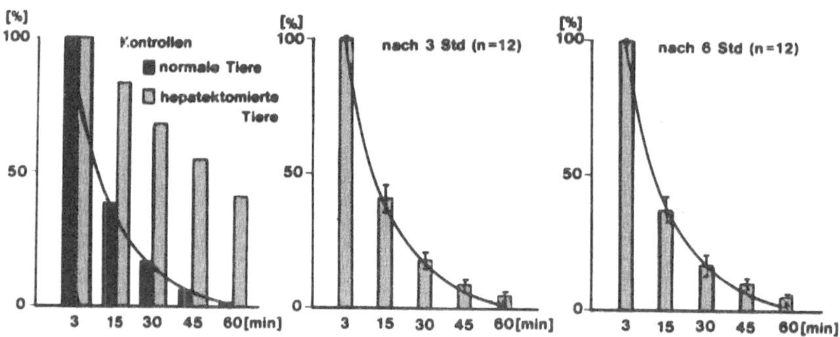

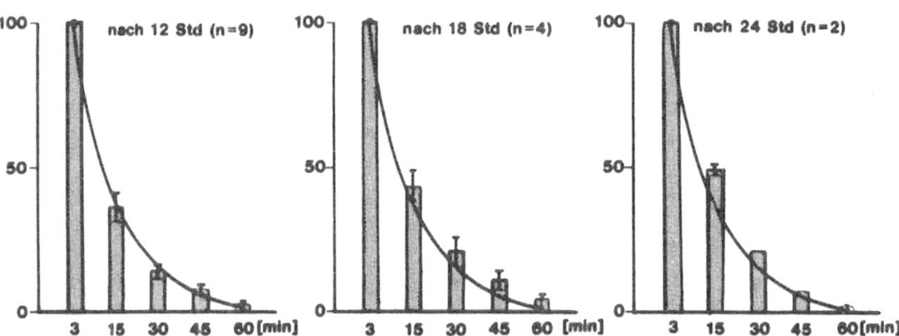

*Abb. 2. BSP-Retention bei auxiliären extracorporalen Leberperfusionen nach
Hepatektomie des Perfusortieres. Zum Vergleich wurde die BSP-Retention bei
normalen und bei hepatektomierten Kontrolltieren in Narkose dargestellt.
Die Retentionskurve der normalen Kontrolltiere ist jeweils graphisch zum
Vergleich eingezeichnet*

Bei 7 auxiliären Perfusionen konnte eine Verlängerung der Überlebenszeit der behandelten gegenüber Kontrolltieren erreicht werden, die im Mittel 10,5 h (7 - 13 h) überlebten. Diese Perfusionen wurden nach 15 bis 24 h (15, 15, 18, 18, 18, 24, 24 h)
aus unterschiedlichen Gründen beendet.

Diskussion

Durch passive Entfaltung des Pfortadersystems und Anwendung in-
termittierender äußerer Druckschwankungen in der Perfusionsapparatur konnte eine homogene Leberdurchblutung bis zu 24 h Perfusionsdauer aufrecht erhalten werden; dies ließ sich makroskopisch, mikroskopisch und anhand von Tuscheinjektionen in die
Pfortader zeigen.

Durch den fehlenden Enzymanstieg auch bei Perfusionen bis zu
24 h und eine gleichbleibend gute Galle- und Bilirubinsekretion
wurde die deutliche Verminderung der Perfusionsschäden gegenüber
bisher bekannten Modellen der extracorporalen Leberperfusion
nachgewiesen. Die erhaltene funktionelle Kapazität zeigte sich
in den kaum eingeschränkten BSP-Retentions- und Galaktoseelimi-
nationsergebnissen, am eindrucksvollsten aber an einer durch
die Perfusion verlängerten Überlebenszeit hepatektomierter Tiere gegenüber Kontrolltieren, die bisher in der Literatur nicht
beschrieben wurde.

Somit bietet das vorgestellte neue Konzept der extracorporalen
Leberperfusion verbesserte Möglichkeiten des temporären Leberersatzes, die einen Anwendungsversuch auch nach den bisher nicht
sehr ermutigenden Ergebnissen der Therapie des akuten Leberzer-
fallskomas durch auxiliäre Leberperfusion gerechtfertigt erscheinen lassen.

Zusammenfassung

Es wird eine verbesserte Methodik der extracorporalen Leberperfusion vorgestellt, durch die sich auch neue Möglichkeiten eines
temporären Leberersatzes ergeben könnten. Durch schwebende "Aufhängung" der Leber in einem warmen Wasserbad und Anwendung inter-
mittierender äußerer Druckschwankungen konnte einerseits eine
Kompression der Pfortaderäste durch das Eigengewicht der Leber
vermieden und andererseits eine homogene Durchblutung bis zu 24
h gewährleistet werden. Der Leberzellschaden war dabei wesentlich
geringer als bei anderen Perfusionsmodellen, ein Leberenzyman-
stieg im Serum blieb aus. Die funktionelle Kapazität der perfundierten Leber, gemessen an Galleproduktion, Bilirubinausscheidung, BSP-Retention und Galactoseelimination, blieb auch
bei längerer Perfusionsdauer erhalten. Erstmals konnte eine Verlängerung der Überlebenszeit hepatektomierter Tiere durch auxiliäre Perfusion gegenüber Kontrolltieren erreicht werden.

Summary

A new concept of extracorporeal perfusion of the isolated liver
is presented which can possibly open new perspectives for temporary liver assistance in patients with fulminant hepatic failure. Compression of the portal vein branches was avoided by
"suspension" of the organ in a warm electrolyte solution; with
intermittent positive and negative pressure changes in the perfusion chamber a homogeneous perfusion for up to 24 h was achieved. Liver cell damage was less than in any other perfusion model. Only slight microscopic changes and negligible enzyme losses
from the liver were observed. The functional capacity of the per-
fused organ remained almost unimpaired during prolonged perfusion, as could be shown by constant bile production, bilirubin

excretion, BSP retention, and galactose elimination. For the
first time survival of hepatectomized pigs compared to hepatectomized control animals, could be prolonged by auxiliary liver
perfusion.

Dr. P. Neuhaus, Zentrum Chirurgie, Abteilung für Abdominal- und
Transplantationschirurgie der Medizinischen Hochschule Hannover,
Karl-Wiechert-Allee 9, D-3000 Hannover 61

42. Möglichkeiten und Grenzen der künstlichen Unterstützung der Leberfunktion durch biologisches Material

Possibilities and Limitations of Artificial Support of Liver Function with Biological Materials

M. Ukigusa, F. Scherf, S. Leuwer, K. Olek, S. Uhlhaas und T. S. Lie

Abteilung für Transplantation, Chirurgische Universitätsklinik Bonn (Direktor: Prof. Dr. med. Dr. rer. nat. h.c. F. Stelzner) und Institut für Humangenetik (Kom.-Direktor: Prof. Dr. G. Schwanitz)

Trotz der schon seit längerer Zeit erfolgreichen Anwendung der künstlichen Niere gibt es bis heute keine ideale Methode des temporären Leberersatzes. Ein Leberersatz mit nicht-biologischem Material kann lediglich die Elimination von toxischen Metaboliten, welche durch die erkrankte Leber nicht abgebaut werden oder von toxischen Zerfallsprodukten, die von dem kranken Organ freigesetzt werden, zur Folge haben. Wir haben aber versucht, eine Methode zu entwickeln, die es ermöglicht, durch die Verwendung einfacher kleiner Leberstückchen Patienten mit fulminanten Leberversagen zu behandeln.

Material und Methodik

Als Versuchstiere wurden Hausschweine von 20 - 40 kg Körpergewicht verwendet. Die Leber wurde nach intraportaler Initialperfusion mit Leberkonservierungslösung nach LIE entnommen und in der Kühlkammer auf 5x5 mm Würfel geschnitten. Die Perfusion erfolgte mit 200 g Lebergewebe, wie Abb. 1 aufweist. Flußrate 100 ml/min, Temperatur 38 - 39°C, pH 7,2 - 7,5, PO_2 200 - 300 mm Hg, Glucosespiegel 150 - 200 mg%, Hämatokrit 28 - 30 %, Perfusat 1 l Schweineblut.

Die Versuche wurden in 6 Gruppen vorgenommen:

Gruppe 1: 6 Perfusionen vorgenommen. Für die Bestimmung der Adeninnucleotide vor und 30, 60, 120, 180, 240, 300 und 360 min nach Perfusionsbeginn, Leberstückchen aus dem Reservoir entnommen.

Gruppe 2: 12 Perfusionen vorgenommen (6 mit und 6 ohne Lebergewebe). Jeweils 40 mg Ammoniumacetat 60, 180 und 300 min nach Perfusionsbeginn dem Perfusat zugesetzt. 0, 30, 60 und 120 min nach Zugabe Ammoniak-Konzentration im Perfusat bestimmt.

Chirurgisches Forum '83
f. experim. u. klinische Forschung
Hrsg.: H.W. Schreiber
© Springer, Berlin Heidelberg 1983

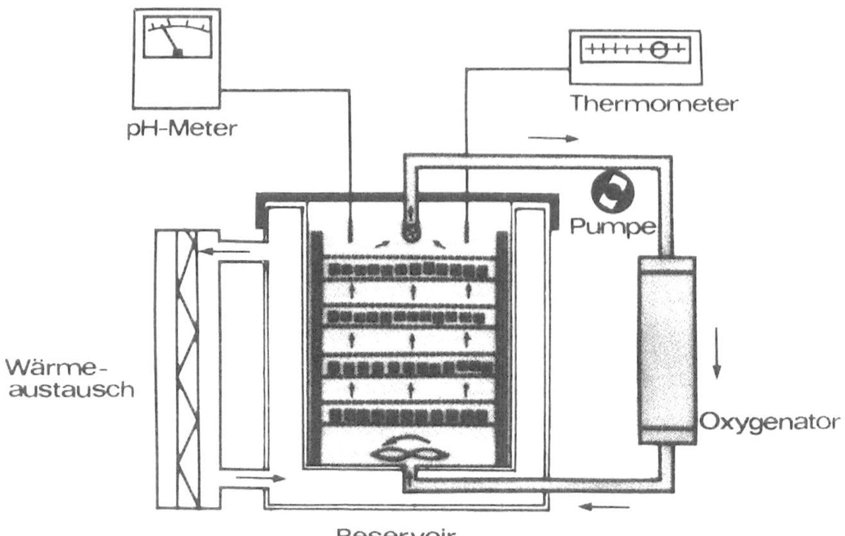

Abb. 1. Schematische Darstellung des Perfusionssystems

Gruppe 3: 12 Perfusionen vorgenommen (6 mit und 6 ohne Lebergewebe). 60 min nach Beginn der Perfusion 500 mg Phenolkristalle
zugesetzt. Anschließend erfolgte stündliche Untersuchung des
Phenols.

Gruppe 4: 12 Perfusionen 7 h lang vorgenommen (6 mit und 6 ohne
Lebergewebe). 60 min nach Beginn der Perfusion 50 mg nicht-kon-
jugiertes Bilirubin dem Perfusat zugesetzt, danach stündlich
gesamte und direkte Bilirubinwerte bestimmt.

Gruppe 5: 17 Perfusionen 6 h lang vorgenommen (10 mit und 7 ohne
Lebergewebe). 26 Aminosäuren 2-stündlich im Perfusat analysiert.

Gruppe 6: 7 Perfusionen mit Lebergewebe 6 h lang vorgenommen,
stündlich freie Fettsäuren sowie Methylmerkaptane untersucht.

Untersuchungsmethode

a) *Adeninnucleotide;* im wesentlichen nach den Methoden von ADAM
   (1) sowie LAMPRECHT und TRAUTSCHOLD (3) durchgeführt. Dann
   wurden die gesamten Adeninnucleotide (TAN), Energie-Gleichge-
   wicht (EC) und die Energiereserve (ER) wie folgt berechnet:
   TAN = ATP + ADP + AMP µmol/g, EC = (2ATP + ADP)/2(ATP + ADP
   + AMP), ER = ATP + 1/2 ADP µmol/g

b) *Ammoniak;* nach der Methode von Boehringer/Mannheim.

c) *Freie Phenole;* nach modifizierter colorimetrischer Methode
   von MÜTING et al. (4).

d) *Bilirubin;* nach der Methode von Boehringer/Mannheim.

e) *Aminosäuren;* 1 ml Plasma wurde deproteiniert mit 1 ml 10%
   5-Sulfosalicylsäure und der Überstand verwendet. Zur Bestimmung der Aminosäuren benutzten wur einen automatischen Analy-
   sator von Biotronik/Germany.

f) *Freie Fettsäuren;* mit einem Testkit von Boehringer/Mannheim.

g) *Methylmerkaptane;* gaschromatographische Methode nach BRUNNER und SCHARFF (2).

Ergebnisse und Diskussion

Adeninnucleotide. Die AN-Werte vom Lebergewebe wurden in Tabelle 1 dargestellt. Nach 2-stündiger kalter Ischämie fielen die ATP-Werte sehr stark ab, jedoch stiegen sie 30 min nach Beginn der Perfusion wieder stark an, blieben bis zu 2 h unverändert, fielen danach langsam wieder ab. Den gleichen Trend zeigten auch die ER-Werte. TAN-Werte fielen trotz der Perfusion allmählich ab, EC-Werte zeigten schon 30 min nach der Perfusion eine Stabilisierung (bis zu 6 h).

Tabelle 1. Adeninnucleotidwerte (μmol/g Leber) im Lebergewebe während der Perfusion

	ATP	TAN	ER	EC
		Kontrolle		
	2,400+0,202	3,178+0,226	2,712+0,203	0,854+0,022
Perfusions-dauer (min)		während der Perfusion		
0	0,080+0,073	0,692+0,084	0,184+0,069	0,260+0,110
30	0,267+0,068	0,617+0,147	0,340+0,078	0,560+0,093
120	0,244+0,048	0,517+0,148	0,320+0,091	0,606+0,099
340	0,200+0,086	0,402+0,070	0,261+0,072	0,649+0,157
360	0,164+0,094	0,334+0,131	0,216+0,089	0,649+0,108

$\overline{x}$ + SD

Ammoniak. Trotz der 3-maligen Belastung mit Ammoniumacetat blieben die Ammoniakwerte bei der Leberstückchenperfusion im Gegensatz zur Kontrollgruppe sehr niedrig (Abb. 2).

Freie Phenole. Sofort nach Zugabe des Phenols betrugen die Phenolwerte im Perfusat 509 $\pm$ 132 μg/ml. Schon 30 min danach wurden 1/3 der Initialwerte eliminiert, dann 6 h lang keine Veränderung. Erst 7 h danach stiegen sie wieder an. In der Kontrollgruppe betrugen sie ständig 400 - 500 μg/ml.

Bilirubin (gesamtes und direktes). Die Gesamtbilirubinwerte fielen von den Ausgangswerten 4,6 $\pm$ 0,4 mg/100 ml nach 6 h Perfusion auf 2,9 $\pm$ 0,6 mh/100 ml ab (Abfall 35%). Bei der Kontrollperfusion fielen sie auch leicht ab. Die Bildung von konjugiertem Bilirubin konnte nicht festgestellt werden.

Aminosäure. 21 von 26 Aminosäuren stiegen nach der Hämoperfusion mit der Zeit an. Arg und Gln zeigten einen Abfall, α-Aminobutter-

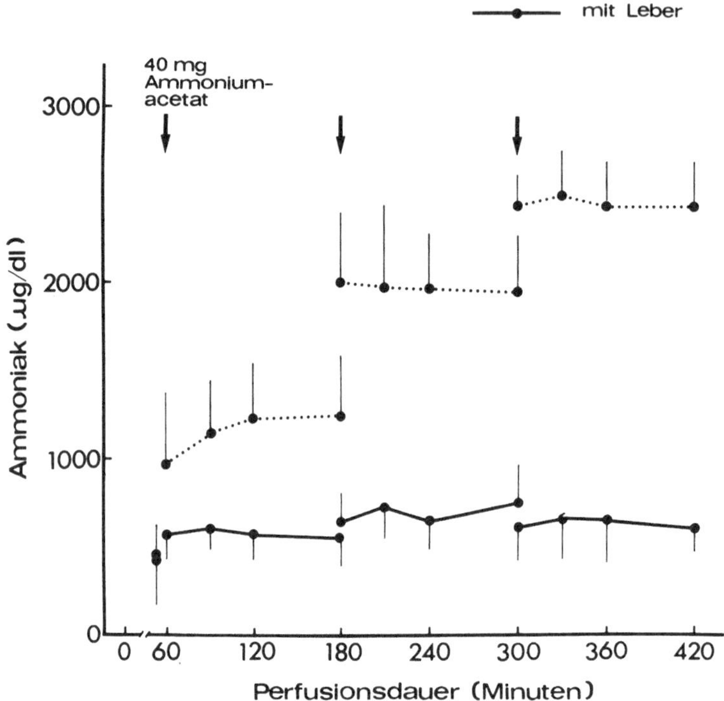

Abb. 2. Ammoniakwerte im Perfusat: 60 min nach Perfusionsbeginn wurden 40 mg Ammoniumacetat zugesetzt, danach wurde dieses 2-stündlich wiederholt. Bei der Hämoperfusion mit Leberstückchen wurde das zugesetzte Ammoniak abgebaut, der Ammoniakspiegel blieb während der 6-stündigen Perfusion konstant (durchgezogene Linie). Bei der Kontrollperfusion blieb der Ammoniakspiegel entsprechend der zugesetzten Menge erhöht (unterbrochene Linie)

säure, Citrullin und α-Aminoadipinsäure keine Veränderungen. Die Gesamtaminosäure-Werte (TAA), die verzweigtkettigen Aminosäuren (BCAA) sowie aromatischen Aminosäuren (AAA) stiegen stark an, jedoch blieb der molare Quotient (BCAA/AAA) unverändert.

Freie Fettsäure. 1 h nach Perfusionsbeginn ergaben die Werte von FF 0,52 $\pm$ 0,08 mval/l, 6 h danach 0,94 $\pm$ 0,15 mval/l (Tabelle 2).

Methylmerkaptane. MM-Werte im Serum betrugen im Schweineblut 185 $\pm$ 2 µmol/l, nach Zugabe von Lebergewebe im Perfusat 205 $\pm$ 15 µmol/l, jedoch zeigten sie während der 6-stündigen Perfusion keine wesentlichen Veränderungen (Tabelle 2).

Unsere Methode, mit Leberstückchenperfusion temporär die Leberfunktion zu unterstützen, ist sehr einfach und besitzt eine ausgezeichnete Entgiftungsfunktion, wie die Ammoniak- oder Phenolelimination aufweist. Außerdem ergibt der Energiestoffwechsel eine gute Regulation bis zu 6 h Perfusionsdauer. Als Zerfallsprodukte werden sehr wenig komainduzierende Substanzen, wie freie Fettsäuren und Merkaptane freigesetzt. Obwohl die Aminosäurewerte durch den Leberzerfall zunehmen, ergibt der Quotient von

Tabelle 2. Spiegel von freien Fettsäuren und Methylmerkaptane im Perfusat während der Leberstückchenhämoperfusion

Perfusionsdauer (h)	Freie Fettsäuren (mval/l)	Methylmerkaptane (μmol/l)
0	0,30 ± 0,18	185 ± 2
1	0,52 ± 0,08	205 ± 15
2	0,62 ± 0,09	213 ± 25
3	0,76 ± 0,14	209 ± 17
4	0,89 ± 0,23	202 ± 20
5	0,89 ± 0,15	209 ± 22
6	0,94 ± 0,15	208 ± 26

($\overline{X}$ ± SD)

BCAA/AAA keine Änderung. Dies weist auf keine Potenzierung des Leberkomas durch die Leberstückchenzerfallsprodukte hin. Daher kann die Leberstückchenperfusion ohne Bedenken zur Behandlung des Leberkomas angewendet werden.

Zusammenfassung

Zum temporären Leberersatz führten wir Hämoperfusionen mit 5x5 mm großen Leberstückchen durch. Diese zeigten ausgezeichnete Ammoniak- und Phenolentgiftung, jedoch nur wenig Bilirubinelimination. Die ER und AC deuteten auf gute Energieregulation der Leberstückchen während der 6 stündigen Perfusion hin. Als Zerfallsprodukte des Lebergewebes wurden wenig Methylmerkaptane und freie Fettsäuren frei. Durch Abgabe von den Leberstückchen nahmen die Aminosäurespiegel im Perfusat zu, jedoch blieb der molare Quotient (BCAA/AAA) unverändert. Dieses bedeutet, daß die Zerfallsprodukte der Leber während der 6 stündigen Perfusion das Leberkoma nicht potenzieren. Die Leberstückchenperfusion scheint daher zur Behandlung des Leberkomas geeignet zu sein.

Summary

We carried out hemoperfusion over 5 x 5 mm sections of liver for hepatic support. This model showed excellent ammonia and phenol detoxications; however, bilirubin elimination was slight. The energy reserve and energy equilibrium values suggested good energy regulation of liver pieces during the 6-h perfusion. The damaged livers liberated methylmercaptane and free fatty acids in small amounts and amino acids levels increased during the perfusion, but the BCAA/AAA ratio was not changed. These results mean that substances liberated from damaged livers cannot potentiate hepatic encephalopathy. Therefore hemoperfusion over small sections of liver is a useful method for hepatic support.

Literatur

1. ADAM H (1965) Adenosine-5'-diphosphate and adenosine-5'-mono-
   phosphate. In: Bergmeyer HU (ed) Methods of Enzymatic Analysis. Academic Press, New York
2. BRUNNER G, SCHARFF P (1978) Untersuchungen über den diagnostischen Wert der Bestimmung von Merkaptane im Serum bei Leber-
   erkrankungen. Dtsch Med Wochenschr 103: 1796
3. LAMPRECHT W, TRAUTSCHOLD I (1965) Adenosine-5'-triphosphate.
   Determination with hexokinase and glucose-6-phosphate dehydro-
   genase. In: Bergmeyer HU (ed) Methods of Enzymatic Analysis.
   Academic Press, New York
4. MÜTING D, KELLER HE, KRAUS W (1970) Quantitative colorimetric
   determination of free phenols in serum and urine of healthy
   adults using modified diazoreactions. Clin Chim Acta 27: 177

Dr. M. Ukigusa, Chirurgische Universitätslklinik Bonn, D-5300
Bonn-Venusberg

43. Pathomorphologische Befunde nach Totalherzersatz bei langüberlebenden Kälbern

Pathomorphology in Long-Surviving Calves After Total Artificial Heart Replacement

H. Weidemann[1], Ch. Grosse-Siestrup[1], E. Hennig[1], K.-M. Müller[2] und E. S. Bücherl[1]

[1]Chirurgische Klinik im Klinikum Charlottenburg der Freien Universität Berlin (Direktor: Prof. Dr. E.S. Bücherl)
[2]Pathologisches Institut der Universität Münster (Direktor: Prof. Dr. E. Grundmann)

In den letzten Jahren hat sich ein beträchtlicher Fortschritt in der Weiterentwicklung von Blutpumpen des Herzens abgezeichnet. Überlebenszeiten von mehr als einem halben Jahr konnten erreicht werden, während der die allgemeinen Organfunktionen und Verhaltensweisen der Versuchstiere als weitgehend normal zu bezeichnen waren. Dieses Kollektiv von Langüberlebern gestattet eine vergleichende Analyse der pathologisch-anatomischen Befunde, die Folge der Kunstherzfunktion sind. In diesem Zusammenhang interessieren in erster Linie die morphologischen Veränderungen an Nieren, Lungen und Leber, also den Organen, die letztlich ganz unmittelbar von der Leistung einer künstlichen Pumpe betroffen sind. Ein weiteres zentrales Problem ist die Gewebszubildung an der Grenzfläche zwischen natürlichem Gewebe und künstlichem Material im Bereich der Vorhöfe und großen Gefäße. Sie führt zur Beeinträchtigung der Pumpfunktion durch Stenosierung der Zu- bzw. Abflußwege sowie zu thromboembolischen Infarkten. Im folgenden wird über die Sektionsbefunde von 25 Kälbern aus den Jahren 1976 bis 1982 berichtet, die das Experiment zwischen 29 und 211 Tagen (durchschnittliche Überlebenszeit 87,4 Tage) überlebten.

Methodik

Bei den Versuchstieren handelte es sich um Kälber im Alter von 10 bis 16 Wochen mit einem Gewicht zwischen 65 und 80 kg (22 x Rasse Jersey, 3 x Deutsch schwarz-bunt). Zur Implantationstechnik bei Totalersatz des Herzens durch künstliche Blutpumpen wird auf die Arbeit von BÜCHERL und KEILBACH verwiesen (4).

Die Versuchstiere wurden in der Regel unmittelbar nach Abbruch des Experimentes, zum kleinen Teil nach Einfrieren, seziert. Autolytische Prozesse größeren Ausmaßes konnten so vermieden werden. Die Sektionstechnik orientierte sich an dem Vorgehen in der Hu-

Chirurgisches Forum '83
f. experim. u. klinische Forschung
Hrsg.: H.W. Schreiber
© Springer, Berlin Heidelberg 1983

manpathologie. Nach Exploration der Körperhöhlen wurden die Or-
gankomplexe in toto entfernt und seziert, die Flüssigkeitsmengen
in den serösen Höhlen gemessen und die Organe isoliert gewogen.
Die Gehirnsektion erfolgte nach ausreichender Formolfixierung.
Gewebsproben für die histologische Untersuchung wurden in 5%igem
Formalin fixiert, für die elektronenoptische in Karnowsky-Lösung.

Ergebnisse

1. *Thoraxorgane*

Die Wunden nach rechtsseitiger Thorakotomie verheilten mit einer
Ausnahme primär. Eine sich entlang der Hautdurchleitung ausbreitende Infektion führte 3 x zu einem Neopericardempyem, einmal zu
einer phlegmonös-eitrigen, abszedierenden Pericarditis und Me-
diastinitis. Die Blutpumpen (längs/quer) fügten sich gut in die
keilförmig zulaufende Form des Kalbsthorax ein. In allen Fällen
hatte sich ein derb-fibröses "Neopericard" gebildet, das sich
exakt der Form des Kunstherzens anpaßte. Es entsteht aus dem
Restpericard und dem organisierten bindegewebig umgewandelten
Operationshämatom. Histologisch setzte es sich überwiegend aus
reifem kollagenen Bindegewebe zusammen, dem außen schmale Fi-
brinschichten anlagen. Teile der rechten Lunge waren fest mit
dem Neopericard verwachsen. Beide Vorhöfe, insbesondere der
rechte, waren dilatiert und zeigten histologisch unterschiedliche
Grade einer netzförmigen Myokardfibrose. An der Nahtstelle zwischen dem natürlichen und künstlichen Vorhof entstanden regelmäßig Thromben und nach wenigen Wochen Gewebsneubildungen. Histologisch handelte es sich um polypöse Areale älteren geschich-
teten Fibrins, das in wechselnden Phasen der Organisation stand,
bei nur diskreter entzündlicher Mitreaktion. Diese Veränderungen
waren in beiden Vorhöfen gleich häufig, sie führten bei 4 Versuchstieren infolge Einflußbehinderung zur Terminierung des Experimentes. Bei 6 Kälbern fand sich eine Gewebszubildung zwischen
künstlichem Gewebe und der Pulmonalarterie, einmal sowohl im
Bereich der A. pulmonalis, als auch der Aorta. 3 mal war eine
Stenose der Ausflußbahn der Grund für das Versuchsende. In der
Peripherie der Pumpenmembran waren eingedickte Fibrinareale mit
anliegendem zottigen Granulationsgewebe zu beobachten, in darunter liegenden oberflächlichen Membrandefekten ließen sich Kal-
zium-Phosphatablagerungen nachweisen. 11mal führte ein Membran-
einriß mit nachfolgender Luftembolie zum Tod. Einmal war ein
Defekt der re. Pumpe mit Entwicklung eines Mediastinalemphysems,
zweimal eine Disconnection der Antriebsschläuche die Todesursache.

Die Lungen zeigten eine chronische Stauung unterschiedlicher Ausprägung in Abhängigkeit von der Hämodynamik und der Todesursache.
Die akute Lungenstauung ging mit einer massiven interstitiellen
bzw. alveolären Ödembildung einher. Eine chronische Lungenstauung
ließ sich besonders eindrucksvoll bei Kälbern mit einer zunehmenden thrombotischen Einengung des linken Vorhofs nachweisen.
Eine Bronchitis bzw. Bronchopneumonie trat bei 6 Kälbern auf.
Viermal bot sich das Bild einer Schocklunge mit diffusen hyalinen
alveolären Membranen. Die pulmonale Hypertonie hatte an den Ar-
teriolen zu einer Fibrose und Hyalinisierung der Gefäßwand mit

starker Einengung der Gefäßlichtung geführt. Lungeninfarkte waren bei 12 Tieren nachweisbar. Die alveoläre Ultrastruktur ist der anderer Säugetiere ähnlich. Alveolar-Epithelien des Typ I und II konnten identifiziert werden. Bei Kälbern mit chronischer Lungenstauung war die alveolo-capilläre Membran deutlich verdickt.

2. *Bauchorgane*

Die Gewichtszunahme der Leber war auch unter Berücksichtigung des physiologischen Wachstums in Abhängigkeit von der Höhe des intraabdominellen venösen Druckes beträchtlich. Lichtmikroskopisch ergab sich das Bild einer subakuten bis chronischen Stauung mit Ausbildung von Stauungsstraßen, Kollagenisierung der Zentralvenen und zentrolobulären Leberzellnekrosen. Bei 4 Versuchstieren war es zu einem cirrhotischen Umbau gekommen. Die Hepatomegalie ging bei 12 Tieren mit einer z.T. beträchtlichen Ascitesbildung einher (500 - 6.500 ml). Die morphologischen Veränderungen an der Milz beschränkten sich auf eine mäßiggradige chronische Stauung mit sporadischen embolischen Infarkten, einmal hatte sich eine Splenomegalie bei Milzvenenthrombose entwickelt.

Am Magen-Darm-Kanal reichten die Befunde von der Stauungsgastroenteritis bis zu Magenerosionen bzw. Ulcera (14 Tiere) ohne gastrointestinale Blutung. Drei Tiere erlitten einen Mesenterialinfarkt, wobei es einmal zu einer Peritonitis kam. Die Nieren boten neben den Zeichen einer subakuten bis chronischen Stauung häufig multiple embolische Infarkte mit perifokaler interstitieller Begleitnephritis. In der Regel handelte es sich um kleine keilförmig bzw. trapezoide, größtenteils vernarbte Nierenrindeninfarkte. Dreimal fand sich mikroskopisch das Bild einer herdförmigen interstitiellen Nephritis mit dichten intertubulären lympho-histiocytären Zellinfiltraten, die zu einer partiellen Destruktion des Nierenparenchyms geführt haben. In 4 Fällen konnten Schocknieren nachgewiesen werden, zweimal eine embolisch-eitrige Herdnephritis.

3. *Schädelhöhle*

Eine Hirnstauung mit dilatierten blutreichen Gefäßen auf der Schnittfläche des Gehirns war ein regelmäßiger Befund bei Abflußerschwerung des venösen Blutes durch Thrombenbildung im re. Vorhof. Capillarblutungen in der weißen Substanz fanden sich bei den Tieren mit massiver Luftembolie. Zweimal wurde ein subdurales Hämatom unter Anticoagulantienbehandlung beobachtet. Thrombembolien traten bei einem Versuchstier auf.

Diskussion

Die pathologisch-anatomischen Befunde der langüberlebenden Versuchstiere aus den Jahren 1976 bis 1982 belegen, daß eine Reihe von Problemen im Zusammenhang mit dem Totalherzersatz einer Lösung näher gekommen sind (1). Die ganz überwiegende Zahl der

Langzeitversuche mußte durch das Auftreten von Materialdefekten
beendet werden, die in der Regel erst nach ein paar Monaten auftraten. Sie deuten auf einen Festigkeitsverlust sowie auf ober-
flächliche Veränderungen der Kunstherzmembran hin. Diese Bio-
degradation mit Brüchen und Rissen an der Kunststoffoberfläche
ist ein wesentlicher Faktor für Thrombenbildung und Ablagerung
von Calcium-Phosphat. Ein weiterer, die Überlebenszeit limitie-
render Faktor sind Stenosen im Anastomosenbereich der Ein- und
AUsflußbahn infolge massiver Thromben und Gewebszubildung. Ursächlich kommen hierfür Intima- bzw. Endokardverletzungen,
Elastizitätsunterschiede zwischen natürlichem und künstlichem
Gewebe, Nekrosen und Fibrosierungen in der Nähe der Grenzlinie,
Keimbesiedelung sowie metabolisch-immunologische Faktoren in
Frage. Über die Wertigkeit dieser Einflußgrößen besteht noch
keine Einigkeit. Das Neoperikard hat einen günstigen Einfluß
auf die Überlebenszeit der Versuchstiere. Es garantiert eine gewisse Lagekonstanz des Implantats im Thorax, wirkt einer Infek-
tionsausbreitung auf Lungen und Mediastinum entgegen und erleichtert den Austausch der Blutpumpen (5). Durch Entwicklung einer
neuen Hautdurchleitung konnte die Gefahr der Infektionsausbrei-
tung entlang der pneumatischen Antriebsschläuche verringert werden (2). Häufigste Befunde an den Organen des kleinen und gros-
sen Kreislaufes waren die subakute bis chronische Stauung. Dabei
ähnelten die morphologischen Veränderungen an Lungen und Leber
bis zu einem gewissen Grade denen, die ber verschiedenen Stadien
der Herzinsuffizienz beim Menschen beobachtet werden können. Sie
zeigten durch Verbesserung der Hämodynamik in den letzten Jahren
eine deutlich rückläufige Tendenz. Häufigste Befunde an den Nieren waren ältere, vernarbte thrombembolische Infarkte, die die
Nierenfunktion nicht wesentlich beeinträchtigt hatten und in
einer frühen Phase des Experimentes entstanden waren.

Zusammenfassung

Es wird über die pathomorphologischen Befunde bei 25 Kälbern berichtet, die den Totalherzersatz zwischen 29 und 211 Tagen überlebten. Hauptursachen für die Terminierung der Experimente waren
Materialdefekte und Gewebszubildungen im Anastomosenbereich der
Ein- und Ausflußbahn. Durch Verbesserung der Hämodynamik konnten
gravierende pathologische Veränderungen an Lungen, Leber und
Nieren reduziert werden. Infektionen waren nach Entwicklung einer
neuen Hautdurchleitung der pneumatischen Antriebsschläuche deutlich rückläufig.

Summary

The pathomorphological findings in 25 calves surviving total artificial heart replacement for between 29 and 211 days are reported. The main factor contributing to fatal pathological alterations was thrombus formation at the anastomoses with the rem-
nant atria and large vessels. Severe pathological alterations
in the lungs, kidneys, and liver decreased with a better fitting
and functioning pump. Infections along the percutaneous lead were
recurrent.

Literatur

1. BÜCHERL ES, AFFELD K, BAER P, CLEVERT HD, FRANK J, GERLACH K, GROSSE-SIESTRUP C, HENNIG E, KEILBACH H, KRAUTZBERGER W, KUHLMANN F, LEMM W, MOHNHAUPT A, RENNEKAMP F, UNTER V, WEIDEMANN J, ZARTNACK F (1979) Total artificial heart replacement. Int J Artif Org 2: 141
2. GROSSE-SIESTRUP C, AFFELD K, LOPPNOW H, WEIDEMANN H, BÜCHERL ES (1977) Artificial percutaneous leads allowing permanent epithelial ingrowth. Proc Soc Int Symp Art Int Organs
3. KASAI S, KOSHINO I, WASHIZU T, JACOBS GB, MORINAGA N, KIRALY RJ, NOSE Y (1977) Survival for 145 days with a total artificial heart. J Thorac Cardiovasc Surg 73: 637
4. Langenbecks Arch Chir (1974); 335: Heft 1-3
5. WEIDEMANN H, GROSSE-SIESTRUP C, GERLACH K, KAUFMANN A, BÜCHERL ES (1981) Pathological-anatomical findings in calves after total artificial heart replacement. ESAO Proceedings Vol 8: 12

Dr. H. Weidemann, Chirurgische Klinik und Poliklinik im Klinikum Charlottenburg der Freien Universität Berlin, Spandauer Damm 130, D-1000 Berlin 19

44. Linksventriculäre Kreislaufunterstützung mit einer axialen Blutpumpe[*]

Left Ventricular Assistance with an Axial Blood Pump

R. Schistek[1], J. Hager[1], I. Koller[1], N. Nessler[2] und F. Unger[1]

[1]I. Universitätsklinik f. Chirurgie, Innsbruck
[2]Institut für Experimentalphysik der Universität Innsbruck

In den letzten Jahren wurden eingehende Untersuchungen mit non-pulsatilen Blutpumpen im Tierexperiment und in der Humanmedizin durchgeführt (2, 3). Dabei zeigte sich, daß sich nach Tagen Thromben bilden (1). Als Ursache ist die Wellendurchführung zum Pumpenrad an einer schlecht gespülten Stelle anzusehen. Einen Weg, diesen Nachteil hintanzuhalten, zeigt die Axialpumpe, die für einen totalen, funktionellen und partiellen Herzersatz geeignet ist. Diese Pumpe ist in in vivo-Tests als linksventriculärer (LVAD) bzw. biventriculärer (BVAD) Bypass ausgetestet worden (4, 5).

Material und Methode

a) Pumpe. Die Pumpe besteht aus einem U-förmigen Pumpengehäuse mit einem Propeller, der den Vortrieb für das Blut liefert, und einem Motorgehäuse (Abb. 1). Die Blutkontaktflächen sind mit Avcothane überzogen. Um die Strömung zwischen Propellerachse und Gehäuse zu vermindern und den Nachdruck zu erhöhen, wurde ein Propeller mit einer 22,5 mm dicken Nabe aus Polyurethan hergestellt. Der Propeller wird durch einen Gleichstrommotor angetrieben. Im Kreislaufmodell wurden Druckdifferenz an Ein- und Ausfluß der Pumpe, Fluß, sowie Spannung und Strom am Elektromotor gemessen. Der max. Fluß beträgt 18 l/min bei einer Druckdifferenz von 140 mm Hg, einer Spannung von 25 V und einem Strom von 3 A. Bei 20 V und einer Druckdifferenz von 110 mm Hg betrug der Fluß 16 l/min. Die Abmessungen der Pumpe sind 180 x 40 x 70 mm, das Gewicht beträgt 850 g.

b) Tierexperiment. In einer Serie von 6 Akutversuchen wurde die Axialpumpe viermal für einen linksventriculären Bypass und zweimal für einen biventriculären Bypass in weiblichen Braunviehkäl-

---

[*]Mit Unterstützung des Österr. Forschungsrates, Proj. Nr. 4466, der Österr. Forschungsgesellschaft Proj. Nr. 1758 und der Tiroler Röhren- und Metallwerke.

Chirurgisches Forum '83
f. experim. u. klinische Forschung
Hrsg.: H.W. Schreiber
© Springer, Berlin Heidelberg 1983

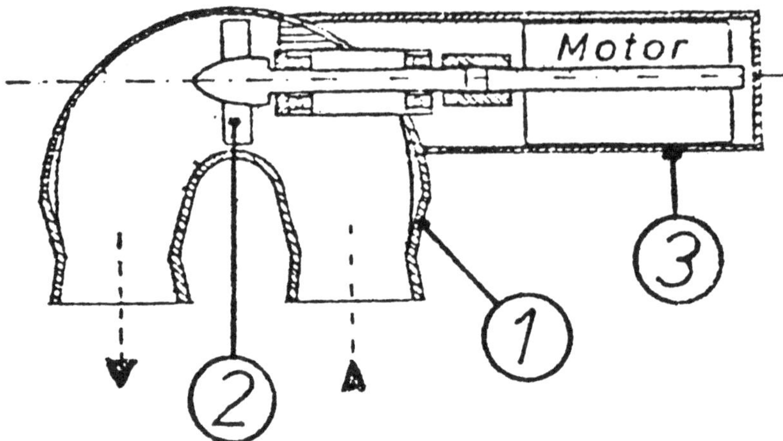

Abb. 1. Längsschnitt durch die Axialpumpe. 1 = Pumpengehäuse; 2 = Propeller; 3 = Motorgehäuse

bern im Gewicht zwischen 80 und 110 kg bis zu 8 h eingesetzt.
Nach linksseitiger Thorakotomie wurde zunächst an die teilweise
ausgeklemmte thorakale Aorta descendens eine Dacron Prothese
End-zu-Seit anastomosiert. Danach wurde der Herzbeutel eröffnet
und der linke Ventrikel durch das linke Herzohr über eine Ta-
baksbeutelnaht kanüliert und mit der Axialpumpe konnektiert.
Nach Entlüftung wurde bei schlagendem, ungeschädigtem Herzen mit
der Linksherzunterstützung begonnen.

Bei biventriculärer Kreislaufunterstützung (BVAD) wurde nach Implantation des LVAD die Rechtsherzunterstützung (RVAD) analog
implantiert: die Einströmkanüle in die A. pulmonalis und die
Ausströmkanüle über das rechte Herzohr in den rechten Ventrikel.
Die Messungen wurden bei Kammerflimmern durchgeführt, das durch
die Gabe von 60 mval KCl bewirkt werden konnte. Folgende Werte
wurden registriert: Aortendruck, linksventriculärer Druck, ZVD,
bei biventriculärer Unterstützung zusätzlich der Pulmonalis-
druck. Das freie Plasmahämoglobin wurde in der ersten Stunde alle
10 min abgenommen, danach stündlich. Die initiale Heparinisie-
rung mit 300 IE Heparin/kg KG wurde mit 1500 IE Heparin fortgesetzt.

Ergebnisse

Die Versuche dienten in erster Linie zur Reproduzierbarkeit der
Kreislaufwirksamkeit der Pumpen und um die traumatische Hämolyse
zu evaluieren. Mit dem axialen Linksherzunterstützungssystem
(AXLVAD) entsteht bei einer Spannung von 25 V Nonpulsatilität
in der Aorta (Abb. 2a). Der linke Vorhofdruck sinkt auf Null,
ebenso sinkt der linksventriculäre Druck auf Null. Der gesamte
Blutfluß wird von der Pumpe übernommen, was die Flußregistrie-
rung an der Aortenwurzel beweist.

In Abb. 2b ist eine Originalregistrierung bei BVAD zu sehen.
Das EKG zeigt den Übergang in Asystolie, der arterielle Druck

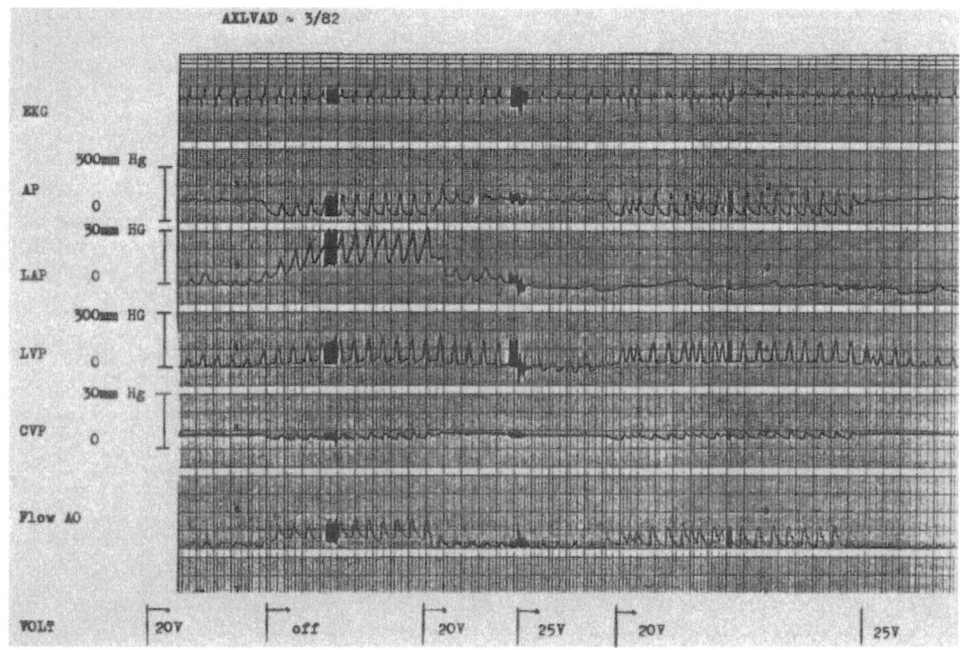

Abb. 2a. Hämodynamik bei LVAD bei verschiedenen Pumpleistungen (Volt). AP = Aortendruck, LAP = linksarterieller Druck, LVP = linksventriculärer Druck, CVP = zentralvenöser Druck, Flow AO = Fluß in der Aortenwurzel

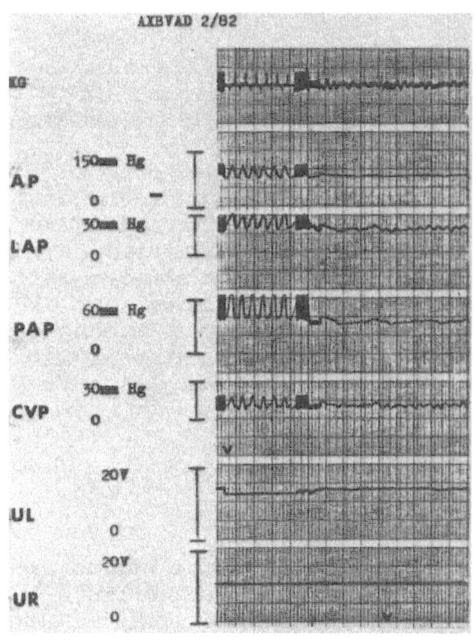

Abb. 2b. Hämodynamik bei Kammerflimmern bei BVAD. PAP = Pulmonalarterien-druck, RVP = rechtsventriculärer Druck, UL, UR = Spannung an linker und rechter Pumpe

ist nonpulsatil bei 80 mm Hg, der linksventriculäre Druck ist
18 mm Hg. Beim BVAD, bei Kammerflimmern wird das gesamte HZV
von den beiden Axialpumpen übernommen. Beim Abschalten der rechten Pumpe sinkt der Aortendruck nicht signifikant, der linksventriculäre Druck ändert sich ebenfalls nicht wesentlich. Der
Druck in der A. pulmonalis sinkt von 40 mm Hg auf 18 mm Hg. Der
zentralvenöse Druck steigt von 5 mm Hg auf 18 mm Hg an (Tabelle
1). Ein besonderes Problem ist die traumatische Hämolyse. War
sie bei den ersten vier Experimenten über 250 mg%, so konnte
sie bei den letzten zwei Experimenten auf 18 mg% durch Veränderung des Impellers reduziert werden.

Tabelle 1. Hämodynamische Veränderungen nach Abschalten der
rechten bzw. linken Pumpe bei BVAD während Kammerflimmern

	mm Hg	mm Hg	mm Hg
AP	90	25	90
LVP	5	37	5
PAP	38	38	12
RVP	5	5	20
	LVAD an RVAD ab	LVAD ab RVAD an	RVAD ab LVAD an

Diskussion

Es konnte gezeigt werden, daß reproduzierbar mit einer axialen
Blutpumpe die gleichen hämodynamischen Konsequenzen erzielt werden können wie mit bisher üblichen Zentrifugalpumpen.

Die Pumpe mit Antrieb ist klein genug, um intrathorakal implantiert werden zu können. In den bisher durchgeführten Experimenten
konnte man beobachten, daß die Leistung, die notwendig ist, um
ein gesundes, schlagendes Herz zu entlasten, wesentlich höher
ist als die, die notwendig ist, um die Funktion eines flimmernden
Herzens völlig zu ersetzen: im ersten Fall sind 75 W, im zweiten
lediglich 42 W Motorleistung nötig. Thromben innerhalb der Pumpe
waren nicht festzustellen. Die traumatische Hämolyse stellt das
Kernproblem dar, was durch Vergrößerung der Propellernabe positiv
beeinflußt wurde, so daß man chronische Experimente vornehmen
kann.

Zusammenfassung

Eine axiale Blutpumpe wurde in 6 akuten Kalbexperimenten getestet. Die Pumpe wurde in 4 Fällen zu linksventriculärer und in
2 Fällen zu biventriculärer Kreislaufassistenz bis 8 h verwendet.
Der hämodynamische Effekt konventioneller Zentrifugalpumpen
konnte reproduziert werden. Das Hauptproblem stellt die traumatische Hämolyse dar, die durch Änderung des Propellers reduziert
werden konnte.

Summary

An axial blood pump with direct-inserted propeller was evaluated
in six acute experiments in calves. The pump was used for left
ventricular assistance in four cases and biventricular assistance
in two cases for up to 8 h. The hemodynamic effects of conventio-
nal centrifugal pumps could be reproduced. The main problem, the
traumatic hemolysis, could be reduced by redesigning the propeller
toward normal values.

Literatur

1. GOLDING LR et al (1982) Chronic nonpulsatile blood flow.
   Trans Am Artiv Soc Intern Org 28: 81-85
2. KEMKES BM et al (1981) Biventriculäre assistierte Zirkulation
   mit Impellerblutpumpen und künstlichen Herzkammern. In: Langenbecks Arch Chir (Suppl), Springer, Berlin Heidelberg New
   York, S 71-75
3. PENNINGTON DG et al (1982) Clinical experience with a centrifugal pump as ventricular assist device. Abstr Am Soc
   Artiv Intern Org 11: 10
4. Schistek R et al (1982) Full implantable axial nonpulsatile
   blood pump for left ventricular assistance and total heart
   replacement. Life Support System 1: 211-214
5. SCHISTEK R et al (1982) Total implantable nonpulsatile blood
   pump for left ventricular assist and total heart replacement.
   Trans Am Soc Artif Intern Org 28: 589-593

Dr. R. Schistek, I. Chirurgische Universitätsklinik Innsbruck,
Anichstraße 35, A-6020 Innsbruck

45. Die Veränderungen der Parameter des linken Ventrikels bei einem atrio-aortalen Linksherzbypass durch die Dynamik der Bypasspumpe

Alterations in Left Ventricle Parameters From the Dynamics of the Bypass Pump in Artrio-Aortic Bypass

R. R. Jaeschock[1], H.-W. Breuer[2], R. Meschig[2], G. Arnold[2] und K. Kremer[1]

[1]Chirurgische Klinik A und
[2]Institut für Experimentelle Chirurgie der Universität Düsseldorf

Zur Unterstützung eines versagenden linken Ventrikels ist sowohl tierexperimentell wie auch klinisch mit wachsendem Erfolg der atrio-aortale Linksherzbypass erprobt worden (3). Unter Verwendung einer pulsatil arbeitenden paracorporalen pneumatisch angetriebenen und einen Einlaufspeicher aufweisenden Bypasspumpe konnte bei atrio-ventriculärer Entnahme des Blutes eine vollständige Entlastung des linken Ventrikels gezeigt werden (2), während dies bei Entnahme aus dem Vorhof nur selten möglich war und dies von der Steuerung der Bypasspumpe beeinflußt wurde (1). In vorliegender Untersuchung wurde der Frage nachgegangen, ob die Änderung des Systolen-Diastolen-Verhältnisses der Bypasspumpe einen Einfluß auf die Entlastung des linken Ventrikels hat.

Material und Methode

Als Versuchstiere dienten 6 Jersey-Kälber von 90 $+$ 10 kg. In Bauchlage wurde bei den Tieren eine linksseitige Thoracotomie im 5. ICR durchgeführt; an die Aorta descendens eine 20 mm Dacron-Velourprothese End-zu-Seit und nach Abtragung des linken Herzohres eine 22 mm Prothese anastomosiert.

Der Systemdruck (P_{AO}sys in mm Hg) wurde über einen in der rechten A. carotis liegenden Druckaufnehmer (Statham), der linksventriculäre Druck (LVP, LVEDP in mm Hg) mit einem Tipmanometer (Millar) gemessen. Die linksventriculäre Druckanstiegsgeschwindigkeit (dP/dt_{max} in mm Hg/s) wurde über eine integrierte Ableitung des Tipmanometers errechnet und der linke Vorhofdruck (LAP in mm Hg) über einen in der Entnahmekanüle gelegenen Druckaufnehmer (Statham) bestimmt. Der myokardiale Sauerstoffverbrauch (MVO_2 in ml O_2/min x 100 g) wurde nach der Formel von Bretschneider berechnet.

Chirurgisches Forum '83
f. experim. u. klinische Forschung
Hrsg.: H.W. Schreiber
© Springer, Berlin Heidelberg 1983

Eine flexible 30 cm lange Kanüle mit einem Innendurchmesser von
14 mm wurde unter digitaler Führung in dem linken Vorhof pla-
ciert. Das Systolen-Diastolen-Verhältnis der Bypasspumpe wurde
bei einer R-Zacken getriggerten Funktion im Verhältnis 1:2, 1:1
und 2:1 und bei einer festfrequenten Funktion zwischen 60 und 180
Schlägen/min in einem Verhältnis 1:3, 1:2, 1:1, 2:1 und 3:1 vari-
iert.

Die statistische Überprüfung erfolgte nach dem t-Test nach Stu-
dent.

Ergebnisse

Tabelle 1 zeigt die Werte bei R-Zacken getriggerter, Tabelle 2
die bei festfrequenter Funktion der Bypasspumpe. Eine vollständige Entlastung des linken Ventrikels konnten wir in keinem Falle
sehen. Bei R-Zacken getriggerter Funktion findet sich eine signifikante Reduktion aller Parameter gegenüber den Kontrollwerten
($p < 0,05$). Innerhalb der einzelnen Varianten ergab sich eine
signifikante pumpenabhängige Reduktion nur für den linken Vorhofdruck mit einem Optimum bei einem Verhältnis von 2:1.

Tabelle 1. Linksventriculäre Parameter bei einem atrio-aortalen
Bypass (AABP) und R-Zacken getriggerter Arbeitsweise der Pump-
funktion in Abhängigkeit vom Systolen-Diastolen-Verhältnis der
Bypasspumpe (Abk. und Einheiten s. Text)

Sys:Dia		Kontrolle	1:2	1:1	2:1
P_{AO} sys	$\bar{x}$	102	105	103	102
	$s_{\bar{x}}$	4	4	4	4
LVP	$\bar{x}$	100	88	89	90
	$s_{\bar{x}}$	4	5	4	4
LVEDP	$\bar{x}$	11,1	8,2	8,2	7,4
	$s_{\bar{x}}$	0,7	1,1	1,0	0,9
dP/dt_{max}	$\bar{x}$	992	641	608	618
	$s_{\bar{x}}$	67	56	44	41
LAP	$\bar{x}$	11,0	3,6	-0,7	-2,5
	$s_{\bar{x}}$	0,6	1,4	1,4	1,5
$M\dot{V}O_2$	$\bar{x}$	6,3	5,5	5,6	5,6
	$s_{\bar{x}}$	0,2	0,3	0,2	0,2

Bei festfrequenter Funktion war die Reduktion von LVP, LVEDP,
dP/dt_{max}, LAP und MVO_2 gegenüber den Kontrollwerten in allen
Änderungen signifikant ($p < 0,05$). Das Verhältnis von 1:1 und
2:1 wies eine signifikante ($p < 0,05$) Reduktion von LVP, dP/dt_{max}
und LAP gegenüber den anderen Systolen-Diastolen-Änderungen auf.
Bei einem Verhältnis von 1:1 war die Reduktion am auffälligsten.

Tabelle 2. Linksventriculäre Parameter bei einem AABP bei *festfrequenter* Arbeitsweise der Bypasspumpe in Abhängigkeit vom Systolen-Diastolenverhältnis der Bypasspumpe (Abk. und Einheiten s. Text)

Sys:Dia		Kontrolle	1:3	1:2	1:1	2:1	3:1
$P_{AO\ sys}$	$\bar{x}$	83	89	91	87	81	82
	$s_{\bar{x}}$	3	3	3	3	3	4
LVP	$\bar{x}$	86	73	72	65	65	70
	$s_{\bar{x}}$	3	4	3	3	3	4
LVEDP	$\bar{x}$	13,1	9,8	8,7	8,1	8,8	10,0
	$s_{\bar{x}}$	0,5	0,6	0,5	0,6	0,6	0,5
dP/dt_{max}	$\bar{x}$	731	554	458	370	385	454
	$s_{\bar{x}}$	35	27	28	22	19	21
LAP	$\bar{x}$	11,8	3,3	0,7	-2,7	-2,1	-0,5
	$s_{\bar{x}}$	0,5	0,9	1,5	0,9	0,7	0,9
$M\dot{V}O_2$	$\bar{x}$	5,2	4,5	4,4	4,2	4,2	4,3
	$s_{\bar{x}}$	0,2	0,3	0,2	0,2	0,2	0,3

Zusammenfassung

Die Reduzierung der linksventriculären Parameter als Zeichen für eine Myokardprotektion wird bei Anwendung eines atrio-aortalen Bypass und Verwendung einer mit einem elastischen Einlaufspeicher versehenen Bypasspumpe von dem Systolen-Diastolen-Verhältnis der Bypasspumpe beeinflußt. Das Optimum ist bei EKG-getriggerter Funktion 2:1 und bei festfrequenter Funktion 1:1.

Summary

In an atrio-aortic bypass using a bypass pump with elastic inlet storage, the systolic-diastolic ratio of the pump influences the effectiveness of the myocardial protection. The best ratio is 2:1 in ECG-triggered and 1:1 in fixed-rate pump action.

Literatur

1. CLEVERT HD et al (1978) Artificial Heart: Hämodynamische Untersuchungen beim atrio-aortalen Linksherzbypass am Kalb. Biomed Tech 23: 202
2. NIER H, STEVEN W, ARNOLD G (1981) Mechanische Linksherzunterstützung. Thieme, Stuttgart
3. PIERCE WS et al (1981) Ventricular assist pumping in patients with cardiogenic shock after cardiac operations. N Engl J Med 305: 1606

Dr. R.R. Jaeschock, Chir. Klinik A der Universität Düsseldorf, Moorenstraße 5, D-4000 Düsseldorf 1

46. Extracorporale CO$_2$-Elimination bei akutem Lungenversagen: Experimentelle Untersuchungen und erfolgreiche klinische Anwendung

Extracorporal CO$_2$-Elimination in Severe Acute Pulmonary Failure: Experimental Investigations and Succesful Clinical Application

K. J. Falke, U. Lenhsen, A. Pesenti, W. R. Thies, W. F. Diller und H. D. Schulte

Institut für Anaesthesiologie und Chirurgische Klinik B der
Universität Düsseldorf,
Ärztliche Abteilung, Bayer AG, Leverkusen,
Institut für Anaesthesiologie der Universität Mailand

Die extracorporale CO$_2$-Elimination (EC-CO$_2$-E) mit einer Membranlunge ist eine neue Variante des venovenösen (V-V) präpulmonalen extracorporalen Gasaustausches nach KOLOBOW, die es erlaubt, die Ventilation der Lunge auf etwa 20% der Norm zu reduzieren, das heißt, der überwiegende Anteil der CO$_2$-Produktion wird extracorporal eliminiert.

Bei Patienten mit schwerem akuten Lungenversagen, bei denen starke Inhomogenitäten der Ventilations-Perfusions-Verhältnisse auftreten, kann unter den Bedingungen einer solchen niedrigfrequenten Beatmung mit der Einstellung entsprechend niedriger respiratorischer Gasströmungen eine Verbesserung der pulmonalen Oxygenation erwartet werden. Außerdem ist eine niedrigfrequente Beatmung von zwei bis vier Atemzügen pro Minute im Vergleich zur konventionellen Überdruckbeatmung mit einem geringeren Risiko von Kreislaufkomplikationen und von pulmonalem Barotrauma wie Emphysem, Pneumothorax und Lungenfisteln verbunden.

An einem geeigneten Tiermodell mit durch Phosgeninhalation erzeugtem Lungenödem sollte die Effektivität der EC-CO$_2$-E mit niedrigfrequenter Beatmung zur Erreichung zufriedenstellender Blutgas- und Kreislaufverhältnisse geprüft werden. Diese Tierversuche waren außerdem die Voraussetzung für die klinische Anwendung dieser Methode. Im Frühjahr 1982 wurde erstmals in unserer Klinik eine Patientin mit schwerem infektiös-toxisch bedingtem, akutem Lungenversagen über einen Zeitraum von zehn Tagen erfolgreich mit EC-CO$_2$-E behandelt.

Methoden

Tierexperimente: Die EC-CO$_2$-E wurde entsprechend den Methoden von GATTINONI an anästhesierten Hunden nach Erzeugung eines Lungenödems durch Phosgeninhalation durchgeführt. Die V-V (V. cava inf.

Chirurgisches Forum '83
f. experim. u. klinische Forschung
Hrsg.: H.W. Schreiber
© Springer, Berlin Heidelberg 1983

→ V. cava sup.) extracorporale Blutströmung betrug O,5 l/min
(ca. 25% des Herzzeitvolumens) und die Belüftung der Membranlunge (7 m^2, Scimed) ca. 7 l/min eines O_2-Luftgemisches, das in seiner Zusammensetzung dem inspiratorischen Gas entsprach. Vor Beginn der EC-CO_2-E wurden die Tiere mit Atemfrequenzen von 15 bis
20 und während EC-CO_2-E mit 3 1/2 pro Minute und 10 cm H_2O positiv endexspiratorischem Druck (PEEP) beatmet. Für die Überwachung
der Lungen- und Kreislauffunktion verwendeten wir standardisierte
Verfahren der Intensivmedizin, einschließlich der Messung der
Herzzeitvolumen mit dem Swan-Ganz-Katheter, sowie die Doppelindi-
kator-Verdünnungsmethode zur Bestimmung des extravasculären Lun-
genwassers nach LEWIS. Der extracorporale und der pulmonale Gastransfer wurde nach dem Fickschen Prinzip errechnet.

Klinische Anwendung: Das System des extracorporalen V-V Gasaustausches entsprach sowohl bezüglich des maschinellen Aufbaus wie
auch hinsichtlich der Erfassung von Parametern der Kreislauf-
und Lungenfunktion dem der tierexperimentellen Untersuchungen.
Im Unterschied dazu wurde jedoch eine Doppellumen-Kanüle für den
V-V Blut-Bypass über die untere Hohlvene verwendet. Die extracorporale Blutströmung betrug 1,5 bis 2,O l/min (25-40% des Herz-
minutenvolumens) und die Gasströmung durch die zwei verwendeten
Membranlungen von je 3,5 m^2 Membranoberfläche lag zwischen 26
und 34 l/min. Vor Beginn und am Anfang der EC-CO_2-E wurde die Patientin konventionell mit PEEP beatmet. Im weiteren Verlauf atmete
sie spontan mit Hilfe eines Systems, in dem während des gesamten
respiratorischen Zyklus ein weitgehend konstanter Atemwegsdruck
von 10 - 15 cm H_2O aufrecht erhalten werden konnte.

Ergebnisse

Tierexperimente: Unter den Bedingungen eines durch Phosgeninhalation induzierten Lungenödems konnten mit Hilfe der EC-CO_2-E
mit niedrigfrequenter Beatmung zufriedenstellende arterielle und
venöse Blutgase erzielt werden. Zur Aufrechterhaltung normaler
arterieller O_2-Partialdrucke waren jedoch auch weiterhin inspiratorische O_2-Konzentrationen über 50% sowie positiv endexspira-
torische Drucke von wenigstens 10 cm Wassersäule erforderlich.
Das Verhalten von Sauerstoffaufnahme und CO_2-Abgabe wird anhand
eines repräsentativen Beispiels aus der Abb. 1 ersichtlich.

Klinische Anwendung (Fallbericht): Die EC-CO_2-E wurde in unserer
Klinik erstmals bei einer 21jährigen Patientin nach Polytrauma
(Motorradunfall) während eines Zeitraums von zehn Tagen angewendet. Infolge einer komplizierten, zweitgradig offenen, distalen
Oberschenkelfraktur entwickelte sich nach einem achtstündigen
operativen Stabilisierungsversuch mit der Notwendigkeit zur Mas-
sivtransfusion eine schwere Gasbrandinfektion mit septischem
Schock. Aus diesem Grunde war eine hohe Amputation des linken
Oberschenkels erforderlich. Im Rahmen des Schockgeschehens kam
es zu Störungen der Kreislauf- und Lungenfunktion im Sinne eines
akuten posttraumatischen toxisch-infektiösen Lungenversagens.
Trotz der Beatmung mit reinem Sauerstoff und hohem PEEP fiel der
arterielle pO_2 auf 60 mm Hg ab. Nach fünf Tagen konventioneller
Therapie mit Beatmung konnte die O_2-Konzentration auf 50% gesenkt
werden. Die Compliance des gesamten respiratorischen Systems

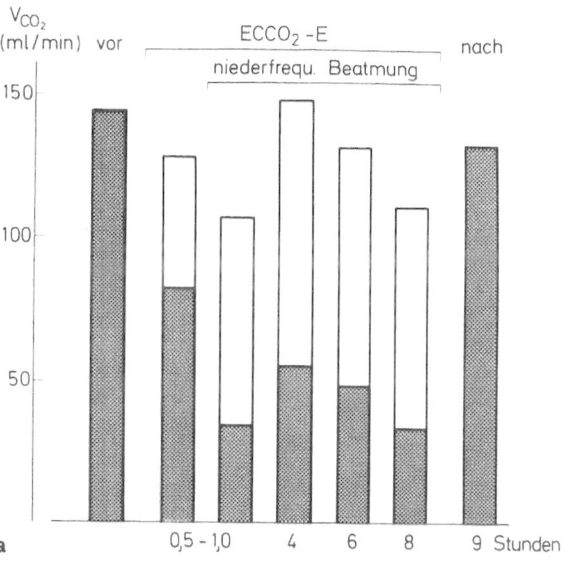

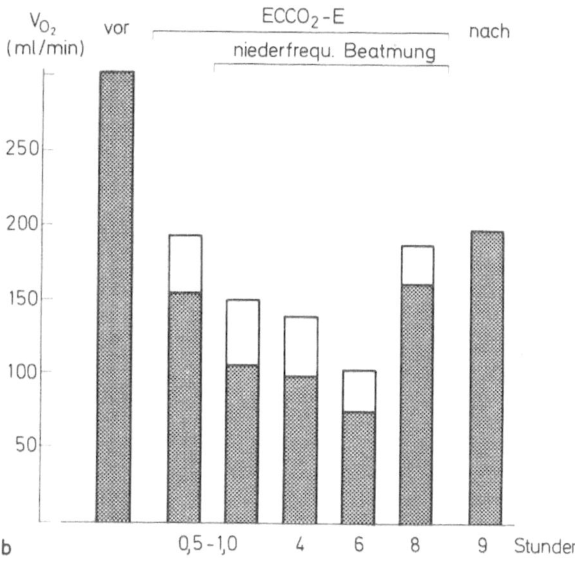

Abb. 1a, b. Gastransfer der natürlichen ▨ *und der Membranlunge* ▢ *vor, nach und während ECCO₂-E., sowie mit und ohne niederfrequenter Beatmung. a. CO₂-Elimination: diese Abb. zeigt die deutliche Zunahme der extracorporalen CO₂-Elimination (3. Säule von links). b. O₂-Aufnahme: die O₂-Aufnahme betrug unter den Bedingungen der ECCO₂-E. extracorporal nur ca. 20% des O₂-Verbrauches. Daraus geht hervor, daß der wesentliche Anteil der O₂-Aufnahme während dieser Form des extracorporalen Gasaustausches weiter über die natürliche Lunge erfolgen muß*

(TSLC) betrug zu diesem Zeitpunkt 55 ml/cm H_2O. Am Ende der zweiten postoperativen Woche entwickelte sich jedoch erneut eine progressive Verschlechterung der Lungenfunktion, deren Ursache am ehesten in einer sekundären gramnegativen Septikämie zu suchen war. Zusätzlich stellten sich erste Zeichen eines pulmonalen Barotraumas in Form eines Hautemphysems am Oberkörper ein. Die TSLC fiel auf Werte um 36 ml/cm H_2O ab. Im Röntgenbild der Lunge zeigten sich nahezu homogene Verschattungen in beiden Lungenflügeln bei zum Teil positiven Bronchiogramm. In dieser Phase führte der Versuch einer massiven Entwässerung mit Diuretica zu einer bedrohlichen Hypovolämie, und die zur Normalisierung des Blutvolumens benötigten Plasmatransfusionen waren offensichtlich die Ursache für eine dramatische weitere Verschlechterung des pulmonalen Gasaustausches.

Die Indikation zur extracorporalen CO_2-Elimination wurde dann aufgrund folgender abnorm veränderter Parameter der Lungenfunktion gestellt:

paO_2 = 50 mm Hg bei 100% O_2 und 10 cm H_2O PEEP,
$paCO_2$ = 66 mm Hg bei ca. 150% der normalen Minutenventilation,
pulmonaler Rechts-Links-Shunt = 55% (normal 3 bis 5%),
Compliance 25 ml/cm H_2O (normal 100 ml/cm H_2O),
extravasculäres Lungenwasser = 24 ml/kg KG (normal 5 bis 7 ml/kg),
maximaler Beatmungsdruck = 60 cm H_2O, drohendes Barotrauma.

Nach Beginn der EC-CO_2-E normalisierten sich die $paCO_2$-Werte, und es kam innerhalb der ersten beiden Tage zu einer deutlichen Verbesserung der pulmonalen Oxygenation, so daß die inspiratorische Sauerstoffkonzentration auf 40-50% reduziert werden konnte (Abb. 1). Obwohl die Patientin sehr schonend mit einer Druckbegrenzung bei 45 cm H_2O beatmet wurde, entwickelte sie beidseits einen Pneumothorax. Nach Legen von Thoraxdrainagen und nach einer Tracheotomie konnte die Patientin ab dem fünften Tag der EC-CO_2-E von niedrigfrequenter Beatmung auf Spontanatmung mit einem kontinuierlichen Überdrucksystem allmählich umgestellt werden. Nach einem erfolglosen Entwöhnungsversuch (Abb. 2: Anstieg des pCO_2 auf über 50 mm Hg) und nach der Behebung verschiedener Probleme, wie mehrfache chirurgische Blutstillung, Behebung eines weiteren Pneumothorax durch Legen einer zusätzlichen Drainage und nach dem Wechsel einer Membranlunge wegen Gerinnselbildung im Oxygenator konnte die Patientin schließlich am zehnten Tag der Perfusion von der EC-CO_2-E mit Erfolg entwöhnt werden. Die Patientin war zunächst in der Lage, selbst einen ausreichenden pulmonalen Gasaustausch aufrecht zu erhalten. In Phasen starker Erschöpfung war jedoch stundenweise manuelle und später maschinelle Unterstützung der Atmung auch weiterhin erforderlich. Ab dem dreizehnten Tag nach dem Ende der Perfusion atmete die Patientin ausschließlich spontan, die Trachealkanüle wurde am 24. Tag nach Perfusionsende entfernt, und ebenso konnte von diesem Zeitpunkt an auf Sauerstoffgabe verzichtet werden.

Zwei Monate nach dem Ende der EC-CO_2-E war die Lungenfunktion noch stark eingeschränkt, die Vitalkapazität betrug mit 1,3 l nur 29% des Sollwertes. Dieser Wert verbesserte sich im Laufe von 4 1/2 Monaten auf 55% der Norm. Der Gesamtzustand der Patientin hat sich seitdem ausgezeichnet verbessert, und sie hat nach einer orthopädischen Rehabilitationsbehandlung ihr Studium an der Universität wieder aufgenommen.

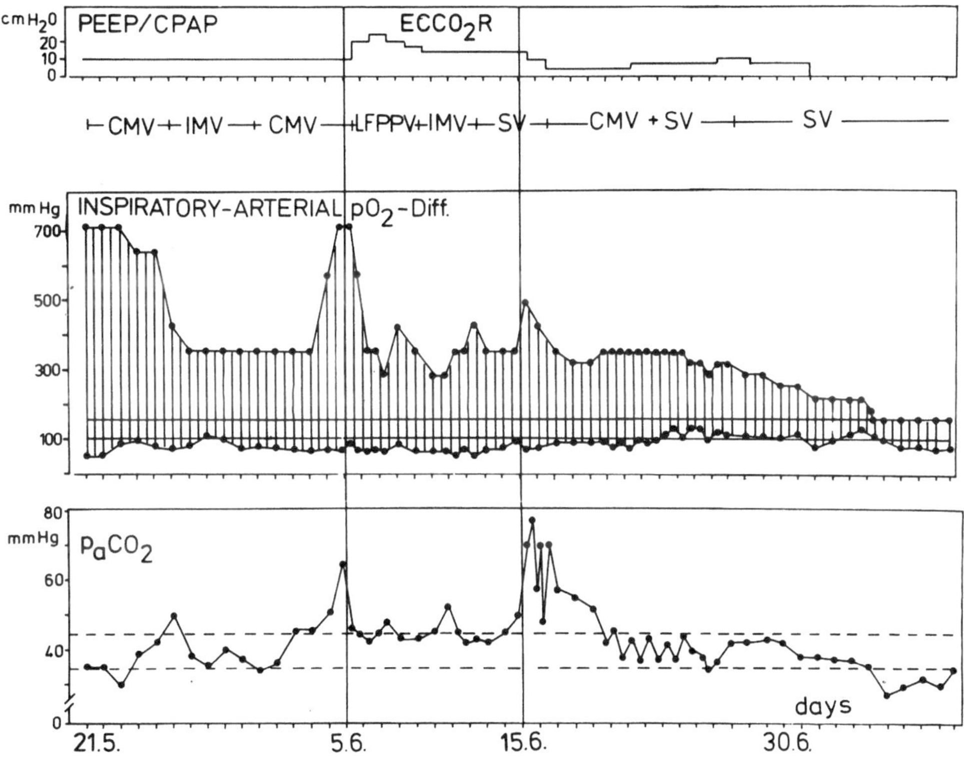

Abb. 2. Verlauf der angewendeten endexspiratorischen bzw. kontinuierlichen Atemwegsdrucke (PEEP/CPAP), der inspiratorisch-arteriellen O₂-Partialdruckdifferenz und der arteriellen pCO₂-Werte vor, während und nach der klinischen Anwendung der EC-CO₂-E. CMV/IMV = kontrollierte/intermittierende maschinelle Ventilation; SV = Spontanatmung; CPAP = kontinuierlich positiver Atemwegsdruck; PEEP = endexspiratorischer pos. Druck. Auch während EC-CO₂-E waren 15-20 cm H₂0 PEEP oder CPAP erforderlich, um eine ausreichende arterielle Oxygenation aufrechtzuerhalten bzw. sie zu verbessern. Die inspiratorische pO₂-Differenz zeigt den biphasischen Verlauf der Lungenfunktionsstörung. In der 2. Phase (3.-5.6) kam es zusätzlich zu einem pulmonalen Hypertonus (s. Tabelle) und zu Problemen mit der CO₂-Elimination. Der Verlauf der arteriellen pCO₂-Werte zeigt zwei erfolglose Entwöhnungsversuche von EC-CO₂-E und die Probleme, die unmittelbar nach Beendigung der EC-CO₂-E hinsichtlich der CO₂-Elimination auftraten

Diskussion

Die EC-CO₂-E hat sich in diesem Fall als eine zwar aufwendige, aber geeignete Methode zur erfolgreichen Behandlung eines schwersten, infektiös-toxischen akuten Lungenversagens erwiesen. Dies wird vor allem durch die Verbesserung objektiver Parameter der Lungenfunktion, wie pulmonalem Rechts-Links-Shunt, mittlerem Pulmonalarteriendruck und extravasculärem Lungenwasser unterstützt (s. Tabelle 1). Die Röntgenbefunde sowie die totale statische

Tabelle 1. Verlauf von Parametern der Lungenfunktion während extracorporaler CO_2-Elimination: mittlerer Pulmonalarteriendruck, pulmonaler Rechts-Links-Shunt und extravasculäres Lungenwasser. Zur entscheidenden Verbesserung der pulmonalen Oxygenation kam es zwischen dem 1. und 5. Tag der Anwendung von EC-CO_2-E. Dies wird aus dem Abfall von R-L-Shunt und EVLW deutlich

ECCO$_2$-Elimination	Vor			Während										Nach	
Tage	1	2	3	1	1	2	3	4	5	6	7	9	10	1	4
PA-Druck (mmHg)	25	31	40	38	35	34	34	28	28	32	31	30	25	25	18
RL-Shunt (%)	33	31	54	48	52	44	38	32	25	30	30	28	28	30	18
EVLW[a] (ml/kg KG)	11	24	20	23	21	16	18	14	10	7	13	13	11	11	–

[a]EVLW = extra-vasculäres Lungenwasser nach LEWIS (normal: 4 - 7 ml/kg KG)

Compliance der Lunge verbesserten sich hingegen während der EC-CO_2-E mit niedrigfrequenter Beatmung nicht. Die Autoren vertreten die Auffassung, daß die Patientin bei Fortsetzung der konventionellen Überdruckbeatmung an deren Folgen, nämlich in erster Linie dem Barotrauma der Lunge, verstorben wäre.

Zusammenfassung

Extracorporale CO_2-Elimination (EC-CO_2-E) mit niedrigfrequenter Beatmung bei positiven Atemwegsdrucken kann die akut geschädigte Lunge von der Last und dem Risiko excessiv hoher Minutenvolumina und Atemwegsdrucke schützen. Es war das Ziel der Studie, die Effektivität der EC-CO_2-E im Hinblick auf die Normalisierung des Blutgasaustausches unter den Bedingungen eines experimentellen Lungenschadens zu prüfen und diese Methode klinisch anzuwenden, wobei hier besonderes Augenmerk auf die Dokumentation der Lungenfunktion gelegt werden sollte.

Es konnte gezeigt werden, daß EC-CO_2-E eine effektive Methode darstellt, akut induzierte, pathologische Blutgasveränderungen in der Lunge zu normalisieren,und daß sie im dem Fall eines schweren, infektiösen, akuten pulmonalen Lungenversagens erfolgreich angewendet werden konnte.

Summary

Extracorporeal CO_2 removal (EC-CO_2-R) with low-frequency positive-pressure ventilation may relieve the acutely injured lung from the burden and the risks of excessively high minute volume and airway pressures. It was the purpose of the study to prove the efficiency of EC-CO_2-R in normalizing blood gas exchange under conditions of experimental injury and to apply this method clinically with special emphasis on the documentation of pulmonary function.

It could be shown that EC-CO$_2$-R was effective in relieving acutely induced pulmonary blood gas disturbances and that this method could be applied successfully in a case of severe infectious acute respiratory distress syndrome.

Literatur

1. GATTINONI L, PESENTI A, ROSSI GP, VESCONI S, FOX K, KOLOBOW T, AGOSTINI A, PELIZZOLA A, LANGER M, UZIEL L, LONGINI F, DAMIA G (1980) Treatment of acute respiratory failure with low-frequency positive pressure ventilation and extracorporeal removal of CO$_2$. Lancet 229-294
2. KOLBOW T, GATTINONI L, TOMLINSON T, PIERCE JE (1978) An alternative to breathing. J Thorac Cardiovasc Surg 75: 261-266
3. LEWIS FR, ELINGS VI (1978) Microprocessor determination of lung water using thermal-green dye double indicator dilution. Surgical Forum 29: 182

Prof. Dr. K. Falke, Institut für Anästhesiologie der Universität Düsseldorf, Moorenstraße 5, D-4000 Düsseldorf 1

47. Neue Wege zur Mobilisation Querschnittgelähmter durch funktionelle Elektrostimulation über ein implantierbares Gerät

New Methods of Mobilization for Paraplegics Through Functional Electric Stimulation by an Implantable Device

M. Frey[1], H. Thoma[1], J. Holle[1], H. Gruber[2], H. Stöhr[1] und E. Wolner[1]

[1] II. Chirurgische Universitätsklinik Wien (Vorstand: Prof. Dr. E. Wolner)
[2] Anatomisches Institut der Universität Wien (Vorstand: Prof. Dr. R. Mayr)

Fragestellung

Die Aktivierung von Muskelgruppen im Bereich der Hüft- und Kniegelenke bei querschnittsgelähmten Patienten durch Elektrostimulation soll als Endziel eines interdisziplinären Forschungsprojektes aufrechtes Stehen und Gehen ermöglichen. Durch funktionelle Stimulation nach dem sogenannten Karussellprinzip gelingt eine beinahe ermüdungsfreie, indirekte Muskelstimulation über multiple, klein dimensionierte, am Nerv angebrachte Elektroden. Der ständige, vorprogrammierte Wechsel der Elektrodenschaltkombinationen imitiert den physiologischen Vorgang der alternierenden Aktivierung von Nervenfasergruppen und verhindert so eine Ermüdung (1, 2).

Neben geeigneten Elektroden war es notwendig, ein voll implantierbares Stimulationsgerät zu entwickeln, das über eine Transcutorsendespule die Impulse eines externen, batteriebetriebenen Steuergerätes erhält, und diese auf ihre chronische Belastbarkeit im Tierexperiment zu prüfen. Die optimale Impulsform für diese chronische Anwendung mußte im Hinblick auf Elektrodenbelastung einerseits und Stimulationseffekt am Muskel andererseits getestet werden. Von besonderem Interesse ist die funktionelle bzw. morphologische Antwort des Muskels auf die chronische Elektrostimulation. Besondere Erfordernisse ergaben sich für Dimensionierung des zu implantierenden Gerätes. Der Humaneinsatz machte neben einer sehr differenzierten Patientenauswahl und -vorbereitung schließlich die Ausarbeitung eines exakten operationstechnischen Konzeptes notwendig.

Tierexperimentelle Untersuchungen

Methodik: Diese Fragen wurden in mehreren tierexperimentellen Serien geklärt, denen eine ständige Weiterentwicklung und Labortestung der technischen Einrichtungen parallel lief:

Chirurgisches Forum '83
f. experim. u. klinische Forschung
Hrsg.: H.W. Schreiber
© Springer, Berlin Heidelberg 1983

Serie 1: Implantation eines Transcutors bei 6 Kaninchen und
Applikation der Edelstahlelektroden am N. ischiadicus. Dabei
wurde die Haltbarkeit des Transcutorsystems und der Elektroden
über einen Zeitraum von 6 oder mehr Monaten unter besonderer
Berücksichtigung der durch das Implantat verursachten Reaktionen
geprüft. Die Stimulationen wurden in Narkose durchgeführt. Bei
der Nachuntersuchung wurde die Funktion der Elektrostimulation
mit speziellen Kraftmessern kontrolliert.

Serie 2: An 60 Ratten wurden zur Testung der Edelstahlelektroden
und der Wirkung auf den N. ischiadicus Gleichstromgeneratoren
implantiert. Der verwendete minimale Gleichstrom von 0,02-5 Mi-
kroampere führte mit Sicherheit zu keiner Depolarisation am Nerven, bedeutet jedoch für die Elektrode eine ungewöhnliche Belastung. Bei der Nachuntersuchung bis zu 10 Monaten nach der Implantation wurde die Funktion der implantierten Elektroden geprüft und die Auswirkungen auf den Nerv im histologischen Bild
untersucht (3).

Serie 3: Hochspannungselektrodentests wurden an 12 Schafen durchgeführt, wobei je 3 Elektrodenpaare mit jeweils 2 V, 4 V und 8 V
subcutan bzw. intramusculär plaziert und von einem vollimplan-
tierbaren, batteriebetriebenen Stimulator versorgt wurden. Die
negativen Erfahrungen bei den ersten 6 Tieren der Serie durch
zeitweiligen mechanischen Bruch bzw. chemische Auflösung der
Elektroden konnten durch Verbesserungen an den Steckkontakten
und durch Silikonkautschukfüllung der Elektrodenisolation bei
den folgenden Experimenten verhindert werden.

Serie 4: Die chronische Stimulation der paravertebralen Muskulatur bei 6 Schafen bis zu 6 Monaten über ein implantiertes Trans-
cutorgerät, das über eine Induktionsspule von extern gesteuert
wurde, ermöglichte zahlreiche Erfahrungen mit dieser neuen Gerä-
tekombination.

Serie 5: Die bereits im Tierexperiment und der Klinik hinlänglich
bewährte Karussellstimulation wurde in Verbindung mit dem implantierbaren Transcutor mit externer Steuerung über eine Induktionsspule zur 10-stündigen Dauerstimulation des M. psoas von 5
Schweinen eingesetzt. Der Muskel wurde jeweils besonders starker
isotoner Belastung ausgesetzt und das Leistungsverhalten über
Stunden verfolgt (4).

Serie 6: Bei 19 Schafen wurde der M. psoas durch 6 Wochen über
ein implantiérbares, durch Lithiumbatterien betriebenes 1-Kanal-
Stimulationsgerät indirekt über die entsprechenden Nervenäste
stimuliert. Um den schnell kontrahierenden M. psoas in einen
langsamer kontrahierenden und weniger ermüdbaren Muskel umzufor-
men, wurde als Stimulationsfrequenz 15 Hz gewählt. Bei 24 h-Dauer-
betrieb betrug die Stimulationsphase 500 msec, die Ruhephase
1000 msec. Mit einem Magneten ließ sich die Spannung des Stimulationsstromes je nach Kontraktionseffekt percutan nachregulieren.

Ergebnisse

Die Ergebnisse der einzelnen experimentellen Serien zusammenfassend, kann gesagt werden, daß die Belastbarkeit der Edelstahl-
elektrode unter den gegebenen Voraussetzungen auch im chronischen

Einsatz ausreichend ist und daß die am Nerven verursachten Schädigungen tolerabel sind. Die Schwachstellen für die mechanische Belastbarkeit konnten durch Entwicklung einer gewendelten Stahlelektrode mit verbesserter Silikonkautschukisolierung und Steckkontakten sowie mit nach Belastungszonen differenziertem Aufbau behoben werden. Trotz chronischer Überlastung des Nerv-Muskel-Komplexes durch 6 Wochen sind im Vergleich zur nichtstimulierten Seite noch 60% der Muskelfunktion vom stimulierten Muskel zu erwarten. Auch bei längerem Betrieb ist die Spannung des für eine effektvolle Kontraktion notwendigen Stimulationsstromes akzeptabel. Wie die Veränderung der Kraftkurve, das histochemische Verteilungsmuster der Muskelfasern und die Enzymveränderungen zeigen, erfolgt tatsächlich eine Umformung der Muskelcharakteristik.

Klinische Anwendung

Bevor diese positiven tierexperimentellen Erfahrungen mit diesem transcutan gesteuerten, implantierbaren Stimulationsgerät bei querschnittsgelähmten Patienten eingesetzt werden konnte, war es notwendig, hauptsächlich in Präparationsstudien an der Leiche, ein operationstechnisches Konzept für den Humaneinsatz zu erarbeiten.

Am 6. und 7. Oktober 1982 wurden nun weltweit erstmals 16-Kanal-Stimulationsgeräte an 2 querschnittgelähmten Patientinnen implantiert. An beiden Seiten wurde jeweils ein Stimulationsgerät in eine subcutane Tasche in die Bauchdecke implantiert. 4 Elektroden wurden jeweils zu den Nn. glutei inferiores zur Stimulation des M. gluteus maximus und 4 Elektroden zu den Nn. femorales zur Stimulation des M. quadriceps femoris geleitet. Die Elektroden wurden um den Nerv gruppiert und am Epineurium mit feinen, atraumatischen Nähten befestigt. Nach Ablauf der unmittelbar postoperativen Heilungsphase wurde begonnen, die implantierten Stimulationsgeräte transcutan durch auf die Haut aufgeklebte Transcutorsendespulen zur Stimulation mit ständig wechselnden Schaltkombinationen zu veranlassen. Die Transcutorsendespulen werden durch ein tragbares, von aufladbaren Batterien versorgtes Steuerungsgerät mit Strom und Signalen versorgt. 4 stufenlos regulierbare Hebel am Steuergeber ermöglichen es dem Querschnittgelähmten, die durch die Elektrostimulation ausgelöste Streckung in der Hüfte bzw. Streckung im Knie durch entsprechende Fingerbewegungen weich zu regeln.

Im Rahmen eines ausgedehnten Übungsprogrammes sollen einerseits die Patienten den Umgang mit dieser Technologie besonders im Wechselspiel mit den jeweils im konkreten Fall vorliegenden individuellen Voraussetzungen erlernen. Andererseits soll durch das Training die Leistung der stimulierten Muskulatur gesteigert werden. Der bisherige Verlauf bei unseren beiden ersten Patientinnen bestätigt die Richtigkeit dieser Überlegungen. Aufstehen ohne fremde Hilfe und Gehen über kurze Strecken ist so für diese Paraplegikerinnen in greifbare Nähe gerückt.

Zusammenfassung

Die Aktivierung von Muskelgruppen bei querschnittgelähmten Patienten durch Elektrostimulation soll als Endziel eines multi-

disziplinären Forschungsprojektes aufrechtes Stehen und Gehen
ermöglichen. In einer Reihe von experimentellen Untersuchungen
konnte die Langzeitbelastbarkeit von implantierten Elektroden und
Stimulationsgeräten bestätigt werden. Außerdem wurden die Stimu-
lationsparameter optimiert und die Auswirkungen der chronischen
Stimulation auf den Nerv-Muskel-Komplex geprüft. Schließlich wird
über die ersten klinischen Implantationen von 16-Kanal-Stimula-
tionsgeräten bei 2 Paraplegikerinnen berichtet.

Summary

It is the aim of a multidisciplinary research program to give
paraplegic patients the ability to stand and to walk by indirect
electrical stimulation of groups of muscles. In several experimental studies the long-term carrying capacity of the electrodes
and of the implantable stimulators proved sufficient. In addition to that the optimal parameters for stimulation were esti-
mated and the response of the nerve-muscle complex to chronic
stimulation was investigated. Finally, the first clinical implantation of 16-channel stimulation devices in two paraplegic patients is reported.

Literatur

1. HOLLE J, MORITZ E, LISCHKA A, THOMA H (1974) Die Karusell-
   stimulation, eine neue Methode zur elektrophrenischen Langzeitbeatmung. Wr Klin Wschr 86
2. THOMA H, HOLLE J, MORITZ E, STÖHR H (1978) Walking after pa-
   raplegia - A principle concept. 6. Int. Symp. on External
   Control of Human Extremities, Dubrovnik
3. STÖHR H. FREY M. LOSERT U, ROSENKRANZ D, THOMA H (1981) Reaction of the electrode nerv connection on lowest DC-currents
   and high peak voltages. ISAO, Paris
4. FREY M. LOSERT U, THOMA H, HUBER L (1980) Funktionelle Muskelstimulation - Versuche zur Energiegewinnung. Wissenschaftl
   Ber 5. Jahrestag Österr Ges Biomed Technik 86

Dr. M. Frey, II. Chirurgische Universitätsklinik Wien, Spital-
gasse 23, A-1094 Wien

48. Die dynamische Insuffizienz der Lymphdrainage als Ursache des postischämischen Extremitätenödems

Dynamic Insufficiency of Lymphatic Drainage as a Cause of Postischemic Edema of the Extremities

K. H. Wildeshaus, K. J. Husfeldt und R. Reske

Chirurgische Abteilung des Diakonissenkrankenhauses, Karlsruhe-Rüppurr

Im Jahre 1968 beschrieb BECKER anhand von 161 gelungenen Rekonstruktionen der arteriellen Strombahn ein Ödem im Bereich der operierten Extremität. Dieses Ödem findet sich nach Angaben der Literatur in 15% bis 89% der Fälle und wird unter Außerachtlassung einer genauen pathogenetischen Differenzierung als postischämisches Extremitätenödem bezeichnet. Sachlich richtiger sollte dieses Ödem, das im Anschluß an Wiederherstellungseingriffen an den Arterien auftritt, als postrekonstruktiv bezeichnet werden. Es findet sich in der Regel in der Unterschenkel-, Knöchel- und Fußregion, d.h. in denjenigen Gewebsregionen, die von einer Durchblutungsinsuffizienz am stärksten betroffen sind und kann schon in unmittelbarer Folge 24 h postoperativ beobachtet werden.

Ziel dieser experimentellen Studie ist es, die Bedeutung der Plasmaproteine bei der Genese des postischämischen Ödems zu unterstreichen und einen Einblick in die Beziehung zwischen An- und Abtransport lymphpflichtiger Substanzen 24 h nach Revascularisierung einer Extremität bei vorangegangener inkompletter Ischämie zu gewinnen.

Es wird sowohl das kinetische Verhalten von radioaktiv markiertem Humanserum-Albumin (HSA) 24 h nach Rekonstruktion einer arteriellen Strombahn untersucht als auch das postischämische Ödem durch eine Doppel-Isotopenmethode quantitativ erfaßt.

Im Rahmen dieser Arbeit soll lediglich nur auf die Kinetik von radioaktiv markiertem Humanserum-Albumin im Extravasalraum eingegangen werden.

Methodik

Die Versuche wurden an 20 ein Jahr alten Beaglehunden mit einem durchschnittlichen Körpergewicht von 17 kg durchgeführt. 7 Tage nach experimentell erzeugter inkompletter Ischämie im Bereich

Chirurgisches Forum '83
f. experim. u. klinische Forschung
Hrsg.: H.W. Schreiber
© Springer, Berlin Heidelberg 1983

der linken hinteren Extremität des Versuchstieres erfolgte die Rekonstruktion der arteriellen Strombahn, wobei die Verschlußstrecke reseziert und beide Arterien durch eine End-zu-End-Anastomose wieder miteinander vereinigt wurden.

24 h nach der Rekonstruktion wurde über eine Vene der linken Vorderpfote des Versuchstieres 1 mCi J-131-Human-Serum-Albumin appliziert. Nach Applikation des markierten Albumins erfolgte über einen Gesamtzeitraum von 90 min mit einem Zeitparameter von 30 s eine Sequenz-Szintigraphie. Über diesen Zeitraum hinweg wurden gleichzeitig jeweils 2 ml Blut aus der rechten V. femoralis entnommen.

So konnten normierte Zeitaktivitätskurven der J^{131}-Blutaktivität erstellt werden. Es erfolgte gleichzeitig eine Sequenz-Szintigraphie über der linken und rechten hinteren Extremität des Versuchstieres mit Hilfe einer Gammakamera, bei der repräsentative Regionen ausgewählt und Zeitaktivitätskurven mit der sogenannten Regions-of-Interest Technik ermittelt wurden. Hier erfolgte wiederum eine Normierung der gewonnenen Aktivitätskurven auf einen Maximalwert.

Um eine Aussage über die Kinetik des injizierten J^{131}-HSA in der revascularisierten und der Kontroll-Extremität gewinnen zu können, wurden entsprechende Zeitaktivitätskurven der revascularisierten und der Kontroll-Extremität erstellt und auf einen Zeitpunkt des Tracer Äquilibriums (nach 10 min) normiert.

Es bildete sich in der revascularisierten Extremität nach Äquilibrium ein Plateau aus. In der Kontroll-Extremität zeigte sich dagegen eine aus einer schnellen und langsamen Komponente bestehende Eliminationsphase. So fand sich bei einem Vergleich der Zeitaktivitätskurven 90 min nach Injektion von J^{131}-HSA eine etwa 15%ig höhere J^{131}-Aktivität über der revascularisierten Extremität. Dieser Unterschied ist signifikant.

Der extravasale Anteil der J^{131}-HSA-Aktivität läßt sich durch 2 Rechenmethoden ermitteln:

1. Aus der Differenz von extern registrierter Aktivität und Blutaktivität. Hierbei beträgt der extravasale Anteil 15%.

2. Eine weitere Möglichkeit der Berechnung besteht aus der Differenz von normierter extern gemessener Aktivität der revascularisierten Extremität minus normierter externer Aktivität der Kontroll-Extremität. Hierbei fand sich ein extravasal retinierter J^{131}-Albuminanteil von 20%. Der Unterschied von 5% ist nicht signifikant und läßt sich durch eine unvollständige Durchmischung der Tracer im Blut in der Peripherie erklären.

Geht man nun davon aus, daß Albumin ein wesentlicher Bestandteil der lymphpflichtigen Substanzen ist und die Kinetik extravasalen Albumins beim postischämischen Extremitätenödem betrachtet, kommt es, wie gezeigt werden konnte, zu einer deutlichen Retention von Albumin im Extravasalraum nach Rekonstruktion einer arteriellen Strombahn.

Um nun eine mechanische Lymphabflußstörung auszuschließen, erfolgte bei sämtlichen Versuchstieren eine Lymphographie im Anschluß an die durchgeführte Isotopenuntersuchung. Die Lymphographien ergaben keinen Anhalt für ein mechanisches Hindernis der Lymphabstrombahn. Es ließ sich ein ungestörter Abfluß des Kontrastmittels bis in den Ductus thoracicus bei Darstellung der intakten Lymphgefäße von Unter- und Oberschenkel und des poplitealen und lumbalen Lymphknotens darstellen.

Bei der histologischen Untersuchung der Lymphgefäße fand sich 24 h nach Revascularisierung eine ausgeprägte Ektasie mit eiweißreichem Präzipitat in den Lymphgefäßen.

Fluorescenzmikroskopische Darstellungen von mit Fluoram markiertem HSA zeigten eine deutliche perivasculäre Anlagerung von HSA sowie eine ausgeprägte Verbreiterung des Interstitiums.

Diskussion

Für die Entstehung des postischämischen bzw. postrekonstruktiven Extremitätenödems finden sich in der Literatur die unterschiedlichsten Theorien. Einmal wird die sogenannte reaktive Hyperämie als Ursache dieses Ödems angesehen, auf der anderen Seite eine akut auftretende Thrombose der tiefen Beinvenen im Operationsgebiet nach Rekonstruktion. Desweiteren wird eine metabolische Störung der revascularisierten Extremität diskutiert.

SANDMANN und Mitarb. (5) sowie LAUBACH, TREDE und ROTH (4) berichten über mechanische Verletzungen der Lymphbahnen und sehen diese als Ursache für die Entstehung des postischämischen Extremitätenödems an. HOPPE und ALEXANDER (3) konnten anhand von lymphokinetischen Untersuchungen an 25 Patienten mit einer arteriellen Verschlußerkrankung im Stadium II-IV nach Fontaine feststellen, daß nach intravenöser Applikation von 10 mCi AU-198-Mikropartikeln der präfasciale Lymphtransport in einer erkrankten Extremität bei Durchblutungsstörungen im Stadium II-IV nach Fontaine bei klinisch manifester Symptomatik hoch signifikant gegenüber dem Lymphstrom in der kontralateralen Seite herabgesetzt war. Dieses Phänomen wird von HOPPE und ALEXANDER als Auswirkung einer örtlich gestörten Hämodynamik gedeutet, und sie sind der Ansicht, daß ein Mißverhältnis zwischen Filtrations- und Resorptionskräften im capillären Endstrombereich besteht.

Als Ursache der Retention von extravasalem Human-Serum-Albumin ist die von FÖLDI (2) beschriebene dynamische Insuffizienz der Lymphdrainage anzusehen. Hierunter ist ein Überschreiten der lymphpflichtigen Substanzen bei erschöpfter Transportkapazität des Lymphsystems zu verstehen. So muß als Ursache für das postischämische Extremitätenödem einerseits die dynamische Insuffizienz der Lymphdrainage und die von HOPPE und ALEXANDER beschriebene signifikant herabgesetzte Lymphströmung bei arterieller Verschlußerkrankung diskutiert werden. In den beschriebenen Versuchen wurde eine 10 min verlängerte Lymphographiedauer in der revascularisierten Extremität gegenüber der Kontrollextremität gefunden. Dies spricht ebenfalls für eine Verlangsamung der Lymphströmung als Folgeerscheinung der dynamischen Insuffizienz der Lymphdrainage.

Zusammenfassung

In Übereinstimmung mit der Literatur tritt das postischämische
Ödem in 15% - 89% der Fälle auf. Die Frage nach der Ursache ist
bis heute noch nicht einheitlich beantwortet. Die folgende experimentelle Studie soll die Bedeutung der Lymphdrainage bei der Entstehung des postischämischen Ödems hervorheben. Basierend auf
den Ergebnissen von Tierversuchen an 20 Beaglehunden fand sich
ein Mißverhältnis von extravasculär retiniertem vorher intravenös
injiziertem J^{131}-Human-Serum-Albumin (HSA) nach Rekonstruktion
der arteriellen Strombahn. Diese Störung des Diffusionsgleichge-
wichtes von HSA von dem Extravasalraum in das lymphatische System
ist auf eine dynamische Insuffizienz der Lymphdrainage zurückzuführen. Hierunter wird das Überschreiten von lymphpflichtigen
Substanzen bei erschöpfter Transportkapazität des Lymphgefäßes
verstanden.

Summary

According to the literature postischemic edema is found in 15%-
89% of cases. There is no unanimity as to its cause. This experimental study emphasizes the importance of the lymphatic drainage
system in the postischemic edema of the extremity. In experiments
on 20 beagles, there was extravascular retention of intravenously
administered ^{131}I-HSA after reconstruction of the arterial vessels; this is referred to as to an impairment of the diffusion
of HSA from the extravascular space into the lymphatic vessels.
The impairment of diffusion is a result not of mechanical derange-
ment of lymph transportation, but of dynamic insufficiency of
lymphatic drainage.

Literatur

1. BECKER HM (1968) Über das postischämische Auftreten der
   Ödeme. Zentralbl Chir 94: 1529
2. FÖLDI M (1972) Physiologie und Pathophysiologie des Lymph-
   gefäßsystems. Handbuch der allgemeinen Pathologie Bd. 3/6.
   Springer, Berlin Heidelberg New York
3. HOPPE H, ALEXANDER K (1971) Lymphokinetische Untersuchungen
   mit AU-198-Mikropartikeln bei Arterio-, Phlebo- und Lymphan-
   giopathien der unteren Extremitäten. Z Kreisl Forsch 61: 280
4. LAUBACH K, TREDE M, ROTH FJ (1972) Ursachen des Ödems nach
   femoro-poplitealen Wiederherstellungsoperationen. Langenbecks
   Arch Chir (Suppl) Chir Forum 363
5. SANDMANN W, KREMER K, KLEINSCHMIDT K, GÜNTHER G (1976) Lymphabflußstörung nach Arterienoperationen am Bein. Chirurg 47:
   198

Dr. med. K.H. Wildeshaus, Oberarzt der Chirurgischen Abteilung,
Diakonissenkrankenhaus, D-7500 Karlsruhe-Rüppurr

49. Ultrastrukturelle Untersuchungen zum Lagerungsverhalten von Lymphgefäßtransplantaten[*]

Ultrastructural Investigations of the Behaviour of Stored Lymph-Vessel Transplants

R. G. Baumeister[1], U. Goldmann[2], H. Liebich[3] und J. Seifert[2]

[1]Chirurgische Klinik und Poliklinik der Universität München
 (Direktor: Prof. Dr. G. Heberer)
[2]Institut für Chirurgische Forschung der Universität München
 (Direktor: Prof. Dr. Dr. h.c. W. Brendel)
[3]Institut für Tieranatomie (Prof. Dr. B. Vollmerhaus)

Zielsetzung

Die chirurgische Behandlung des sekundären lymphostatischen Ödems mittels autologer Lymphgefäßtransplantation ist eine Methode, die seit über 2 Jahren in der Klinik angewandt wird (1, 4). Tierexperimentelle Untersuchungen deuten darauf hin, daß auch eine allogene Lymphgefäßtransplantation einen ausreichenden Lymphtransport gewährleisten kann (2). Für eine mögliche klinische Anwendung sollte daher untersucht werden, welche morphologischen und funktionellen Auswirkungen eine praxisnahe Lagerung über verschiedene Zeitintervalle auf Lymphgefäßtransplantate besitzt.

Methodik

Zur Durchführung dieser Untersuchungen wurden Segmente des abdominalen Ductus thoracicus der Ratte mit einer Länge von ca. 3 mm aus dem Gebiet zwischen Cisterna chyli und dem Zwerchfell entnommen. Diese Segmente wurden nach der Entnahme in verschiedenen Medien über unterschiedlich lange Zeiträume gelagert und danach entweder sofort für die histologische Untersuchung fixiert oder zunächst als Transplantate verwendet und erst nach einer Revisionsoperation histologisch untersucht. Die Transplantationen erfolgten an Long-Evans-Ratten in zugfreier Anastomosierungstechnik mit resorbierbarem Polyglactin 910 der Stärke 10 - 11 x 0 (3). Die Präparationen wurden unter einem OPMI I Operationsmikroskop ausgeführt. Die Tiere wurden nach einer anfänglichen Äthernarkose mit Chloralhydrat narkotisiert. Die Durchgängigkeit der Trans-

---

[*]Mit Unterstützung der Stiftung Volkswagenwerk

Chirurgisches Forum '83
f. experim. u. klinische Forschung
Hrsg.: H.W. Schreiber
© Springer, Berlin Heidelberg 1983

plantate wurde klinisch während der Revisionsoperation beurteilt.
Dabei wurde auf das Vorhandensein der Transplantate, deren Aussehen und Dicke sowie auf Stenosen oder Erweiterungen des Ductus
thoracicus vor und nach der Anastomose geachtet. Das intraluminale Auftauchen von Farbstoff nach peripherem Einbringen wurde als
Beweis für die Durchgängigkeit angesehen.

In Stichproben wurde die Durchgängigkeit zusätzlich durch Lymphographie beurteilt.

Für die raster- und transmissionselektronenmikroskopische Darstellung wurden die Präparate durch Perfusion mit 2%igem Glutaraldehyd in situ fixiert und anschließend mit dem gleichen Fixierungsmittel zusätzlich von außen überschichtet. Für diese
rasterelektronenmikroskopische Untersuchung wurden die Organproben nach stufenweiser Entwässerung in Aceton "critical-point" getrocknet und in einem Jeol-35-C-Rasterelektronenmikroskop untersucht. Korrespondierende Gewebsstücke wurden für die Transmissionselektronenmikroskopie routinemäßig fixiert, mit 1%igem OsO_4
kontrastiert, entwässert und in Araldit eingebettet. Die Ultradünnschnitte wurden mit Uranyl-acetat und Blei-citrat nachkontrastiert und in einem Elmiskop 101 (Siemens) untersucht.

Für die Untersuchungen an lediglich gelagerten Lymphgefäßsegmenten ergeben sich die Lagerungszeiten und Lagerungsarten bei kurz-,
mittel- und langfristiger Lagerung aus Tabelle 1.

Tabelle 1. Gelagerte Lymphgefäßsegmente

Kurzfristige Lagerung		
	NaCl 4°C (n)	NaCl 20°C (n)
1/2 h	1	1
1 h	1	1
2 h	1	1
3 h	1	1
4 h	1	1
6 h	1	1
10 h	1	1
Mittelfristige Lagerung		
8 d	5	
Langfristige Lagerung		
30 d	3	

In Tabelle 2 sind die verschiedenen Lagerungszeiten und Lagerungsarten bei Versuchen mit gelagerten und nachfolgend transplantierten Segmenten angegeben.

Tabelle 2. Gelagerte und transplantierte Lymphgefäßsegmente

Kurzfristige Lagerung

	NaCl 4°C (n)	NaCl 20°C (n)
1/2 h	1	1
1 h	1	1
2 h	1	1
6 h	1	1
10 h	1	1

(Revisionsoperation: 20 Tage pop.)

Mittelfristige Lagerung

8 d	10

(Revisionsoperation: 2 - 40 Tage pop.)

Langfristige Lagerung

30 d	3

(Revisionsoperation: 30 Tage pop.)

Ergebnisse

Gelagerte Lymphgefäßsegmente

Kurzzeitlagerung. Nach einer Kurzzeitlagerung zwischen 30 min und
10 h zeigte sich keine strukturelle Beeinträchtigung der Lymphgefäßwand nach einer vergleichenden Lagerung in 0,9%iger NaCl-Lösung bei 4°C bzw. bei 20°C. Im einzelnen blieb innerhalb der
ersten Stunden der Lagerung in NaCl-Lösung auch bei unterschiedlicher Lagertemperatur eine weitgehend geschlossene Lamina endothelialis erhalten. Stellenweise war eine Abhebung des Endothels
vom darunterliegenden Bindegewebe als Verband bzw. punktuell auch
eine vollständige Ablösung zu beobachten. Im Zeitraum bis zu 6 h
konnten neben vermehrt auftretenden epitheliolytischen Vorgängen
auch Umstrukturierungen der unterlagerten Kollagenfaserschichten
beobachtet werden. Diese traten bei Proben von 20°C gegenüber
denen bei 4°C-Lagerung vermehrt in Erscheinung. Nach 10 h Lagerdauer ließ sich in beiden Fällen eine vollständige Ablösung des
Endothels feststellen, während das unterlagerte Bindegewebe hier
nach 4°C Lagerungstemperatur in seinem Grundaufbau dichter er-
schien als bei Lagerung mit 20°C.

Mittelfristige Lagerung. Die mittelfristige Lagerung der Lymphgefäßtransplantate über einen Zeitraum von 8 Tagen zeigte ein
großflächiges Abheben der Lamina endothelialis, verbunden mit
einer partiellen Zellysis und einer Kernpyknose, sowie eine
weitgehende Desintegration feinfibrillärer, kollagener Elemente
des subendothelialen Gewebes mit Lyse der Fibrocyten. Die peripheren Kollagenfasern der Lymphgefäße wiesen eine weitgehend pa-
rallelfaserige Ordnung ohne wesentliche Strukturveränderungen
auf.

Langzeitlagerung. Bei einer Lagerungsdauer von 30 Tagen bei 4°C bildeten weitgehend geordnete Kollagenfaserbündel die Lumenauskleidung anstelle des Endothels, welches nur noch fragmentiert die innere Oberfläche bedeckte. Die Wand selbst zeigte in den tieferen Schichten ein einheitliches geschlossenes Bild.

Gelagerte und transplantierte Lymphgefäßsegmente

Kurzzeitlagerung. Bei allen Transplantaten, die zwischen 1/2 bis 10 h in 0,9%iger NaCl-Lösung sowohl bei 4°C als auch bei 20°C gelagert waren, konnte eine Durchgängigkeit während der Revisionsoperation nachgewiesen werden. In der elektronenmikroskopischen Untersuchung zeigte sich, daß 20 Tage nach Transplantation die Innenauskleidung der Transplantate in sämtlichen Fällen von einem weitgehend geschlossenen Epithelbelag gebildet wurde. Anstelle der Endothelabdeckung konnte partiell auch ein Fibrinüberzug beobachtet werden. Eine Lagerung von 1/2 und 1 h bei 20°C führte zu geringeren Umbauvorgängen in der Transplantatwand als bei gleich kurzer Aufbewahrungszeit in 4°C NaCl-Lösung. Mit fortschreitender Lagerdauer jedoch führte die Aufbewahrung bei 4°C zu einer dem ursprünglichen Bild eher entsprechenden Anordnung der Fasern in der Transplantatwand. Dieses Bild trat nach 10-stündiger Lagerdauer noch besser in Erscheinung.

Mittelfristige Lagerung. 8 Transplantate mit einer Lagerungsdauer von 8 Tagen in 0,9%iger NaCl-Lösung zeigten nach der Revisionsoperation zwischen dem 20. und 40. Tag ohne Ausnahme eine Durchgängigkeit. Durch das gestaffelte Intervall zwischen Transplantation und Revisionsoperation von 2 bis 40 Tagen konnten elektronenmikroskopisch Umbauvorgänge in verschiedenen Phasen beobachtet werden. In sämtlichen untersuchten Transplantatproben konnte eine geschlossene Wandauskleidung festgestellt werden. Diese wurde insbesondere in den ersten Tagen von Fibrinauflagerungen gebildet (2 bzw. 4 Tage pop.) und wurde schließlich zwischen dem 8. bis 40. Tag pop. durch einen geschlossenen Epithelbelag ersetzt. Innerhalb der ersten Tage pop. bestand die Lymphgefäßwand aus einem lockeren Verband kollagener Fibrillen. Vermehrte Umbauvorgänge begannen etwa 1 Woche nach Transplantation in Form von diffusen Infiltraten von Rundzellen (z.B. Lymphocyten). Gleichzeitig wurde subendothelial eine "Neointima",bestehend aus einem geordneten Geflecht von Kollagenfasern, aufgebaut. Periphere Wandabschnitte wurden durch Makrophagen organisiert. Nach 30 - 40 Tagen pop. konnten erstmals glatte Muskelzellen in der Neointima beobachtet werden.

Langfristige Lagerung. Auch nach einer Lagerungsdauer von 30 Tagen erwiesen sich alle Transplantate als durchgängig. Elektronenmikroskopisch zeigte sich, daß eine Verlängerung der Lagerdauer auf dieses Intervall keine Abweichung von den in den Kurzzeit- bzw. mittelfristigen Lagerungsversuchen beobachteten Veränderungen bezüglich Lumenauskleidung und Wandorganisation nach sich zieht.

Diskussion

Die vorliegenden Untersuchungen zeigen morphologisch einen zunehmenden Verlust an Endothel und subendothelialem Gewebe mit

zunehmender Lagerungsdauer. Allerdings sind durch Reparations-
vorgänge nach einer Transplantation die Schäden reversibel. Sie
führen nicht zu einer Veränderung der Transplantatdurchgängig-
keit. Ähnliche Beobachtungen konnten auch bei homolog transplantierten Lymphgefäßsegmenten gemacht werden (2). Damit wären
erste tierexperimentelle Hinweise für eine klinisch anwendbare
allogene Lymphgefäßtransplantation mit einer Lagerung der Transplantate über einen längeren Zeitraum hinweg gegeben.

Zusammenfassung

Nach Lagerung von Lymphgefäßsegmenten in 0,9%iger NaCl-Lösung
zwischen 1/2 bis 10 h läßt sich mit zunehmender Lagerungsdauer
eine fortschreitende Zerstörung des Endothels bei erhaltener
tiefer Wandstruktur erkennen. Nach 8 Tagen Lagerungsdauer sind
auch Abbauvorgänge im subendothelialen Bereich zu erkennen. Nach
30-tägiger Dauer sind nur die tiefen Wandschichten erhalten.
Werden die gelagerten Lymphgefäßsegmente transplantiert, so kann
mit zunehmendem zeitlichen Abstand von der Transplantation eine
Neubildung des Endothels sowie des subendothelialen Gewebes beobachtet werden. Auf die Durchgängigkeit der Transplantate hat
eine unterschiedliche Lagerungsdauer keinen Einfluß.

Summary

Storage of lymph-vessel segments in 0,9% NaCl solution for between 30 min and 10 h leads to increasing destruction of the endothelium; the deeper vessel wall remains intact. After 8 days
storage, breakdown of subendothelial tissue can also be seen.
After 30 days, only the deeper parts of the lymph-vessel wall
are intact. After transplantation of stored lymph vessels, new
formation of the endothelium and of the subendothelial tissue
can be seen increasing with the interval since transplantation.
The duration of storage does not influence the patency of the
lymph vessel transplants.

Literatur

1. BAUMEISTER RG, SEIFERT J, HAHN D (1981) Autotransplantation
   of Lymphatic Vessels. Lancet 147: Jan. 17
2. BAUMEISTER RG, SEIFERT J, GABKA C, LIEBICH H (1982) Immuno-
   logisches Verhalten homolog transplantierter Lymphgefäße.
   Langenbecks Arch Chir (Suppl) 82: 36
3. BAUMEISTER RG, SEIFERT J, WIEBECKE B (1982) Untersuchungen
   zum Verhalten von resorbierbarem und nicht resorbierbarem
   Nahtmaterial bei der Lymphgefäßnaht. Handchir Mikrochir Plast
   Chir 14: 87
4. BERGER A (1982) Zur Technik der Lymphgefäßtransplantation am
   Unterarm, Vortr. a. d. 5. Jahrestagung der Deutschsprachigen
   Arbeitsgemeinschaft für Mikrochirurgie der peripheren Nerven
   und Gefäße. Aarau, 11. - 13. XI.

Priv.-Doz. Dr. Dr. med. habil. R.G.H. Baumeister, Klinik und Poliklinik für Chirurgie der Universität München, Klinikum Großhadern, Marchioninistraße 15, D-8000 München 70

50. Die unmittelbar postoperative enterale Ernährung nach Colonresektion – Eine Alternative zur parenteralen Ernährungstherapie?

Immediate Postoperative Enteral Nutrition After Elective Colonic Surgery – An Alternative to Parenteral Nutrition?

N. M. Merkle[1] und H. Wiedeck[2]

[1]Klinik für Allgemeine Chirurgie (ehemaliger Ärztlicher Direktor: Prof. Dr. Ch. Herfarth) des Zentrums für Chirurgie der Universität Ulm
[2]Zentrum für Anaesthesiologie (Leiter: Prof. Dr. F.W. Ahnefeld, Prof. Dr. W. Dick, Prof. Dr. Dr. A. Grünert)

Die enterale Ernährung hat in den letzten Jahren wegen ihrer Vorteile (physiologischer, risikoärmer, billiger) eine zunehmende klinische Bedeutung erlangt.

In der vorliegenden Arbeit sollte untersucht werden, inwieweit eine enterale Ernährung auch nach colonresezierenden Eingriffen durchführbar ist und als mögliche Alternative einer parenteralen Ernährung angesehen werden kann.

Patienten und Methodik

Im Rahmen einer prospektiven randomisierten Studie wurden 40 Patienten nach Colonresektion wegen Carcinom vom ersten bis fünften postoperativen Tag entweder über eine am Vortag gelegte filiforme Jejunalsonde aus Silikon-Kautschuk ernährt (Prüfgruppe) oder in herkömmlicher Weise parenteral über einen zentralvenösen Katheter. Um beide Ernährungsformen vergleichen zu können, wurde das Nährstoffangebot in beiden Gruppen annähernd gleich gewählt (enteral: 60 g Eiweiß, 8.400 kJ; parenteral: 75 g Eiweiß, 7.500 kJ). Bei der enteralen Nährlösung handelte es sich um eine definierte Oligopeptiddiät, deren Proteinanteil zu 80% aus Oligopeptiden bestand, die durch enzymatische Hydrolyse von Lactalbumin gewonnen wurden. Zugegeben waren Kohlenhydrate sowie Fett in Form von MCT und essentiellen Fettsäuren.

Neben der Beobachtung der Verträglichkeit und evtl. auftretender Nebenwirkungen erfolgten tägliche Messungen der Blutglucose, des Elektrolyt-, Harnstoff-, Protein- und Albumingehalts im Serum sowie die Bestimmung der Stickstoffbilanz. Als klinische Kriterien der Wirksamkeit dienten die Verträglichkeit, evtl. auftretende Nebenwirkungen sowie die Art und Häufigkeit von Komplikationen in beiden Gruppen. Die statistische Auswertung der kli-

Chirurgisches Forum '83
f. experim. u. klinische Forschung
Hrsg.: H.W. Schreiber
© Springer, Berlin Heidelberg 1983

nisch-chemischen Kenngrößen erfolgte durch den Vergleich der
Medianwerte und ihres 95 Prozent-Konfidenzbereiches.

Ergebnisse

Die Plazierung der Sonde gelang bei allen Patienten mühelos. Die
meisten Patienten fühlten sich durch die liegende Sonde nicht
wesentlich gestört. Die Sondennahrung wurde bei jejunaler Applikation völlig problemlos vertragen, insbesondere wurden die den
Sondennahrungen häufig angelasteten Nebenwirkungen wie Bauch-
krämpfe, Dumping-Symptome, schwere Durchfälle oder gar Hyperosmo-
laritätssyndrome nicht beobachtet. Lediglich bei einer Patientin
kam es infolge eines technischen Versagens zu einer kurzzeitig zu
raschen Fütterung, deren Folgen prompte Leibschmerzen mit nachfolgender Diarrhö waren. Bei unbemerktem Zurückgleiten der Sonden-
spitze in den Magen und damit gastraler Ernährung (n = 3) wurde
die Sondennahrung ebenfalls schlecht vertragen.

Die klinisch-chemischen Parameter unterschieden sich in beiden
Gruppen nur unwesentlich. Die Blutglucosewerte zeigten sowohl
enteral als auch parenteral einen streßbedingten Anstieg auf
Werte um 140 mg% mit leicht abfallender Tendenz über den Beobachtungszeitraum. Die Serumelektrolyte Natrium und Kalium lagen
stets im Normbereich. Die Serumharnstoffwerte zeigten in beiden
Gruppen ab dem dritten p.op. Tag einen leichten Anstieg innerhalb
des Referenzbereiches. Die Serumeiweißwerte sanken wie die Albu-
minwerte unter den Referenzbereich und erreichten erst allmählich
wieder die Ausgangswerte (Abb. 1). Die Stickstoffbilanz war mit
Ausnahme des ersten postoperativen Tages, an dem protokollgemäß
in beiden Gruppen nur die Hälfte des Nährstoffangebotes verabreicht wurde, praktisch während des gesamten Ernährungszeitraumes
ausgeglichen, am zweiten p.op. Tag mit +2g sogar positiv (Abb. 2).

Die Komplikationsrate war in beiden Gruppen annähernd gleich
(4/20 in der Prüfgruppe, 5/20 in der Kontrollgruppe), eine Anastomoseninsuffizienz wurde in keinem Fall beobachtet.

Diskussion

Trotz der unbestreitbaren Vorteile einer enteralen Ernährung gegenüber einer parenteralen Ernährung hat sich dieses Verfahren
in der klinischen Praxis nach abdominalchirurgischen Eingriffen
bisher nicht durchsetzen können, obwohl vereinzelte günstige Resultate im Schrifttum berichtet werden (2, 3, 4). Die Gründe hierfür dürften hauptsächlich in der Tatsache der postoperativ gestörten Magen-Darm-Motorik zu suchen sein. Die vorgelegten Ergebnisse zeigen deutlich, daß die bislang praktizierte Vorsicht,
unmittelbar postoperativ nach größeren Laparotomien keinesfalls
enteral zu ernähren, nicht fundiert begründet ist. Unter Beachtung gewisser Kautelen, d.h. strenger duodenaler bzw. jejunaler
Applikation der Nährstoffe unter Umgehung des Magens, wird die
Sondenernährung sowohl nebenwirkungsfrei vertragen als auch sämtliche Nährstoffe optimal absorbiert. Die Verabreichung von Oligopeptiden scheint zudem die Proteinresorption zu begünstigen (1).

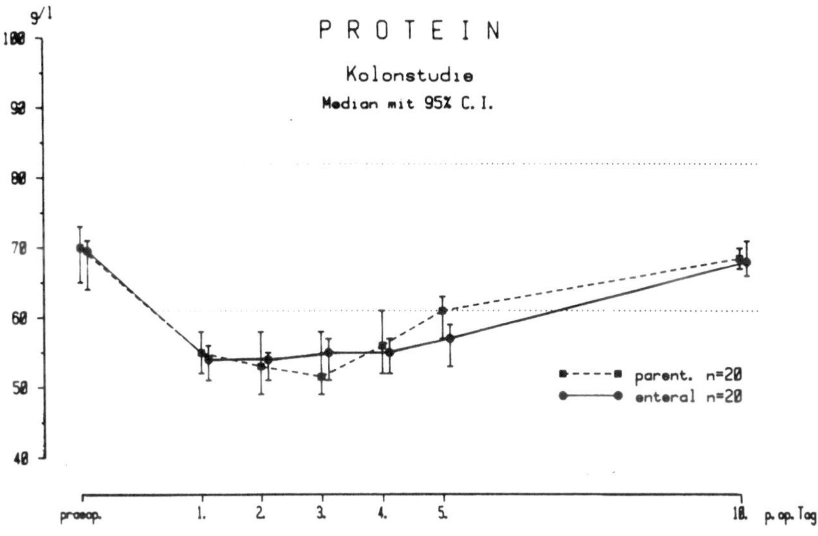

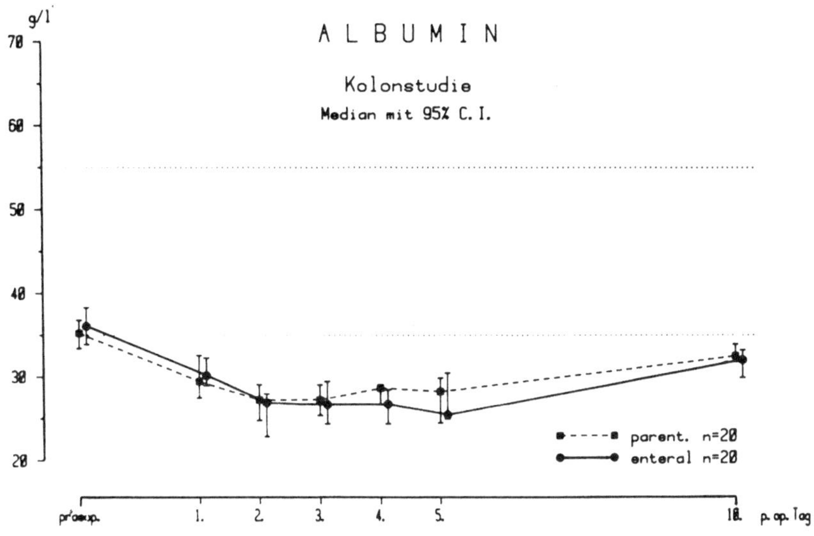

Abb. 1. Serumprotein und -albumin unter enteraler und parenteraler Ernährung nach Colonresektion

Die untersuchten metabolischen Parameter stellen einen indirekten Beweis dar für die Effektivität dieses Ernährungsverfahrens im Hinblick auf die Energie- und Proteinzufuhr wie auch der Aufrechterhaltung der Homöostase des inneren Milieus.

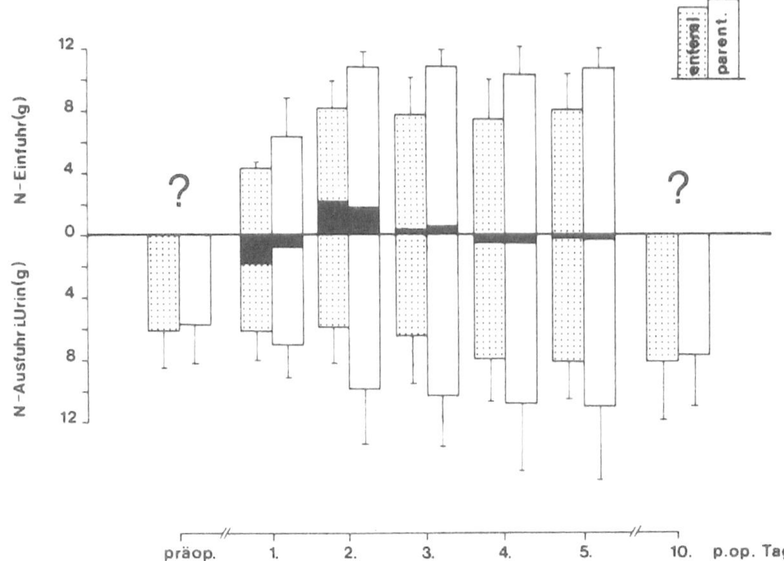

Abb. 2. Stickstoffeinfuhr, Stickstoffausfuhr und Stickstoffbilanz unter enteraler und parenteraler Ernährung nach Colonresektion

Zusammenfassung

In einer prospektiven randomisierten Studie wurde die Möglichkeit und Wirksamkeit einer unmittelbar postoperativen enteralen Ernährung nach Colonresektion gegenüber einer konventionellen parenteralen Ernährung überprüft. Hierzu erhielten 20 Patienten vom ersten bis fünften postoperativen Tag über eine filiforme Jejunalsonde eine kohlenhydrat- und fetthaltige Oligopeptiddiät, während die 20 Patienten der Kontrollgruppe konventionell über einen zentralvenösen Katheter ernährt wurden. Die jejunale Sondenernährung wurde gut vertragen, Nebenwirkungen traten kaum auf. Die gemessenen Laborparameter zeigten in der Regel eine ungestörte Homöostase, die Stickstoffbilanz war in beiden Gruppen ausgeglichen. Die dargestellten Ergebnisse zeigen, daß eine enterale Ernährung auch unmittelbar nach colonresezierenden Eingriffen eine echte Alternative zur parenteralen Ernährung darstellt.

Summary

In a prospective randomized study, 40 patients were investigated after elective colonic surgery to assess the value of early postoperative enteral feeding compared with parenteral feeding. Twenty patients received from the 1st postoperative day until the 6th postoperative morning a diet consisting of carbohydrates, fat, and short-chain peptides via a fine-bore feeding tube placed in the proximal jejunum. The 20 patients in the control group were treated with standard intravenous fluids consisting of carbohydrates and amino acids via infusion into a central vein. The general condition of the enterally fed patients was satisfactory,

the diet was tolerated well, and severe side effects were not
seen. The metabolic parameters showed no serious disturbance;
a positive nitrogen balance was achieved during the 2nd postoperative day. These results suggest that the enteral route for the
application of nutrients is a definite alternative to parenteral
nutrition in patients who have undergone elective colonic surgery.

Literatur

1. MATTHEWS DM, ADIBI SA (1976) Peptide absorption. Gastroenterology 71: 151
2. MERKLE NM, DÖLP R, WIEDECK H (1980) Über die postoperative
   enterale Ernährung nach Abdominaleingriffen - eine klinische
   Studie mit einer Peptiddiät. Chirurg 51: 524
3. MOSS G (1977) Postsurgical decompression and immediate ele-
   mental feeding. Hosp Pract 12: 73
4. SAGAR S, HARLAND P, SHIELDS R (1979) Early feeding with ele-
   mental diet. Br Med J I: 293

Dr. N.M. Merkle, Zentrum für Chirurgie der Universität Ulm,
Steinhövelstraße 9, D-7900 Ulm

51. Effekt von Cimetidin und Promethazin auf die basale und histaminstimulierte Parathormonfreisetzung aus menschlichem Nebenschilddrüsengewebe in vitro[*]

Effect of Cimetidine and Promethacine on Basal and Histamine-Induced Secretion of Parathyroid Hormone from Human Parathyroid Tissue in Vitro

P. K. Wagner[1], U. Krause[2] und M. Rothmund[1]

[1]Chirurgische Klinik (Direktor: Prof. Dr. F. Kümmerle)
[2]Abteilung für Endokrinologie (Leiter: Prof. Dr. J. Beyer) der
Johannes Gutenberg-Universität Mainz

Cimetidin gewinnt in den letzten Jahren in der konservativen
Behandlung des primären und sekundären Hyperparathyreoidismus
(p, sHPT) ein zunehmendes Interesse, nachdem bei beiden Krankheitsbildern in mehreren klinischen Studien ein Abfall der Pa-
rathormonkonzentration (PTH) im peripheren Blut nachgewiesen
wurde (2, 4). Obwohl auch gegenteilige klinische Berichte vorliegen (3), ergaben alle bisherigen in vitro Untersuchungen mit
diesem H_2-Receptorantagonisten an Nebenschilddrüsenadenomgewebe
gleichlautend eine Hemmung der basalen und histaminstimulierten
PTH-Freisetzung (1, 6). Entsprechende Befunde konnten auch mit
dem Histamin-H_1-Receptor-Antagonisten Promethazin erhoben werden, so daß Nebenschilddrüsenadenome offensichtlich über H_1- und
H_2-Receptoren verfügen.

Da entsprechende Untersuchungen an sekundär hyperplastischem
Nebenschilddrüsengewebe nicht vorliegen, haben wir den Effekt
von Cimetidin und Promethazin in vitro an Einzelzellsuspensionen
dieses Gewebes untersucht und quantitativ mit der Wirkung an Ade-
nomgewebe verglichen. Hierdurch soll geprüft werden, ob sekundär
hyperplastische Epithelkörperchentumoren auch über Histaminrecep-
toren verfügen und in welchem Ausmaß diese die PTH-Sekretion beeinflussen.

Material und Methodik

Die Untersuchungen erfolgten in vitro an Einzelzellsuspensionen,
die nach einer eigenen Methodik hergestellt wurden (5). Jeweils
1 ml dieser Suspension enthielt 1 x 10^5 vitale Zellen. Sie wur-

---

[*]Mit Unterstützung der Deutschen Forschungsgemeinschaft (Ro 519/2)

Chirurgisches Forum '83
f. experim. u. klinische Forschung
Hrsg.: H.W. Schreiber
© Springer, Berlin Heidelberg 1983

den mit Histamin, Cimetidin und Promethazin in Konzentrationen
von 10^{-7} bis 10^{-5} mmol/l in einem Wasserbad bei 37°C über 2 h
incubiert. Der Effekt jeder dieser Substanzen wurde an Adenom-
zellen von jeweils 6 Patienten mit pHPT und an sekundär hyperplastischen Zellen von ebenfalls 6 Patienten mit sHPT untersucht.
Als Kontrollwert diente die (basale) Hormonfreisetzung ohne Test-
substanzen. Die Bestimmung des freigesetzten PTH erfolgte mit
einem c-regionalen Assay (Byk-Mallinckrodt), die PTH-Werte werden angegeben als Prozent der Kontrollfreisetzung. Als statisti-
scher Test zur Signifikanzprüfung diente die Varianzanalyse.

Ergebnisse

An sekundär hyperplastischen Nebenschilddrüsenzellen stimulierte
Histamin die PTH-Freisetzung signifikant von 141 ± 17 (p < 0,01)
auf $250 \pm 25\%$ der Kontrollwerte (p < 0,001). Diese ließen sich
durch Cimetidin von 91 ± 3 auf $66 \pm 9\%$ senken (p < 0,01). Die mit
Histamin 10^{-5} mmol/l stimulierte Hormonabgabe lag im Bereich der
Kontrollfreisetzung (Abb. 1).

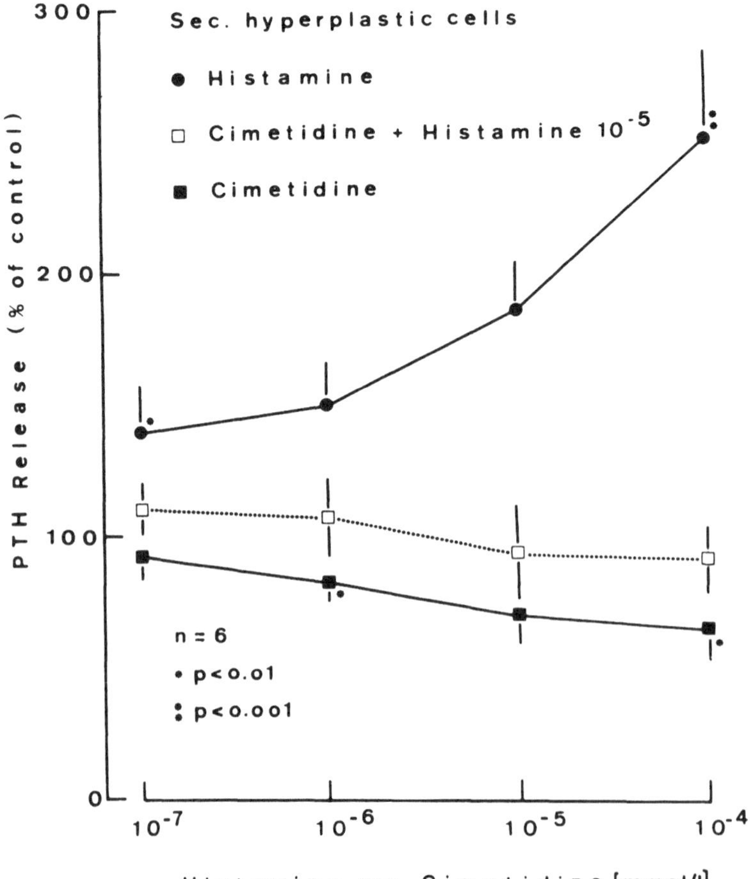

Abb. 1. *Effekt von Histamin und Cimetidin auf die basale PTH-Freisetzung
an sekundär hyperplastischen Nebenschilddrüsenzellen*

Durch Promethazin konnte quantitativ ein identischer Effekt wie
mit Cimetidin erzielt werden. Es supprimierte die Basalfreisetzung
von 90 $\pm$ 2 auf 55 $\pm$ 14% (p < 0,01). Die mit Histamin 10^{-5} mmol/l
stimulierte Hormonabgabe lag unter Promethazin im Bereich der
Basalfreisetzung (Abb. 2).

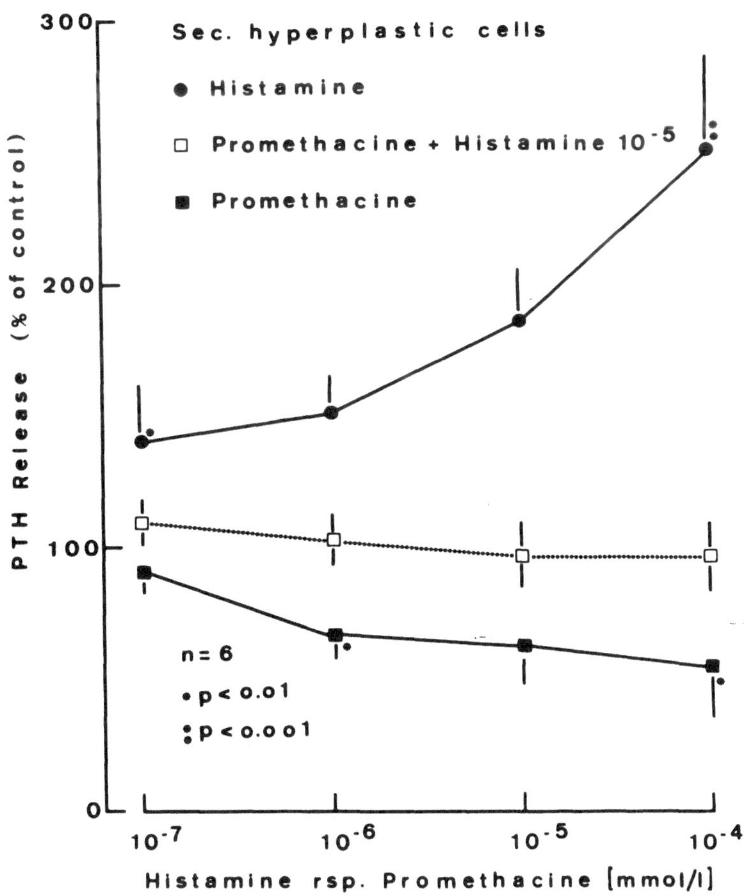

*Abb. 2. Effekt von Histamin und Promethazin auf die basale PTH-Freisetzung
an sekundär hyperplastischen Nebenschilddrüsenzellen*

An Adenomzellen stimulierte Histamin die PTH-Sekretion signifikant in dem selben Ausmaß wie an sekundär hyperplastischen Zellen, von 130 $\pm$ 20 (p < 0,01) auf 226 $\pm$ 25% (p < 0,001). Cimetidin führte zu einer Suppression von 78 $\pm$ 8 auf 48 $\pm$ 14% (p <
0,01). Die histaminstimulierte Hormonabgabe ließ sich durch Cimetidin bis in den Bereich der Kontrollfreisetzung blockieren
(Abb. 3).

Statistisch nachweisbare quantitative Unterschiede zum Cimeti-
din-Effekt auf sekundär-hyperplastische Zellen ergaben sich
nicht.

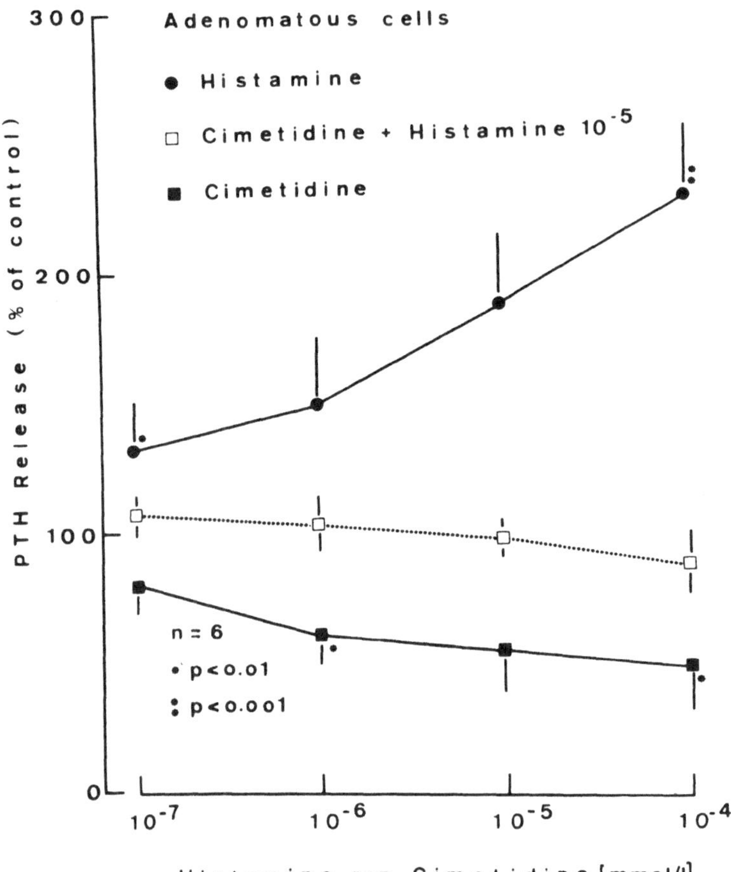

Abb. 3. Effekt von Histamin und Cimetidin auf die basale PTH-Freisetzung von Nebenschilddrüsenadenomzellen

Der Promethazin-Effekt entsprach bei einer Suppression von 83 + 11 auf 51 + 8% (p < 0,01) quantitativ der Cimetidinwirkung (Abb. 4) und differierte auch nicht mit dem Effekt auf sekundär-hyperplastische Zellen. Auch hier lag die histaminstimulierte Hormonabgabe im Bereich der Kontrollfreisetzung.

Diskussion

Durch Histamin ließ sich die basale PTH-Freisetzung aus Adenom-zellen und sekundär hyperplastischen Nebenschilddrüsenzellen do-sisabhängig in dem selben Ausmaß stimulieren. Cimetidin und Pro-methazin hemmten die histaminstimulierte und basale Hormonabgabe in der selben Größenordnung. Diese Befunde können als direkter Hinweis für Histamin-H_1 und H_2-Receptoren an beiden Zellarten gewertet werden. Die quantitative Bedeutung von Histamin, Cime-tidin und Promethazin auf die PTH-Freisetzung aus Adenom- und se-kundär-hyperplastischen Nebenschilddrüsenzellen ist aufgrund un-serer in vitro Ergebnisse gleich groß. Es bleibt jedoch offen,

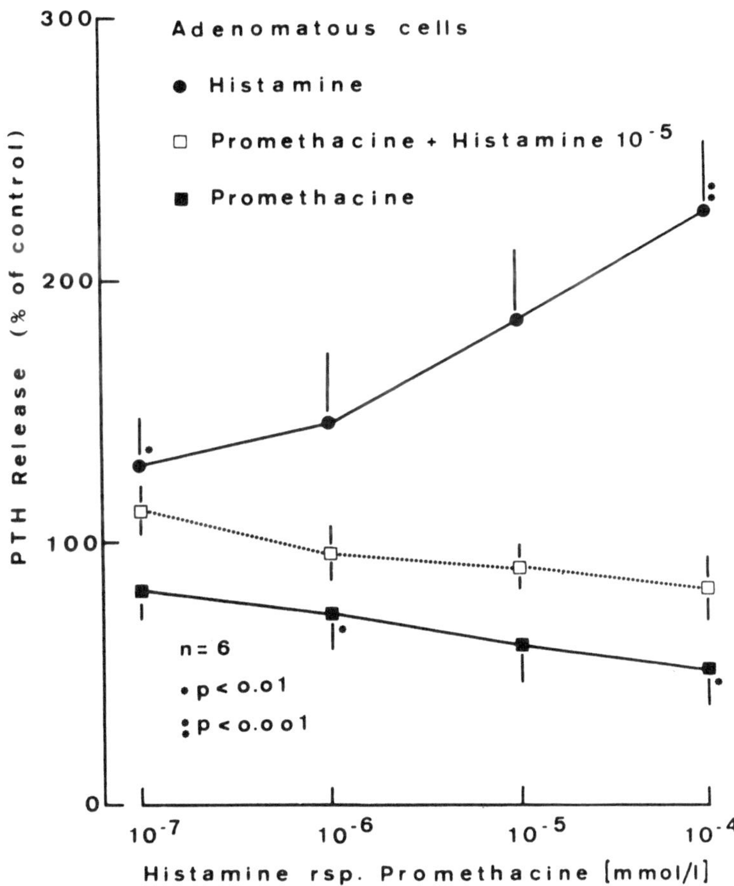

Abb. 4. Effekt von Histamin und Promethazin auf die basale PTH-Freisetzung von Nebenschilddrüsenadenomzellen

ob diesem Befund eine klinische Relevanz zukommt, da die Bedeutung von Histamin für die Pathogenese der Nebenschilddrüsenüberfunktion bisher nicht bekannt ist. Diese Frage sollte untersucht werden, bevor weitere Therapieversuche mit Cimetidin oder Promethazin empfohlen werden können.

Zusammenfassung

Der Effekt von Cimetidin und Promethazin auf die basale und histaminstimulierte Parathormonfreisetzung wurde in vitro an Einzelzellsuspensionen von Nebenschilddrüsenadenomen und sekundär hyperplastischen Epithelkörperchentumoren untersucht. Die Hormonfreisetzung wurde durch Histamin dosisabhängig stimuliert. Cimetidin und Promethazin hemmten die basale und histaminstimulierte Hormonfreisetzung gleichmäßig an beiden Zellarten, so daß diese offensichtlich über Histamin-H_1- und H_2-Receptoren verfügen. Ihre Bedeutung in der Pathogenese der Nebenschilddrüsenüberfunktion ist bisher jedoch unbekannt.

284

Summary

The effect of cimetidine and promethacine on basal and histamine-
induced PTH secretion was tested using single-cell suspensions
obtained from (a) primary parathyroid adenomas and (b) secondary
hyperplastic parathyroid tissue from patients undergoing chronic
hemodialysis. The histamine-stimulated hormone secretion was
dose dependent. Cimetidine and promethacine suppressed both basal
and histamine-stimulated hormone secretion; the suppressive effect
was identical for adenoma and hyperplasia. Both adenomas and secondary hyperplastic glands showed histamine-H_1- and H_2-receptor-
related response, but their role in pathogenesis of hyperparathyroidism is not quite clear.

Literatur

1. BROWN EM (1980) Histamine receptors on dispersed parathyroid
   cells from pathological human parathyroid tissue. J Clin Endo-
   crinol Metab 51: 1325-1329
2. JACOB AI, LANIER jr D, CANTERBURY J, BOURGOIGNIE JJ (1980)
   Reduction by cimetidine of serum parathyroid hormone levels
   in uremic patients. New Engl J Med 302: 671-674
3. ROBINSON MF, JOHNSON WJ, HEATH III H (1982) Cimetidine treatment of azotemic secondary hyperparathyroidism. J Clin Endo-
   crinol Metab 54: 1206-1209
4. SHERWOOD JK, ACKROYD FW, GARCIA M (1980) Effect of cimetidine
   on circulating parathyroid hormone in primary hyperparathyroidism. Lancet I: 616-620
5. WAGNER PK, KNUTH A, KRAUSE U, GABBERT H, SCHÄRFE Th, ROTHMUND
   M (1982) An in vitro model for the study of human parathyroid
   gland tissue: single cell suspensions and monolayer cultures.
   Res Exp Med 181: 147-154
6. WILLIANS CA, LENGLEY RS, HARGIS CK, BOVSER EN, KUKREJK SC,
   JOHNSON PA, JACKSON BL, KAVAHARA WJ (1979) Effect of histamine
   on secretion of parathyroid hormone. Abstract Clin Res 27:
   704 A

Dr. med. P.K. Wagner, Chirurgische Universitätsklinik, Langen-
beckstraße 1, D-6500 Mainz

52. Infusionstherapie nach abdominellen Operationen mit einer hochcalorischen Kohlenhydrat-Aminosäuren-Elektrolytlösung

Infusion Therapy After Abdominal Surgery Using a High-Calorie Amino-Acid-Carbohydrate-Electrolyte Solution

W. Düben, G. Otten, V. Mendel und H. Heymann

Klinik und Poliklinik für Allgemeinchirurgie der Medizinischen Hochschule Hannover (Direktor: Prof. Dr. H. Heymann)

Der Postaggressions-Stoffwechsel führt bereits nach mittelschweren chirurgischen Operationen zu einer katabolen Entgleisung, wenn Kohlenhydrate, Aminosäuren und Elektrolyte nicht adäquat ersetzt werden (3). Eine optimale Verwertung der Calorienträger (hochprozentige Glucose- oder Kohlenhydratmischlösungen) auf der einen und der Stickstoffträger (kristalline L-Aminosäurengemische) auf der anderen Seite erfordert eine sorgfältig aufeinander abgestimmte, gleichzeitige Zufuhr dieser Komponenten.

Daher prüften wir eine hochcalorische Kohlenhydrat-Aminosäuren-Elektrolyt-Komplettlösung mit dem Ziel, Aufschluß über das Ausmaß der Korrekturbedürftigkeit des Elektrolyt- und Säurebasenhaushaltes zu gewinnen unter besonderer Berücksichtigung der alten Patienten. Außerdem sollte getestet werden, ob der Einsatz dieser Lösung zu einer Entlastung im Routinebetrieb einer allgemeinchirurgischen Normalstation führt.

Patienten und Methodik

1. Prüfgruppe:

60 Patienten (30 Männer, 30 Frauen, durchschnittliches Alter 60,5 Jahre) erhielten nach Eingriffen am Gallenwegssystem bzw. Gastrointestinaltrakt vom 1. bis 4. postoperativen Tag 2.000 ml der Komplettlösung Combiplasmal (Fa. Braun Melsungen) je 24 h. Die weitere Flüssigkeitszufuhr erfolgte mit Sterofundin (Fa. Braun Melsungen), die Elektrolytsubstitution mit 1 molaren Lösungen von Kalium-Chlorid und Kalium-Phosphat sowie Inzolen (Fa. Köhler Chemie) und die Korrektur des Säurebasenhaushaltes mit L-Arginin-Hydrochlorid 21,06%.

2. Kontrollgruppe:

41 Patienten (12 Männer, 29 Frauen, durchschnittliches Alter 49,2 Jahre) erhielten vom 1. bis 4. postoperativen Tag 1.000 ml einer 24%igen, gemischten Kohlenhydratlösung mit Elektro-

Chirurgisches Forum '83
f. experim. u. klinische Forschung
Hrsg.: H.W. Schreiber
© Springer, Berlin Heidelberg 1983

lyten und einer 10%igen Aminosäurenlösung. Die Flüssigkeits-
bilanzierung, Korrektur des Elektrolyt- und Säurebasenhaushaltes erfolgte wie in der Prüfgruppe.

Als Meßparameter wurden präoperativ, am Operationstag und an
den 4 darauffolgenden Tagen die Elektrolyte Kalium, Natrium,
Chlorid und mit der Blutgasanalyse das pH, Standardbicarbonat,
der Base excess (BE) und das PCO_2 bestimmt.

Ergebnisse

Die Serumspiegel der Elektrolyte zeigen in der Prüf- und Kontrollgruppe nahezu identische Kurvenverläufe im Normbereich
(Abb. 1). Bei den pH- und Standardbicarbonatwerten sowie beim
Base excess findet sich ein paralleler Kurvenverlauf (Abb. 2).
Die Werte der Prüfgruppe liegen dem Alkalosebereich näher. Während pH- und Standardbicarbonatwerte noch im oberen Normbereich
liegen, übertrifft der Kurvenverlauf beim Base excess am 1. und
2. postoperativen Tag in beiden Gruppen die obere Normgrenze.
Der Unterschied ist nicht signifikant.

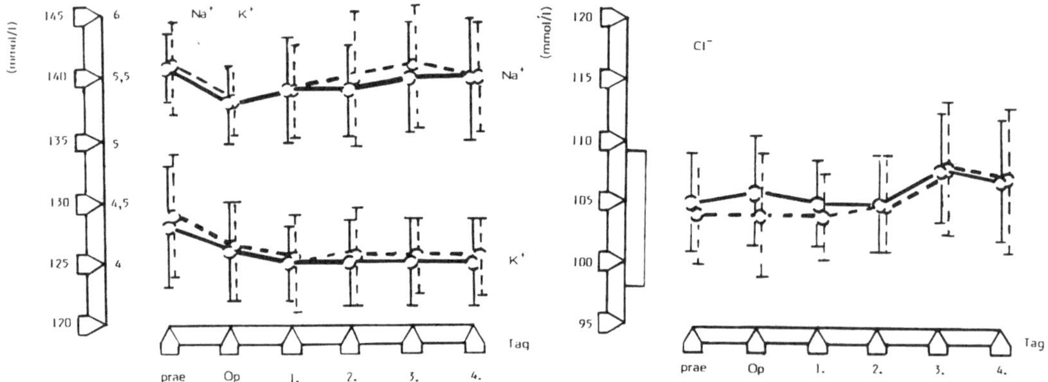

*Abb. 1. Verlauf der Serumelektrolyte bis zum 4. postoperativen Tag in der
Prüfgruppe (——) und Kontrollgruppe (----)*

Die Substitution an Kalium-Ionen ist in beiden Gruppen gleich,
Natrium mußte in der Kontrollgruppe 3 mal mehr zugeführt werden,
Chlor in der Prüfgruppe 1,9 mal und L-Arginin-Hydrochlorid 7,4
mal mehr. Bei Patienten unter 70 Jahren war 18,5 mal mehr L-
Arginin-Hydrochlorid zur Substitution erforderlich, insgesamt
jedoch nur 74 mmol/Patient, bei über 70 Jahre alten Patienten
im Vergleich zur Kontrollgruppe 4 mal so viel Hydrochlorid (absolut 95 mmol/Patient) (Tabelle 1).

Die Arbeitsersparnis bei der Herrichtung der Infusionen sowie
die geringeren Überwachungsanforderungen wurden vom Pflegepersonal auf den Normalstationen begrüßt. Unverträglichkeiten traten
nicht auf.

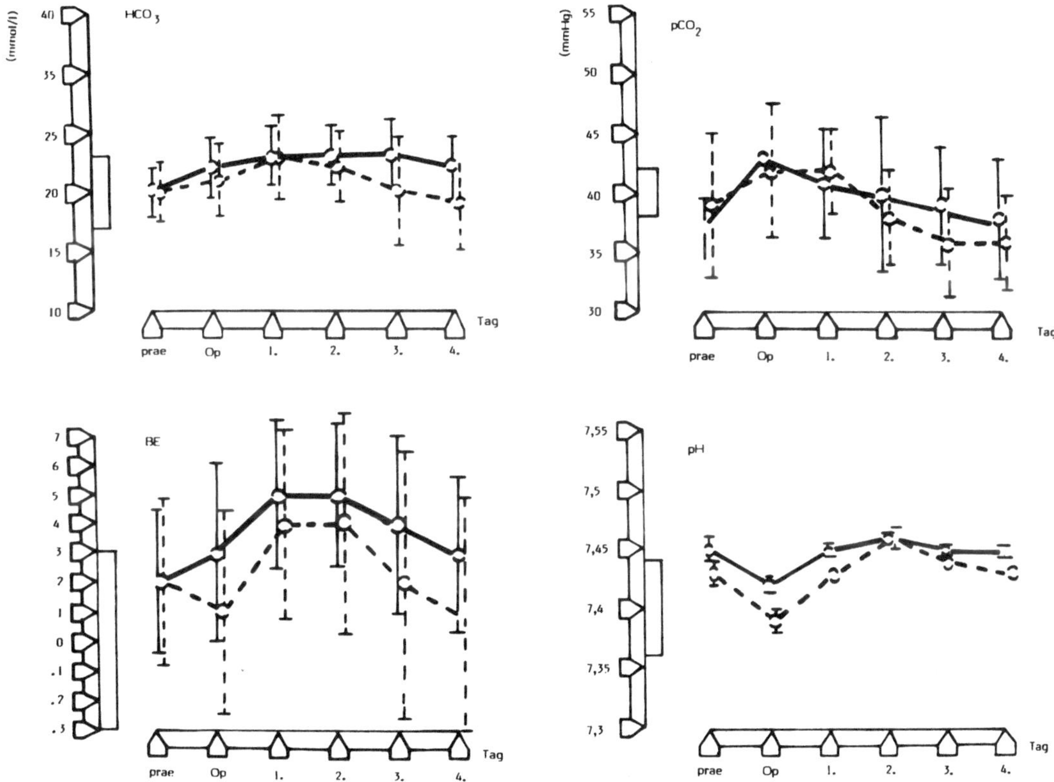

*Abb. 2. Verlauf der Blutgasanalysenwerte bis zum 4. postoperativen Tag in
der Prüfgruppe (———) und Kontrollgruppe (----)*

Diskussion

Der Einsatz der Komplettlösung aus Kohlenhydraten, Aminosäuren
und Elektrolyten in der postoperativen parenteralen Ernährung
erleichtert einerseits den Arbeitsaufwand für das Pflegepersonal
und gewährleistet zudem eine absolut simultane Zufuhr der Komponenten. Eine postoperative Kaliumsubstitution ist in beiden Gruppen erforderlich. Die mit der Komplettlösung zugeführte Kalium-
menge entspricht zwar dem als Richtschnur für postoperative Substitution angegébenen Wert von 0,7 bis 0,8mVal/kg Körpergewicht
/Tag (1). Offensichtlich ist jedoch eine darüber hinausgehende
Zufuhr erforderlich. Wegen der erheblichen Schwankungen auch
mit z.T. erhöhtem Kaliumanfall, z.B. bei eingeschränkter Nierenfunktion älterer Patienten, ist eine basale Zufuhr und bedarfs-
gerechte Substitution von Vorteil. Die Kurvenverläufe des pH,
Standardbicarbonat und BE sowie der in der Prüfgruppe vermehrte
Bedarf an L-Arginin-Hydrochlorid weisen auf eine leichte Neigung
zur alkalotischen Stoffwechsellage hin, wie sie auch andererseits
beschrieben wurde (2). Zwar reichen die Mittelwerte des BE in
der Prüfgruppe am 1. und 2. postoperativen Tag bis an +5 heran,
es besteht jedoch kein signifikanter Unterschied zur Kontrollgruppe, bei der ebenfalls am 1. und 2. postoperativen Tag eine Nei-

Tabelle 1. Elektrolytsubstitution vom Operationstag bis zum 4. postoperativen Tag

	Alle Patienten	
	Prüfgruppe	Kontrollgruppe
K^+	345 mmol (69 mmol/Tag)	298 mmol (60 mmol/Tag)
Cl^-	286 mmol (57 mmol/Tag)	149 mmol (30 mmol/Tag)
Na^+	12 mmol (2,4 mmol/Tag)	35 mmol (7 mmol/Tag)
L-Arginin-H^+	81 mmol (16 mmol/Tag)	11 mmol (2,2 mmol/Tag)
	Patienten < 70 Jahre	
	Prüfgruppe	Kontrollgruppe
K^+	368 mmol (73 mmol/Tag)	277 mmol (55 mmol/Tag)
Cl^-	283 mmol (57 mmol/Tag)	163 mmol (33 mmol/Tag)
Na^+	10 mmol (2 mmol/Tag)	46 mmol (9 mmol/Tag)
L-Arginin-H^+	74 mmol (15 mmol/Tag)	4 mmol (1 mmol/Tag)
	Patienten $\geq$ 70 Jahre	
	Prüfgruppe	Kontrollgruppe
K^+	296 mmol (59 mmol/Tag)	331 mmol (66 mmol/Tag)
Cl^-	293 mmol (59 mmol/Tag)	125 mmol (25 mmol/Tag)
Na^+	16 mmol (3 mmol/Tag)	19 mmol (4 mmol/Tag)
L-Arginin-H^+	95 mmol (19 mmol/Tag)	23 mmol (4,6 mmol/Tag)

gung zur Alkalose besteht. Die erforderliche durchschnittliche Substitution von 81 mmol insgesamt = 16 mmol/Tag ist jedoch äußerst gering. Zudem liegen die Werte des Base excess in der Prüfgruppe bereits z.Z. noch identischer Infusionstherapie, nämlich präoperativ und am Operationstag, bereits über denen in der Kontrollgruppe. Ältere Patienten sind kaum mehr gefährdet durch eine Stoffwechselentgleisung als jüngere.

Unsere Untersuchungen bringen uns zu dem Schluß, daß vor mittleren und größeren abdominellen Operationen insbesondere bei älteren Patienten eine präoperative Blutgasanalyse unverzichtbar ist. Ergibt sich bei einer Kontrolle am Operationstag und am ersten postoperativen Tag keine gravierende Störung des Säurebasenhaushaltes, kann die Komplettlösung zur nachfolgenden Infusionstherapie unbedenklich eingesetzt werden.

Zusammenfassung

Nach abdominellen Operationen wurden 60 Patienten einer Prüfgruppe vom 1. bis 4. postoperativen Tag mit 2.000 ml einer Aminosäuren-Kohlenhydrat-Elektrolytkomplettlösung (Combiplasmal) und 41 Patienten einer Kontrollgruppe mit je 1.000 ml einer Aminosäuren- und Kohlenhydratlösung parenteral ernährt. Die Kontrolle der Elektrolytwerte zeigt einen identischen Kurvenverlauf, die der Blutgasanalyse eine Neigung zu Alkalose. Eine Gefährdung auch älterer Patienten besteht nicht. Die Vorteile liegen in einer Verringerung des Arbeitsaufwandes bei gleichzeitiger Garantie einer simultanen Zufuhr.

Summary

Sixty patients who had undergone abdominal surgery were administered 2000 ml/day amino-acid-carbohydrate-electrolyte solution (Combiplasmal) intravenously from the 1st to the 4th postoperative day. Forty-one controls received 1000 ml amino-acid
solution and 1000 ml mixed carbohydrate solution each day. Electrolyte levels in both groups remained within the normal limits,
while the blood gas analyses showed a slight tendency to alka-
losis. Even for older patients the method of postoperative parenteral feeding is without any risk. The advantages are on one
hand that less work is needed and on the other hand that simul-
taneous input is guaranteed.

Literatur

1. AHNEFELD FW, DÖLP R (1973) Der Basisbedarf im Wasser- und
   Elektrolytstoffwechsel zur Erhaltung der Homöostase. Klinische
   Anaesthesiologie 3, Infusionstherapie I, 59. J.F. Lehmanns,
   München
2. PETERS H (1982) Hochkalorische parenterale Ernährung mit einer
   Komplettlösung in der postoperativen Phase. Infusionstherapie
   9: 5
3. WEIDLER G, BARDUA R, GÖBEL UB, SCHMOLINSKY A (1979) Post-
   operative parenterale Ernährung mit einer Komplettlösung.
   Infusionstherapie 6: 74

Dr. W. Düben, Klinik und Poliklinik für Allgemeinchirurgie der
MHH im Krankenhaus Oststadt, Podbielskistraße 380, D-3000 Hannover 51

Chirurgisches Forum 1984

München, (101. Kongreß), 25. bis 28. April 1984

Vortragsanmeldungen

Die Sitzungen des FORUM *für experimentelle und klinische Forschung* sind ein fester Bestandteil im Gesamtkongreßprogramm. Sie bestehen aus 7-Minuten-Vorträgen mit ausreichender Diskussionszeit über Ergebnisse aus der *experimentellen* und *klinischen Forschung*. Zur Beteiligung sind bevorzugt der chirurgische Nachwuchs, aber auch junge Forscher aus anderen medizinischen Fachgebieten zur Pflege interdisziplinärer Kontakte aufgefordert. Verhandlungssprachen sind Deutsch und Englisch.

Als Leitthemen der einzelnen Sitzungen sind vorgesehen: Trauma; Schock; Herz, Lunge und Gefäßsysteme; Transplantation; Onkologie; Magen–Darm, Leber–Galle–Pankreas, prä- und postoperative Pathophysiologie; Organersatz–Biomechanische Unterstützung.

Die Auswahl der Sitzungstitel für das endgültige Programm richtet sich nach dem zahlenmäßigen Überwiegen der eingereichten Beiträge zu den verschiedenen Themenkreisen auf der Basis der Qualitätsbewertung (siehe 9).

Bedingungen für die Anmeldung

1. Für die Anmeldung ist eine *Kurzfassung in sechsfacher Ausfertigung* bis spätestens 30. September des Vorjahres vor dem Kongreßjahr an den FORUM-Ausschuß der Deutschen Gesellschaft für Chirurgie einzusenden:

   > Sekretariat „Chirurgisches FORUM"
   > Chirurgische Universitätsklinik
   > D-6900 Heidelberg

   Bereits veröffentlichte Arbeiten dürfen nicht eingesandt werden!

2. Grundsätzlich ist die Anmeldung mehrerer verschiedener Beiträge möglich. Die Auswahl durch den wissenschaftlichen Beirat orientiert sich dahingehend, daß der *Erstautor* im endgültigen Programm *nur einmal* genannt werden kann.

3. Die Anmeldung eines Beitrags zum FORUM schließt die Anmeldung eines Vortrages mit dem gleichen Grundthema für eine andere Kongreßsitzung aus.

Kurzfassung

4. Die *Kurzfassung* soll in klarer Gliederung ausschließlich objektive Fakten über die Zahl der Untersuchungen oder Experimente, die angewandten Methoden und endgültigen Ergebnisse enthalten. Ausführliche Einleitungen, historische Daten und Literaturübersichten sind zu vermeiden. Nur Mitteilungen von *wesentlichem Informationswert* ermöglichen eine sachliche Beurteilung durch die Mitglieder des wissenschaftlichen Beirats.

5. Auf dem Formblatt (Beilage in den MITTEILUNGEN, ansonsten über Deutsche Gesellschaft für Chirurgie oder Sekretariat „Chirurgisches FORUM") sind die Namen der Autoren, beginnend mit dem Vortragenden, mit akademischem Grad sowie Anschrift von Klinik oder Institut und der Arbeitstitel einzutragen.

6. Da sich die Deutsche Gesellschaft für Chirurgie einer *„Empfehlung über die Begrenzung der Autorenzahl"* angeschlossen hat (siehe MITTEILUNGEN Heft 4/1975, Seite 140), können einschließlich des Vortragenden nur 4 Autoren genannt werden. Lediglich bei interdisziplinären Arbeiten sind insgesamt 6 Autorennamen möglich.

7. Dem *Text der Kurzfassung* wird nur der Arbeitstitel ohne Autorennamen vorangestellt, damit eine anonyme Weiterbearbeitung gesichert ist (siehe 9). Der Umfang darf das angegebene Feld nicht

überschreiten. Die Einsendung hat per Einschreiben zu erfolgen. Die eigene Klinik (Institut) darf im Text nicht erwähnt oder zitiert werden.

8. Jeder Beitrag soll von dem Autor durch einen Vermerk für eines der oben angegebenen Leitthemen vorgeschlagen werden.

Anonyme Bearbeitung

9. Vor der Sitzung des FORUM-Ausschusses werden die Beiträge anonym (ohne Nennung der Autoren und der Herkunft) zur Beurteilung an die Mitglieder des wissenschaftlichen Beirats versandt. (Bestimmungen für den FORUM-Ausschuß siehe MITTEILUNGEN Heft 3/1973 Seite 70).

10. Die Autoren der angenommenen Beiträge werden bis Mitte November des Vorjahres vor dem Kongreß verständigt.

Manuskript

11. Das *Manuskript* ist in doppelter Ausfertigung mit klarer Gliederung (Zielsetzung, Methodik, Ergebnisse), *englischem Untertitel* und Zusammenfassungen auf Deutsch und Englisch einzureichen.

    Wenn *keine* Bilder oder Tabellen eingereicht werden, darf das Manuskript einschließlich deutscher und englischer Zusammenfassung und Literaturangaben maximal 5 Schreibmaschinenseiten haben (bei 4 cm Rand und $1^1/_2$zeiligem Abstand).

    Bei Verkürzung des Schreibmaschinentextes auf 3 Seiten (4 cm Rand, $1^1/_2$zeilig) ist die *Wiedergabe von 2 Schwarzweiß-Abbildungen* (schematische Strichabbildungen) und *2 Tabellen* möglich. Es werden Positivabzüge (tiefschwarz) in Endgröße erbeten. Für jede Abbildung oder Tabelle ist eine kurze prägnante Legende auf besonderem Blatt erforderlich.

    Halbtonbilder, Fotos und Röntgenbilder werden nicht angenommen.
    Die *Bibliographie* soll 5 Zitate nicht überschreiten.

12. Die redaktionellen Vorschriften sind sorgfältig zu beachten. Gelegentlich trotzdem erforderlich werdende redaktionelle Änderungen im Rahmen der gegebenen Vorschriften behält sich die Schriftleitung vor.

13. Die *endgültige Fassung* wird in einem zitierfähigen FORUM-Band als Supplement von Langenbecks Archiv vor dem nächsten Kongreß gedruckt vorliegen.

Einsendeschluß

14. Manuskripte, die bis zum **9. 1. 1984** nicht eingegangen sind, können im FORUM-Band nicht berücksichtigt werden und schließen eine Aufnahme in das endgültige Kongreßprogramm aus.

15. Lieferung von *Sonderdrucken* nur bei sofortiger Bestellung nach Aufforderung durch den Verlag und gegen Berechnung.

Wissenschaftlicher Beirat im FORUM-Ausschuß der Deutschen Gesellschaft für Chirurgie

Ch. HERFARTH – Heidelberg
Vorsitzender des Beirats

U. B. BRÜCKNER – Heidelberg
P. MERKLE – Heidelberg
Für das FORUM-Sekretariat

Chirurgie im Wandel der Zeit 1945–1983

Herausgeber: H.-W. Schreiber, G. Carstensen
Unter Mitarbeit zahlreicher Fachwissenschaftler
1983. 53 Abbildungen. Etwa 430 Seiten
Gebunden DM 128,–
ISBN 3-540-12186-2

Das Buch beschäftigt sich mit der Frage, welche Entwicklung die Chirurgie und die aus ihr hervorgegangenen Gebiete seit Ende des letzten Weltkrieges geprägt hat, was erreicht worden ist und welche Probleme noch einer Lösung harren. Hierüber wird in umfassender Weise Auskunft gegeben. Die einzelnen Beiträge sind von Chirurgen verfaßt worden, die das Geschehen von 1945–1983 nicht nur miterlebt, sondern auch gestaltet haben. Entstanden ist ein lebendiges Geschichtsbuch, ein Buch zum Nachschlagen, das den heutigen Stand der Chirurgie aufzeigt und in die Zukunft weist. Das Werk erläutert, wie mühevoll für die Deutsche Chirurgie nach dem Krieg der Weg zum internationalen Anschluß gewesen ist, welch ungeahnte Ausweitung die Chirurgie erfahren hat und welchen Leistungsstand sie heute besitzt. Somit vermittelt das Buch der heutigen und der kommenden Chirurgen-Generation eine Übersicht und hält die wesentlichen Schritte der jüngeren Vergangenheit in ihren historischen Zusammenhängen fest.

Chirurgenverzeichnis

Biographie und Bibliographie
Im Einvernehmen mit der Deutschen Gesellschaft für Chirurgie
Herausgegeben von H. Junghanns
6. Auflage. 1980. VIII, 838 Seiten
Gebunden DM 130,–
ISBN 3-540-09924-7

Das Buch bringt neben Namen und Anschriften einen Überblick über Werdegang und Weiterbildung sowie über die wissenschaftlichen Arbeiten von etwa 2000 deutschsprachigen Chirurgen. Die Angaben beruhen auf den von den Chirurgen persönlich vorgenommenen Eintragungen in einem Fragebogen, der nach dem Mitglieder-Verzeichnis der Deutschen Gesellschaft für Chirurgie und den Listen der Landesärztekammer an alle Chirurgen verschickt wurde. Dieses Chirurgenverzeichnis ist mehr als ein aktuelles Nachschlagewerk, es wird durch seine ausführliche Dokumentation wie die früheren Auflagen einen geschichtlichen Wert auf Dauer gewinnen.

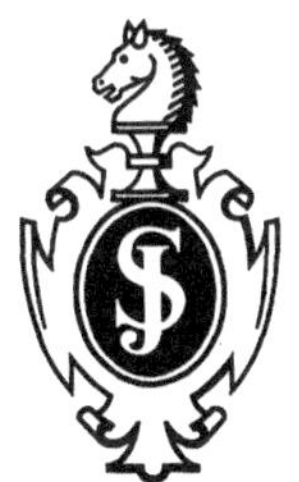

Springer-Verlag
Berlin
Heidelberg
New York
Tokyo